# スポーツ理学療法プラクティス

## 急性期治療とその技法

編集　片寄正樹（札幌医科大学）　小林寛和（日本福祉大学）　松田直樹（国立スポーツ科学センター）

文光堂

## 執筆者一覧 (執筆順)

| | | |
|---|---|---|
| 小林　寛和 | 日本福祉大学健康科学部リハビリテーション学科理学療法学専攻 |
| 八木　茂典 | 東京関節外科センター昭島整形外科 |
| 森戸　俊行 | 東京関節外科センター昭島整形外科 |
| 鈴川　仁人 | 横浜市スポーツ医科学センターリハビリテーション科 |
| 窪田　智史 | 横浜市スポーツ医科学センターリハビリテーション科 |
| 清水　邦明 | 横浜市スポーツ医科学センター整形外科 |
| 山田　崇史 | 札幌医科大学保健医療学部理学療法学第一講座 |
| 蒲田　和芳 | 広島国際大学総合リハビリテーション学部リハビリテーション学科 |
| 福林　徹 | 東京有明医療大学保健医療学部柔道整復学科 |
| 木村　佳記 | 大阪大学医学部附属病院リハビリテーション部 |
| 前　達雄 | 大阪大学大学院医学系研究科器官制御外科学講座 |
| 中田　研 | 大阪大学大学院医学系研究科健康スポーツ科学講座 |
| 磯　あすか | フィジオセンター |
| 上田由紀子 | ニュー上田クリニック |
| 江玉　睦明 | 新潟医療福祉大学運動機能医科学研究所 |
| 渡邉　聡 | 新潟医療センター整形外科 |
| 加賀谷善教 | 昭和大学保健医療学部理学療法学科 |
| 吉村　直心 | やまぎわ整形外科 |
| 成田　崇矢 | 健康科学大学健康科学部理学療法学科 |
| 小泉　圭介 | 東京スポーツ・レクリエーション専門学校 |
| 鈴木　智 | 船橋整形外科病院スポーツリハビリテーション部 |
| 平田　大地 | 船橋整形外科病院スポーツリハビリテーション部 |
| 坂田　淳 | 横浜市スポーツ医科学センターリハビリテーション科 |
| 齊藤　翔 | 船橋整形外科西船クリニック理学診療部 |
| 岡田　亨 | 船橋整形外科病院地域医療推進室長 |
| 宮下　浩二 | 中部大学生命健康科学部理学療法学科 |
| 髙木　祥 | 筑波大学大学院人間総合科学研究科スポーツ医学専攻 |
| 宮川　俊平 | 筑波大学体育系 |
| 村上　憲治 | 仙台大学体育学部体育学科 |
| 松田　直樹 | 国立スポーツ科学センターアスリートリハビリテーション |
| 相澤　純也 | 東京医科歯科大学スポーツ医歯学診療センター |
| 小柳　磨毅 | 大阪電気通信大学医療福祉工学部理学療法学科 |
| 中田　周兵 | 横浜市スポーツ医科学センターリハビリテーション科 |
| 田中　龍太 | 関東労災病院中央リハビリテーション部 |
| 園部　俊晴 | 関東労災病院中央リハビリテーション部 |
| 今屋　健 | 関東労災病院中央リハビリテーション部 |
| 岡戸　敦男 | スポーツ医・科学研究所スポーツリハビリテーション科 |

# スポーツ理学療法プラクティスシリーズ
# 序　文

　競技スポーツ・健康スポーツを実践する人の増加にあわせて，スポーツ外傷・障害に対する理学療法も多くの医療機関で実施されるようになってきた．一方では，さまざまなスポーツ医科学サービスを提供する施設やスポーツフィールドにおいても，主要な医科学サポートのひとつとして認識されるようになってきている．

　このような中，2020年東京オリンピック・パラリンピックの開催決定は，わが国のスポーツ理学療法シーンにも大きなインパクトを与えた．世界中から集うトップアスリートへの貢献には，グローバルスタンダードを意識したスポーツ理学療法の展開も期待される．これまでスポーツ外傷・障害と向き合ってきたわが国の理学療法士の多くは，2020年東京オリンピック・パラリンピックに向けて自らの専門性の貢献を期待するとともに，この分野の発展の願ってもない好機と考えているであろう．理学療法の基本的治療スキルをスポーツ外傷・障害に応用してきたわが国のスポーツ理学療法の黎明期から，安全で高い達成感を確保したスポーツ活動を支える，より専門的で実践的なスポーツ理学療法を展開する発展期への移行を実現していく好機ともとらえることができる．

　一方で，スポーツ理学療法に関する昨今の科学的知見の集積も加速的であり，その応用実践は日常的にそして爆発的に増えている．スポーツ理学療法の国際的学術団体であるIFSPT(International Federation of Sports Physiotherapy)は，グローバル化するスポーツ現場で活躍できる人材として，スポーツ理学療法の高度化に見合うアカデミックスキルとクリニカルスキルを確保した国際資格，Registered International Sports Physical Therapistの認証制度を展開している．

　本シリーズ「スポーツ理学療法プラクティス」は，これらの状況に鑑みグローバルスタンダードにも注視し，医療機関そしてスポーツフィールドで活躍する中上級クラスの理学療法士に必要なレベルを意識した実践的診療指針とするべく適時刊行していくものとして企画された．スポーツ競技への復帰先であるスポーツフィールドをより意識したスポーツ理学療法のための最新知見と実践的臨床スキルを織り交ぜながら系統的に提供することにより，スポーツ理学療法の実践経験が少ない理学療法士でもスポーツ理学療法

の実践に不可欠な思考プロセスやその臨床ポイントを学ぶヒントとなることも目指している．日々蓄積されていく知見を系統的なトピックスとして整理するとともに，ひとつのトピックスを多面的に理解できる実用書として，本シリーズがスポーツ理学療法の最前線で活躍する理学療法士に広く活用されていくことを願ってやまない．

　最後に，これまで，スポーツ理学療法の臨床，教育，研究にかかわり，トップアスリートサポートの実践を経験してきた者が議論を重ね温めてきた構想を，現実のものにしてくださった文光堂，そして直接の編集に携わっていただいた中村晴彦氏，増谷亮太氏にこの場を借りて厚くお礼申し上げます．

2017年8月

札幌医科大学　片寄正樹<br>
日本福祉大学　小林寛和<br>
国立スポーツ科学センター　松田直樹

# 「急性期治療とその技法」 序文

　我が国のスポーツは，ここ数年間で大きく様変わりをしています．2011年に施行されたスポーツ基本法には，スポーツに関する施策が国の責務であると明記され，競技力の向上とともに，障がい者スポーツ，地域スポーツ，生涯スポーツなど，実施目的と対象者層が拡がる契機となりました．同法では競技水準の向上，国民のスポーツ機会の確保などとともに，スポーツ外傷・障害の予防や科学的研究の推進についても強調されています．

　スポーツ理学療法も，医療機関のみでなくスポーツフィールドなどにも実践の場を拡げながら，さまざまな対象者からのスポーツ復帰，外傷・疾病予防，パフォーマンス向上などに関する要望に応えつつあります．

　さらに，2019年ラグビーワールドカップ，2020年東京オリンピック・パラリンピック競技大会，2021年関西マスターズゲーム等々の世界的な大イベントを控えることからも，提供する内容を一層充実させるべく，付加しておくべき知識や技能は少なくないと感じています．

　このような背景の中，スポーツ理学療法に長く関わってきた我々編者が，スポーツ理学療法の現状を踏まえて，「これから」と「国際基準」を見据えて議論を進めてきました．そこから，早急な実施内容の補完とレベルの向上を要する事柄について整理し，スポーツ理学療法プラクティスシリーズとして企画しました．

　本巻で取り上げた急性期治療も，その重要なテーマのひとつになります．

　急性期治療とは，受傷直後の評価から導く救急処置と急性期理学療法を包括したものと捉えています．受傷後早期から治癒促進をはかるための積極的なアプローチの実践を指すものになり，これは，通常の救急処置や術後管理をさらに進めた概念であるといえます．急性期のヒーリングプロセスの促進に，スポーツ理学療法の知識や技能が貢献できるところは多々あります．しかし，我が国の医療機関やスポーツフィールドにおいて，それらが認識，活用されているとはいえない現状です．

　本書は，日頃から急性期治療を実践されている著者の方々に，具体的な働きかけと，そのベースともなる損傷組織のヒーリングプロセスの知識に至るまで，スポーツ理学療法における急性期治療の「幹」を記していただきました．的確な急性期治療に欠かせない充実した内容の一冊になっていることは間違いありません．日常の業務でご多忙の中，本書の執筆にご協力いただいた37名の先生方，企画・編集に携わっていただいた中村晴彦氏，増谷亮太氏に感謝の意を表します．

　この一冊を通じて，リハビリテーション，外傷予防，パフォーマンス向上などに加えて，急性期治療がスポーツ理学療法の主要な位置づけとなり，スポーツに取り組む方々の早期の円滑なスポーツ復帰，より良いスポーツ活動の一助となっていくことを願います．

2017年8月

日本福祉大学　小林寛和

# 目次

# 急性期治療とその技法

## I 総説

スポーツ理学療法における急性期治療の位置付け ……………… 小林寛和　2

## II 理学療法の基礎科学

### 1 組織のヒーリングプロセス
1）骨・軟骨 …………………………………………… 八木茂典・森戸俊行　6
2）成長軟骨 ………………………………… 鈴川仁人・窪田智史・清水邦明　15
3）筋 ………………………………………………………………… 山田崇史　23
4）靱帯 ………………………………………………… 蒲田和芳・福林　徹　30
5）半月板 ……………………………………… 木村佳記・前　達雄・中田　研　39
6）皮膚・皮下組織 …………………………………… 磯　あすか・上田由紀子　48
7）腱・筋腱移行部 …………………………………… 江玉睦明・渡邉　聡　58

### 2 RICEの科学 ……………………………………………………… 加賀谷善教　66

## III 急性期における部位・病態別理学療法のポイント

### 1 体幹
1）頭頸部―外傷 ……………………………………………………… 吉村直心　80
2）脊椎脊柱―ヘルニア・腰椎分離症 ……………………………… 成田崇矢　89
3）脊椎脊柱―機能性腰痛 …………………………………………… 小泉圭介　97

### 2 上肢
1）肩関節―外傷 ……………………………………… 鈴木　智・平田大地　106
2）肘関節―外傷 ……………………………………………………… 坂田　淳　118
3）手関節―外傷 ……………………………………… 齊藤　翔・岡田　亨　126

4）上肢スポーツ障害 …………………………………… 宮下浩二　137

**3　下肢**
　1）股関節−外傷 ……………………………… 髙木　祥・宮川俊平　145
　2）股関節−グローインペイン …………………………… 村上憲治　154
　3）大腿部−肉離れ ………………………………………… 松田直樹　164
　4）膝関節−膝関節靱帯損傷 ……………………………… 相澤純也　174
　5）膝関節−半月板単独損傷（縫合術後） ……… 木村佳記・小柳磨毅　184
　6）足関節−捻挫 …………………………… 中田周兵・鈴川仁人　195
　7）足関節−アキレス腱断裂 ………… 田中龍太・園部俊晴・今屋　健　205
　8）下肢スポーツ障害 ……………………………………… 岡戸敦男　215

**索　引** ……………………………………………………………………… 225

# I

## 総　説

I 総説

# スポーツ理学療法における急性期治療の位置付け

小林寛和

## Essence

- スポーツ理学療法は，リハビリテーション，リコンディショニング，外傷予防対策，コンディショニング，救急処置などで活用される．
- 急性期治療は，さまざまな場面でのスポーツ理学療法において，より早期のより良い身体状態でのスポーツ再開に向けての起点となる．
- 本稿では，スポーツ理学療法における急性期治療について，主要な目的をあげ，内容について概説したい．

## 1 急性期治療の位置付けと目的

このシリーズにおける急性期治療とは，受傷直後の評価から導く救急処置，さらには急性期理学療法を包括したものである．
その目的は，次のようなものになる．
① 外傷部位（患部）の状態悪化を防止
② 患部の症状軽減
③ 損傷組織の治癒促進（治癒過程：ヒーリングプロセスの円滑化）
④ 患部以外の身体部位の機能維持および向上
⑤ 全身状態の悪化を防止，維持および向上

受傷後の救急処置や術後早期の理学療法では，損傷組織のヒーリングプロセスを考慮し，治癒を阻害する要因を排除して，状態の悪化を防ぐことに主眼が置かれる．
また，受傷後早期から患部周囲の機能低下を抑え，損傷の拡大や二次的損傷を防ぎつつ，損傷組織の治癒を促進するための対処をしていく．

IFSPT（International Federation of Sports Physical Therapy）の Sports Physical Therapy Competencies and Standards では，その一つに急性期への対応（acute intervention）をあげている[1]．外傷や疾患が発生した際の適切な評価と，対応に必要な知識と技能について，重要性が説かれている．

全身状態の管理においても重要な意味を持つ．数日間の安静臥床やギプス固定であっても，筋力低下や循環動態などの生理学的な変化が生じるため[2,3]，ICU における急性期重症患者においても，身体機能の維持，再獲得のため，リスクに配慮した早期リハビリテーションの重要性が唱えられている[4]．スポーツ理学療法では，パフォーマンスの維持，向上のための働きかけも重要になる．

このように，早期からの積極的な治療促進のアプローチに急性期治療の意味があり，内容的には，①，②が主になる救急処置や術後管理からは「一歩進んだもの」に位置付けられる．

## 2　急性期治療の内容

　救急処置では，損傷組織や重症度が明確でない場合がほとんどである．損傷範囲を広く，重症度を重く捉えて評価をし，そこから処置方法を導く．状態悪化につながらないよう，損傷組織に負荷を加えない対応が優先され，固定や寒冷療法による患部の保護が主となる．

　医師の診断により損傷組織と重症度に関する明確な情報が得られた時点で，炎症徴候軽減を継続するとともに，運動療法，物理療法などの各種手法を用いて，損傷組織の治癒促進をもはかっていく．

　スポーツ活動の早期かつ円滑な再開のために，患部以外の部位に対して機能を維持，向上することも急性期治療の一環として意識しておくべき事項である．

　このような流れの中で，損傷組織のヒーリングプロセスに悪影響を及ぼすことなく，治癒を促すことを主目的として，各種理学療法を組み合わせて対応していく．

　主要となる手法と概要について記す．

### 運動療法

　リスクに注意して患部や周囲の関節運動，全身的な運動を行うことは，組織損傷後の修復反応の過程を促す方法ともなる．関節運動によって炎症を促進させる化学物質は減少し，炎症を抑制する化学物質が産生される[5,6]．また，関節へ力学的負荷を加えることで，関節組織の恒常性を維持，回復させる効果もみられる[7,8]．

　足関節外側靱帯損傷後の臨床成績で，運動実施群と固定群とを比較し，早期運動療法の実施により痛みの軽減が早まり，スポーツ復帰も早くなったとの報告もある[9]．運動刺激が，早期復帰に向けて有効であることを示唆している．

　一方，運動による患部へのリスクには注意を要する．運動による悪影響の例として，炎症徴候の長期化や関節動揺性の残存があげられる．

　早期の運動と関節動揺性の関係をみた報告では，足関節外側靱帯損傷新鮮例に対して，固定を行わず早期運動療法を実施しても，距骨傾斜角と距骨前方変位距離は改善し，経過も良好であったともされ[10]，適切な管理下であれば良い影響がもたらされる．

### 物理療法

　各種物理療法の適応と問題を整理して使用する．実施の内容やタイミングを誤ると，効果を得られないばかりか患部に悪影響を与えてしまう．

　急性期に用いる物理療法は，寒冷療法が代表的である．患部周囲の冷却により，腫脹，熱感などを抑制し，また神経伝導速度を低下させ痛覚閾値や疼痛耐性を上昇させる効果も期待される[11]．救急処置では，圧迫や挙上と組み合わせた「RICE処置」としての使用が多い．

　電気療法，超音波療法も使用頻度が高く，スポーツ現場でも用いられている．電気療法は，末梢神経の興奮，刺激伝導，筋収縮などにより抗炎症性物質を分泌させ，痛みや筋緊張の緩和，血流の促進などを図る．電気療法の一つであるマイクロカレント（微弱電流）は，患部の治癒を促進させる効果[12]や，腫脹の軽減効果が報告されている[13,14]．

　超音波療法は，温熱作用に加え，非温熱作用による血管拡張，新陳代謝亢進作用などがある．超音波療法の一つである低出力パルス超音波（low intensity pulsed ultrasound：LIPUS）は，骨癒合[15〜17]や軟部組織治癒の促進が期待され[18]，受傷後早期から用いられている．

### 補装具

　補装具やテーピングなどは，患部周囲の関節運動を制動する．受傷直後は，ギプスやブレースなどで患部を固定することも多い．

　患部周囲の関節運動や荷重の開始にあたっては，損傷組織に伸張が加わる運動方向のみを制動し，

過剰な制動は避ける．

　関節運動の制動にあたっては，制動する逆の運動方向への影響も考慮する．例えば，足関節内反捻挫後の患側足部の内がえしを過剰に制動し，外がえしを強制してしまうと，荷重時には足部アーチの降下にもつながってしまう．これにより，歩行動作などにも悪影響を及ぼし，膝関節など他部位の症状発生にもつながってしまう．動作への影響も念頭に制動する．

　受傷後は，組織損傷や痛みによって筋収縮が制限され，関節運動が阻害されてしまうことにより動作にも悪影響を及ぼす．例えば，膝内側側副靱帯損傷後では，内側ハムストリングスの機能が低下し，膝関節屈曲運動時に外側ハムストリングスの機能に依存しやすく，歩行などでの下腿外旋運動の増大につながりやすい．急性期治療の一環として，このような動作様式が習慣化しないよう，下腿内旋を誘導し，筋機能の補助を目的としたテーピングの使用機会は多い．

　受傷後早期から，意図した関節運動を誘導し，動作への悪影響を抑えるために補装具を活用していく．

　以上，急性期治療の考え方と要点について概説した．

　急性期治療を有効なものとするためには，受傷直後からの急性期における症状と徴候を的確に把握するための機能評価が基本となる．

　急性期の評価にあたっては，本シリーズ1巻『機能評価診断とその技法』のⅣ章に具体例が示されているので，併せて参照していただきたい．

## 文献

1) IFSPT Sports Physical Therapy Competencies and Standards. IFSPT. https://ifspt.org/competencies/
2) Speak J, et al：Impaired pressor response after spaceflight and bedrest：evidence for cardiovascular dysfunction. Eur J Appl Physiol 85：49-55, 2001
3) Muller EA：Influence of training and of inactivity on muscle strength. Arch Phys Med Rehabil 51：449-462, 1970
4) 藤谷順子：急性期リハビリテーションの重要性．総合リハビリテーション 42：923-927, 2014
5) Ferretti M, et al：Anti-inflammatory effects of continuous passive motion on meniscal fibrocartilage. J Orthop Res 23：1165-1171, 2005
6) Petersen AM, et al：The anti-inflammatory effect of exercise. J Appl Physiol (1985) 98：1154-1162, 2005
7) 坂本優子ほか：滑膜細胞のメカニカルストレスに対する応答性．運動器慢性疾患に対する運動療法，黒澤　尚編，金原出版，東京，19-23, 2009
8) Kim SG, et al：Gene expression of type I and type III collagen by mechanical stretch in anterior cruciate ligament cells. Cell Struct Funct 27：139-144, 2002
9) Eiff MP, et al：Early mobilization versus immobilization in the treatment of lateral ankle sprains. Am J Sports Med 22：83-88, 1994
10) 松本英彦ほか：足関節外側側副靱帯損傷新鮮例に対する早期運動療法のX線的評価．整外と災外 52：925-931, 2003
11) Algafly AA, et al：The effect of cryotherapy on nerve conduction velocity, pain threshold and pain tolerance. Br J Sports Med 41：365-369, 2007
12) Carley PJ, et al：Electrotherapy for acceleration of wound hearing：low intensity direct current. Arch Phys Med Rehabil 66：443-446, 1985
13) 廣重陽介ほか：足関節外側靱帯損傷急性期の腫脹に対するマイクロカレント刺激の効果．臨スポーツ医 30：99-103, 2013
14) Rexing J, et al：Effects of cold compression, bandaging, and microcurrent electrical therapy after cranial cruciate ligament repair in dogs. Vet Surg 39：54-58, 2010
15) Sun JS, et al：In vitro effects of low-intensity ultrasound stimulation on bone cells. J Biomed Mater Res 57：449-456, 2001
16) Cook SD, et al：Improved cartilage repair after treatment with low-intensity pulsed ultrasound. Clin Orthop Relat Res 391 (Suppl)：S231-S243, 2001
17) Warden SJ, et al：Can conventional therapeutic ultrasound units be used to accelerate fracture repair. Phys Ther Rev 4：117-126, 1999
18) 濵出茂治：低出力パルス超音波の創傷治癒促進効果．PTジャーナル 37：549-553, 2003

# Ⅱ 理学療法の基礎科学

## Ⅱ　理学療法の基礎科学

# 1 組織のヒーリングプロセス

## 1）骨・軟骨

八木茂典・森戸俊行

### Essence

- 骨は，優れた修復能力を持っている．骨折の修復は3期に分けられる．骨折部に血腫が形成される（炎症期）．凝血塊は線維軟骨性仮骨を形成し，骨片の間を充填する（修復期）．線維軟骨性仮骨が硬化し，骨性仮骨が形成され結合すると強度と剛性が高まる（リモデリング期）．
- 関節軟骨は，大量の水分を含むため，衝撃吸収と潤滑に優れている．血管がないため，損傷された場合，炎症反応が生じず，自然には修復されない．

## 1　骨

### 1 組織のヒーリングプロセス

#### （1）骨の構造

骨は，細胞と細胞外マトリクスとで構成される（表1）．細胞は骨芽細胞，骨細胞，破骨細胞から成る．細胞外マトリクスは，コラーゲンを主体とした有機成分とハイドロキシアパタイトを主体としたミネラル成分とで構成される．骨芽細胞からⅠ型コラーゲンが分泌され類骨が形成される．コラーゲンは連なってⅠ型コラーゲン線維となり，その間隙にカルシウムとリンの結晶であるハイドロキシアパタイトが沈着する（石灰化）と層板骨となる．骨は，骨膜，皮質骨，海綿骨の3層に分けられる（図1）．

① 骨膜

骨膜は，骨の表面を覆っている．外層はコラーゲン線維と線維芽細胞からなり，内層は骨芽細胞，破骨細胞，多分化能をもつ幹細胞（stem cell）が

**表1　骨の成分**

Ⅰ．細胞
　1）骨芽細胞
　2）骨細胞
　3）破骨細胞
Ⅱ．細胞外マトリクス
　1）有機基質
　　a）Ⅰ型コラーゲン
　　b）非コラーゲン蛋白（オステオカルシン，オステオポンチンなど）
　2）ミネラル（ハイドロキシアパタイトなど）
　3）その他：サイトカイン（IGF，BMP，TGF-β，IL-11など），受容体（エストロゲン，テストステロンなど）

ある．これらによって成長期には皮質骨が形成される．成人になると多くは休止しており，骨折時には活性化し修復に働く．血管と神経が多く存在し，自由神経終末と固有感覚受容器が多く分布しているため，痛み刺激には敏感である．

② 皮質骨

皮質骨は，密度 $1.5\,g/cm^3$ 以上の硬い組織である．血管と神経の通るハバース管を中心に，同心円状に骨層板が形成されており，オステオン（骨単位）と呼ばれる．これが幾重にも重なった集合体である．オステオンは，人では半年から数年に

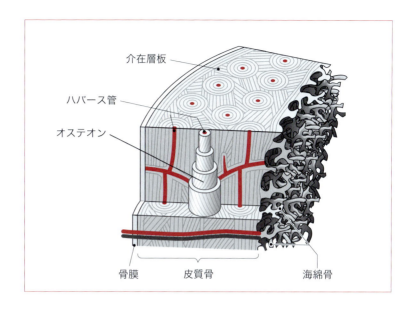
図1 骨の構造

一度の頻度でつくりかえられる．古いオステオンの存在する部位に新しいオステオンができる際，古いオステオンが新しいオステオンの間に残ることになり，これを介在層板と呼ぶ．皮質骨は，長軸方向の応力には強いが，剪断や捻転力などのひずみに対しては弱い．

③ 海綿骨

海綿骨は，スポンジのように多孔性の外観を呈しており，骨梁と呼ばれる網目状の微小骨で構成される．骨梁の剛性は皮質骨と同程度であるが，多孔性の構造のゆえ，より高いエネルギー蓄積能力を有する．*in vitro* の実験では皮質骨は2％のひずみで骨折を生じるが，海綿骨は7％を超えるまで骨折しない．骨梁の隙間は骨髄で満たされており，骨髄は多分化能をもつ幹細胞を有し，赤血球，白血球，血小板などをつくる血球系幹細胞と，軟骨などに分化する間葉系幹細胞がある．

**（2）骨折**

過剰な負荷に際して，骨の連続性が一部または全部断たれた状態を「骨折：fracture」という．重症度は「ひび：crack」のような不全骨折から完全骨折まである．骨折の分類について主なものを紹介する（図2, 3, 表2）[1]．

**（3）骨折の修復**

骨は優れた修復能力をもっている．骨折の修復過程には，一次骨癒合と二次骨癒合がある．前者は，骨折を正確に整復し強固に固定された場合に，仮骨形成を伴うことなく骨癒合する現象である．接触した骨同士が生理的なリモデリングによる骨形成で癒合する．多くの場合は，後者となる．骨折部に新しい骨（仮骨：callus）が形成され，その後，リモデリングによって骨のつくりかえが進み修復される．

骨折の修復過程は，内軟骨性骨化と膜性骨化という2つの骨化過程が共存しながら治癒過程が進んでいく．骨折部近傍では間隙を埋めるように内軟骨性骨化によって軟性仮骨が形成される．これと平行して骨折部から少し離れたところでは膜性骨化によって骨性仮骨が形成される．内軟骨性骨化は，① 炎症期，② 修復期，③ リモデリング期の3期に分けられる（図4）[2]．

① 炎症期（inflammatory phase）

骨折が起こると局所に出血が起こり，骨折部に血腫が形成され，骨片の間を埋め，骨折端の骨は壊死に陥る．壊死組織から放出される炎症性サイトカインの作用により，好中球，マクロファージ，線維芽細胞が遊走し凝血塊を形成する．血腫に存在する血小板はTGF-β，PGDFをはじめとするサイトカインを産生し，細胞を増殖させ，骨折部に誘導する．骨膜は新生血管が増生し，肥厚する．

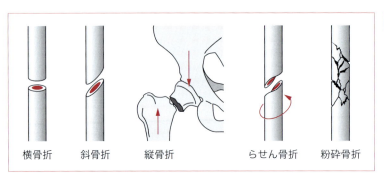

**図2** 骨折線による分類

横骨折　斜骨折　縦骨折　らせん骨折　粉砕骨折

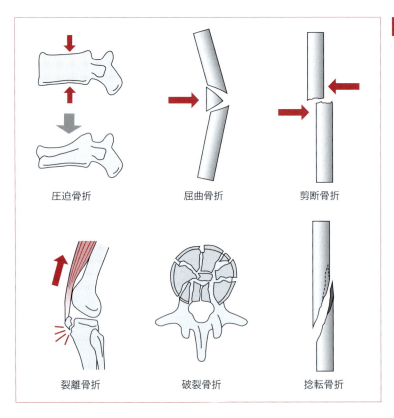

**図3** 外力の加わり方による骨折の分類

圧迫骨折　屈曲骨折　剪断骨折

裂離骨折　破裂骨折　捻転骨折

**表2** 原因による骨折の分類

1) 外傷性骨折
   正常骨に高いエネルギーが作用し生じる
2) 病的骨折
   何らかの疾患（骨腫瘍，骨粗鬆症など）による骨脆弱性が基礎にあって低いエネルギーによって生じる
3) 疲労骨折
   小外傷の繰り返しによって生じる

② 修復期（reparative phase）

　骨折後，1～2週以内には，骨折部の凝血塊の中に毛細血管が侵入し，間葉系幹細胞は軟骨細胞や骨芽細胞に分化する．凝血塊は肉芽組織となり器質化が進む．類骨が形成され，そこに骨塩が沈着して石灰化し，仮骨を形成する．仮骨は骨折部を橋渡しするように形成される．初期の仮骨は軟組織性仮骨であり，線維軟骨性仮骨へと置き換わる．この線維軟骨性仮骨が大きな組織塊を形成して，骨折を起こした骨片の間を充填し初期の安定

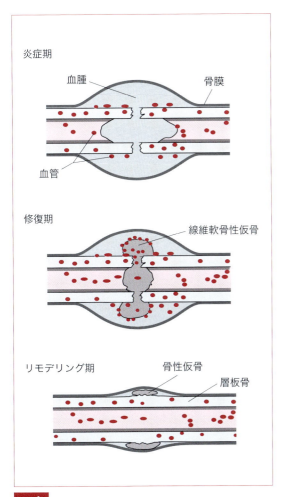

図4　骨折の修復

| 表3 | 平均的な骨折の治癒期間 |
|---|---|
| 中手骨 | 2週 |
| 肋骨 | 3週 |
| 鎖骨 | 4週 |
| 前腕骨 | 5週 |
| 上腕骨骨幹部 | 6週 |
| 上腕骨頸部，脛骨 | 7週 |
| 下腿骨 | 8週 |
| 大腿骨骨幹部 | 8週 |
| 大腿骨頸部 | 12週 |

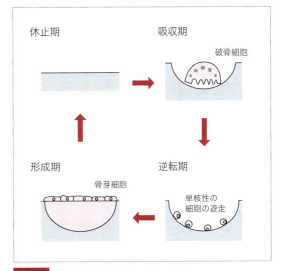

図5　リモデリング
（文献4より引用）

化に寄与する．強度的には弱いものの早期の骨片の固定が得られていく．

③ リモデリング期（remodeling phase）

線維軟骨性仮骨が硬化し，骨性仮骨（callus）が形成され結合する．石灰化軟骨への進入血管は骨芽細胞の前駆細胞をリクルートし，一次海綿骨を構成する．その後，石灰化軟骨が破骨細胞によって吸収され，骨芽細胞による骨形成が行われる．骨折4週経過後，リモデリングにより層板骨に置換され骨癒合に至る．その後さらに数ヵ月〜数年かけて，本来の生理的機能を有する皮質骨と海綿骨の構造をなす．平均的な骨の治癒期間を表3に示す．

### MEMO　Wolffの法則[3]

例えば長管骨が骨折を起こし，凸になっている部分には伸展力，凹になっている部分には圧縮力が加わる．これにより骨は凹になっている方向により多くの骨形成を行い，凸の部分には骨吸収が生じる．このように，骨への荷重（歪み）による機械的刺激を受けて，骨は生理学的に適応し，形状や内部構造が強化される．このことを「Wolffの法則」という[3]．小児では，変形した長管骨であっても，このリモデリング期に回旋変形を除いて解剖学的に正常な形態に自己矯正されることが多い．

> **MEMO** 骨のモデリングとリモデリング

子供の顔や体型をそのまま大きくすれば，大人の顔や体型になるのではない．成長期では骨形成が急速に進み，骨の「形づくり」が行われる．これをモデリングという．
一方，古い骨が常に新しい骨と「置き換わる」のをリモデリングという．リモデリングは4相に分けられる（図5）[4]．休止期骨芽細胞が覆っていた骨表面に破骨細胞が移動し分化し（活性化），骨吸収を行っていく（吸収期）．骨吸収を受けた部位には，前骨芽細胞が移動・定着し（逆転期），成熟型骨芽細胞に分化し，基質合成を行っていく（形成期）．その後，次にその領域が活性化されるまで長い休止状態となる（休止期）．成人の場合，ほとんどが休止期となるためリモデリングが生じている"場"は全骨格の3～6％である．リモデリングは皮質骨ではオステオンごとに，海綿骨では骨梁ごとに行われている．リモデリングを繰り返し行うことで，骨細胞・コラーゲン線維束が規則的に走行する緻密な層板状となり，硬い組織となる．通常，破骨細胞による骨吸収量と，骨芽細胞による骨形成量とは等しく，これをカップリングしているという．

##  2 特に留意すべき特異的なヒーリングプロセス

### （1）疲労骨折

Poppら[5]は，疲労骨折の既往歴があるランナーとないランナーを対象に脛骨の骨強度を測定した．結果，疲労骨折歴のある群は皮質骨面積と曲げ強度が小さかったと報告した．

骨に力学的負荷が加わると骨微細損傷（microdamage：皮質骨ではmicrocrack，海綿骨ではmicrofractureと呼ばれる）が生じる．損傷を修復しようとしてリモデリングが開始される．骨吸収が始まり，皮質骨ではオステオン，海綿骨では骨梁単位で行われるため，骨微細損傷を自己増幅させる結果となる．リモデリングが終了する間もなく新たな損傷が生じるとリモデリングスペースが増加して，局所の骨量が減少していき，疲労骨折に至る．

Burrら[6]は，イヌの大腿骨骨幹部に周期的な曲げストレスを加えて微細損傷を生じる実験を行った．その結果，骨の剛性損失が15％までは骨微細損傷は蓄積されないが，25％以上では線状のmicroscopic damageが急速に加速したと報告した．骨は剛性損失がある閾値を超えると一気に微細損傷が蓄積され疲労骨折に至ることが明らかになった．その変換点は，皮質骨へ繰り返しストレスを加えた in vivo の動物実験では，圧迫で$4,000\mu$ strain，引っ張りで$2,500\mu$ strain（$1/10^6$のゆがみの単位）であった[7]．

##  3 理学療法プログラムとヒーリングプロセス

骨折治療の原則は，整復，固定（表4），早期運動療法である．

### （1）荷重

荷重は，安定性と骨の修復を考慮して進められる．安定性は，整復による骨片の安定性と固定具によって得られる．骨折の修復期には仮骨が形成される．仮骨は弾性係数が低いため，荷重を支えることはできない．仮骨は正常骨が骨折するよりはるかに小さい負荷で変形する．修復期の荷重は骨折片と固定具により支えられる必要がある．

リモデリング期では，仮骨にカルシウムが沈着し強度と剛性が向上する．引っぱり応力と圧縮応力に耐えられるようになる．一般的に骨折後の荷重を開始できる時期は骨性仮骨形成が十分に完了する時点である．

> **MEMO** 新しい骨折治療

骨は修復能力が高いが，限界がある．開放骨折，感染性骨折，骨腫瘍に対する切除術などに伴う大きな骨欠損に対しては骨移植が行われる．骨移植には腸骨や腓骨などが主に用いられる．欠損部の充填物としてハイドロキシアパタイトやリン酸カルシウムなどの種々のセラミックスでできた人工物が開発されている．
腰椎固定術や脛骨偽関節ではBMPの局所投与の開発が行われている．BMPは骨が存在しない場所で間葉系幹細胞を骨形成細胞へ分化させる作用がある．
低出力超音波パルス（low-intensity pulsed ultrasound：LIPUS）[8]は骨折治癒を促進する効果が報告されている．

### （2）早期運動療法

① 炎症期

骨折や手術侵襲によって皮膚や筋の軟部組織も損傷を受ける．炎症所見が観察され，骨折部の周囲は腫れて痛みを生じる．筋は攣縮を生じ拘縮の

| 表4 | 骨折に対する固定法 |
|---|---|

① 外固定
　骨折部を体外から固定する．テーピング，ギプス包帯，硝子繊維性素材を用いた副子固定などがある
② 創外固定
　骨折の近位と遠位に鋼線を貫通させ，創外で連結器を用いて固定する
③ 内固定
　骨折部を鋼線，スクリュー，プレート，髄内釘などで固定する

原因となる．炎症所見は48～72時間でピークを迎える．この時期は，腫脹や浮腫を除去することが第一目的となり，RICE処置を行う．
② 増殖期
　続いて，線維芽細胞の増殖，血管新生による肉芽形成と癒着が始まる．この時期は，骨折部の安定性が得られていれば，自動運動と自動介助運動による可動域練習を行う．十分な筋のリラクセーションが得られれば順調に可動域は改善される．骨折部の安定性が不十分であれば，癒着を生じさせないよう組織間の滑走性を維持しておく．2週間までに組織の滑走性を獲得しておくことが重要である．
③ 成熟・再構築期
　瘢痕組織が形成され治癒が完成する．早期より運動療法を実施していても拘縮が生じることもある．一般的に，骨の周囲筋（深層筋）が収縮や弛緩できない状態に陥ることが多い．十分な筋収縮（amplitude）と他動的筋伸張性とを獲得することが重要である．短縮部には持続伸張や装具を用いることも大切である．

# 軟骨

 組織のヒーリングプロセス

### （1）関節軟骨と成長軟骨
　軟骨には関節軟骨と成長軟骨がある．関節軟骨

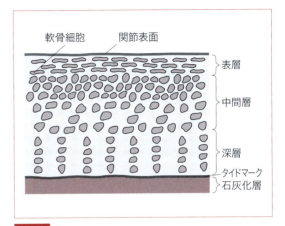

図6　関節軟骨の構造

は，骨の表面を覆って衝撃吸収と関節の潤滑な運動を可能にしている．関節軟骨は永久に軟骨であり続けるが，成長軟骨は異なる．成長軟骨は，胎児全身に広く存在し，主に長管骨の長軸方向への成長を担っている．骨端増殖細胞層から骨幹端成長軟骨板の成熟細胞層，肥大化細胞層へと移動し，軟骨内骨化によって制御され，最終的に骨組織へ置換される．

### （2）関節軟骨の構造
　関節軟骨は，硝子軟骨からなり，白色で光沢があり，粘弾性に富んでいる．関節軟骨の厚さは，最も厚い部位は膝蓋骨軟骨で約5 mmになる．主成分は，軟骨細胞（約5～10％），コラーゲンとプロテオグリカン（約20～40％），水分（約60～80％）である．軟骨細胞はコラーゲン，プロテオグリカンを産生し，コラーゲンが三次元的にネットワークを構成し，その間隙をプロテオグリカンが充填している．コラーゲンは抗張力作用を持ち，プロテオグリカンは水に高い親和性を持ち，ゲル状で抗圧縮力作用を持つ．大量の水を含むため，関節軟骨は，衝撃吸収と潤滑に優れた機能を持っている．血管，神経，リンパ管は存在せず，滑膜によって栄養されている．関節軟骨は，表層，中間層，深層，石灰化層の4層構造をなしている（図6）．
① 表層
　表層は，関節軟骨の10～20％の厚みに相当する．コラーゲン線維は密で，関節面に対し平行に

配列されている．この平行な配列によって剪断力に抗することに有利な機械的特性を実現している．表層の豊富な潤滑性蛋白が円滑な関節運動を可能にしている．水分含有量に富み，高い水分の流動性を作り出している．そのため，軟骨は荷重状況に応じて形状や剛性を変化させることができる．

② 中間層

中間層は，表層下40～60％の厚みに相当する．コラーゲン線維の密度は表層より小さい．コラーゲン線維は斜走配列しており，剪断力と圧迫力に抗する機械的特性を持つ．水分含有量は表層より小さく，荷重支持にはコラーゲン基質連結と流体圧が寄与している．

③ 深層

深層は，中間層下30％の厚みに相当する．コラーゲン線維は太く少ない．垂直に配列され下床にアンカーリングするのに役立っている．

④ 石灰化層

石灰化層は，タイドマークという境界線によって深層と区別されている．この領域で層間剝離が生じる．

### （3）軟骨損傷

軟骨損傷は，スポーツなどによる外傷で生じる．Messnerら[9]は，軟骨損傷例の57％で14年後に関節症性変化が生じたと報告した．Davies-Tuckら[10]は変形性関節症の81％は，自然経過で軟骨損傷が拡大，進行すると報告した．

低エネルギーで速い剪断力が加わると，軟骨表層に損傷が生じる．軟骨表層の損傷は，プロテオグリカン濃度の減少，組織水和性の増大，コラーゲン線維の変化をもたらし，二次的に軟骨下骨への荷重伝達力の増大をもたらす．低速の剪断力では軟骨は損傷しないが，骨軟骨接合部や軟骨下骨に損傷を生じる．

エネルギーが大きければ，速い剪断力でも軟骨下骨にまで損傷が至る．膝前十字靱帯（ACL）損傷では80％以上に軟骨下骨の骨挫傷を合併する[11]．膝ACL損傷などの急性外傷により関節内血腫が生じるとIL-6，TNF-αなどの炎症性サイトカインの分泌が，プロスタグランジン・一酸化窒素の上昇と相まって軟骨分解酵素を活性化し，軟骨破壊の契機となる[12]．

### （4）軟骨の修復

軟骨は，血管がないため損傷直後に出血やフィブリン塊といった炎症反応が生じない．したがって，軟骨が損傷され欠損が生じた場合，軟骨は自然には修復されない[13]．

軟骨損傷の分類は，損傷の深度によるICRS分類が広く用いられている（図7）[14]．

Grade 1～3では，周囲の軟骨細胞や関節液中の細胞が増加，遊走することはあるが，自然修復には至らない[15]．

Grade 4（損傷が軟骨下骨に及ぶ場合）では，主に骨髄由来の間葉系幹細胞により修復されることがあるが，線維軟骨での修復となり，元の硝子軟骨とは異なる．

## 2 理学療法プログラムとヒーリングプロセス

軟骨損傷に対する手術療法は，その術式ごとに修復過程も異なる．理学療法は，修復軟骨部へのストレスを考慮し，荷重と可動域練習を慎重に進める必要がある．

### （1）骨髄刺激法（bone marrow stimulating technique）

軟骨下骨の一部に穴をあけて骨髄からの出血を促す方法である．骨髄由来の間葉系幹細胞を損傷部位に誘導することによって軟骨修復を促進させる．1959年Pridieにより報告されたドリリング法は，ドリルを使って血行のある海綿骨まで穿孔を行う[16]．1980年代にSteadmanによって開発されたマイクロフラクチャー法は，ドリルの代わりに先端が鋭利なアイスピック様の専用のawlを用いて細孔を穿つ方法である[17]．術後12週で軟骨欠損部は線維軟骨で満たされ，術後6ヵ月でリモデリングされる．これらの方法は関節鏡視下で行うことができるが，欠損部が硝子軟骨でなく線維軟骨によって修復される[18]．

### （2）自家骨軟骨移植（モザイクプラスティ）

2001年Matsusueらによって報告されたモザイクプラスティは，膝関節の辺縁部から硝子軟骨と海綿骨とを一塊の骨軟骨柱として採取し，関節

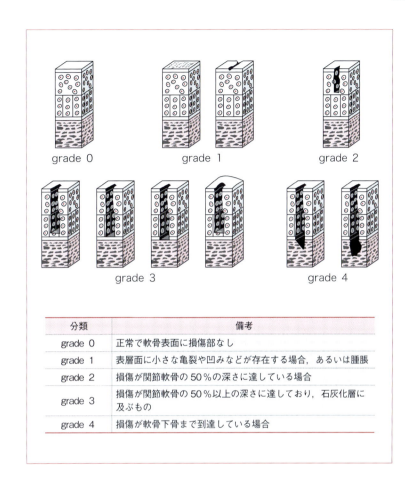

**図7** ICRS分類
(文献14より引用)

| 分類 | 備考 |
|---|---|
| grade 0 | 正常で軟骨表面に損傷部なし |
| grade 1 | 表層面に小さな亀裂や凹みなどが存在する場合，あるいは腫脹 |
| grade 2 | 損傷が関節軟骨の50％の深さに達している場合 |
| grade 3 | 損傷が関節軟骨の50％以上の深さに達しており，石灰化層に及ぶもの |
| grade 4 | 損傷が軟骨下骨まで到達している場合 |

面の軟骨欠損部に移植する[19]．硝子軟骨で覆うことができ，スポーツ復帰率も良好であるが，関節面を滑らかにして移植することが求められる．術後6週で移植プラグの完全な軟骨下骨形成がみられるが，強度は63％減少がみられた[20]．

### MEMO 再生医療

近年，再生医療の研究が進み，関節軟骨を再生させることが可能になりつつある．軟骨細胞や軟骨に分化しうる細胞として間葉系幹細胞（mesenchymal stem cell：MSC）を欠損部に移植する方法がある．

① 自家培養軟骨細胞移植（autologous chondrocyte implantation：ACI）

1994年Peterson，Brittbergらによって最初に報告された[21]．患者の膝関節非荷重部の軟骨片を採取後，培養増殖させた軟骨細胞を軟骨欠損部へ移植する方法である．ACI術後6週で軟骨下骨に付着し，6～18ヵ月で隣接する軟骨と同等の硬度を有するようになる[22]．しかし，2回の手術を要し，正常軟骨組織を犠牲にする点で侵襲性がある．軟骨細胞を増殖させ十分な量の軟骨細胞を用意することはむずかしい．軟骨細胞は培養して増やすと線維芽細胞に脱分化する．それを移植すると線維軟骨になるとの報告もある．

② 間葉系幹細胞移植

Wakitaniら[23]は，高位脛骨骨切り術（HTO）を受ける変形性膝関節症患者に対し，HTO 3週周前に腸骨より骨髄細胞を採取し増殖させた．HTO手術時，軟骨欠損部に骨髄間葉系幹細胞を充填し，骨膜で被覆した．その結果，軟骨修復が促進されることが明らかになった．

滑膜由来の間葉系幹細胞は増殖，分化能が高いことが知られている．Sekiyaら[24]は，関節軟骨損傷患者に対し，関節鏡検査と同時に滑膜を採取した．14日間培養した約5,000万の滑膜間葉系幹細胞の浮遊液を関節鏡視下で軟骨欠損部に10分間静置することで移植し，軟骨が再生することを報告した（図8）．

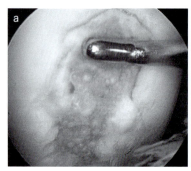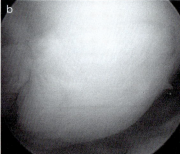

**図8** 滑膜間葉系幹細胞による軟骨修復術

a:細胞移植前
b:11ヵ月後
(写真は関矢一郎先生のご厚意による)

## 文献

1) 松本正知:骨折の機能解剖学的運動療法,中外医学社,東京,27-31, 2016
2) Rockwood CA Jr, editors:Fractures in Adults, 4th ed, JB Lippincott, Philadelphia, 269-271, 1966
3) Wolff JL:The Law of Bone Remodeling, Springer, Berlin, 1986
4) 野田政樹:骨のバイオロジー,羊土社,東京,p139-141, 1998
5) Popp KL, et al:Bone geometry, strength and muscle size in runners with a history of stress fracture. Med Sci Sports Exerc 41:2145-2150, 2009
6) Burr DB, et al:Does microdamage accumulation affect the mechanical properties of bone? J Biomech 31:337-345, 1998
7) Pattin CA, et al:Cyclic mechanical property degradation during fatigue loading of cortical bone. J Biomech 29:69-79, 1996
8) Aspenberg P, et al:Teriparatide improves early callus formation in distal radial fractures. Acta Orthop 81:234-236, 2010
9) Messner K, et al:The long-term prognosis for severe damage to weight-bearing cartilage in the knee:a 14-year clinical and radiographic follow-up in 28 young athletes. Acta Orthop Scand 67:165-168, 1996
10) Davies-Tuck ML, et al:The natural history of cartilage defects in people with knee osteoarthritis. Osteoarthritis Cartilage 16:337-342, 2008
11) Johnson DL, et al:Articular cartilage changes seen with magnetic resonance imaging-detected bone bruises associated with acture anterior cruciate ligament rupture. Am Sports Med 26:409-414, 1998
12) Saklatvala J, et al:Tumour necrosis factor alpha stimulates resorption and inhibits synthesis of proteoglycan in cartilage. Nature 322:547-549, 1986
13) Buckwalter JA, et al:Articular cartilage. Part II:degeneration and osteoarthrosis, repair, regeneration, and transplantation. J Bone Joint Surg Am 79:612-632, 1997
14) International Cartilage Repair Society:http://www.cartilage.org/
15) Sekiya I, et al:Human mesenchymal stem cells in synovial fluid increase in the knee with degenerated cartilage and osteoarthritis. J Orthop Res 30:943-949, 2012
16) Pridie KH:A method of resurfacing osteoarthritic joints. J Bone Joint Surg Br 41:618-619, 1959
17) Stedman JR, et al:Microfracture:surgical technique and rehabilitation to treat chondral defects. Clin Orthop Relat Res 391S:362-369, 2001
18) Frisble DD, et al:Early events in cartilage repair after subchondral bone microfracture. Clin Orthop Relat Res 407:215-227, 2003
19) Matsusue Y, et al:Arthroscopic multiple osteochondral transplantation to the chondral defect in the knee associated with anterior cruciate ligament disruption. Arthroscopy 17:747-751, 2001
20) Nam EK, et al:Biomechanical and histological evaluation of osteochondral taransplantation in a rabbit model. Am J Sports Med 32:308-316, 2004
21) Brittberg M, et al:Treatment of deep cartilage defects in the knee with autologous chondrocyte transplantation. N Engl J Med 331:889-895, 1994
22) Jones DG, et al:Autologous chondrocyte implantation. J Bone Joint Surg Am 88:2502-2520, 2006
23) Wakitani S, et al:Human autologous culture expanded bone marrow mesenchymal cell transplantation for repair of cartilage defects in osteoarthritis knees. Osteoarthritis Cartilage 10:199-206, 2002
24) Sekiya I, et al:Arthroscopic transplantation of synovial stem cells improves clinical outcomes in knees with cartilage defects. Clin Orthop Relat Res 473:2316-2326, 2015

Ⅱ 理学療法の基礎科学

# 1 組織のヒーリングプロセス

## 2）成長軟骨

鈴川仁人・窪田智史・清水邦明

### Essence

- 成長軟骨板損傷は，小児の骨外傷として頻度の高いものである．小児は治癒能力が高く，大きな後遺障害なく早期に完治するケースが大多数ではあるが，その一方で不適切な治療により成長障害が生じることもある．成長障害による関節障害は致命的な後遺症となりうるため，それを避けるためにも成長軟骨の構造や病態，治癒過程の理解が重要である．
- 成長軟骨の一般的な治癒過程は，炎症期（受傷後1～3日），線維形成期（受傷後4～8日），骨形成・リモデリング期（受傷後9日以降）に分けられる．
- 成長軟骨板損傷後の治癒過程は損傷形態によって異なるため，Salter-Harris分類の把握が望ましい．また，修復を考えるときには，① 成長軟骨板内の骨端離開部分，② 成長軟骨の欠損部分，③ 骨折もしくは骨欠損部分の3パターンに分けて考えると理解しやすい．

## 1 組織のヒーリングプロセス

 成長軟骨の構造[1,2]

　成長軟骨は小児の骨の骨端と骨幹端の境に位置する組織で，単純X線像で線状の透過帯としてみえることから骨端線とも呼ばれる（図1）[3]．力学的には粘弾的性質を持つ複合組織である．軸方向の圧縮負荷に強い構造を有している一方，牽引や捻転，屈曲負荷には弱い．

　成長軟骨は骨の長軸方向の成長を担う．成長に伴って軟骨が増殖して骨端は大きくなり，中央部には二次骨化中心が作られる．二次骨化中心の周囲には成長軟骨板が形成され，軟骨内骨化により海綿骨を供給し，骨端の拡大とともに二次骨化核が拡大する．成長とともに成長軟骨板の厚さは徐々に薄くなり，最終的には薄いプレート状の骨となる．

　成長軟骨板では骨端側から骨幹側に向かって軟骨細胞が分裂し，長軸方向に柱状に配列して層状構造をなす（図2）[3]．細胞柱は細胞の形態により骨端側から静止層，増殖層，肥大細胞層の3層に分けられる．肥大細胞層はさらに3層に細分化され，骨幹側に向かって成熟層，予備石灰化層，石灰化層へと性質が変わる．静止層は骨端に接する層で，栄養と幹細胞の貯蔵が主な役割である．豊富な軟骨基質の中に小さい球形の軟骨細胞が散在しており，これは軟骨細胞柱を形成する軟骨細胞の母細胞であると考えられている．増殖層以下は軟骨細胞が規則正しく縦に柱状に配列し，軟骨細胞柱を形成している．各細胞柱間には縦隔軟骨基質が形成され，細胞柱内の各軟骨細胞間は狭い軟骨基質によって分けられている．増殖層では，細胞分裂や軟骨分化，基質産生が行われる．扁平な軟骨細胞が幾層にも積み重なり，柱状構造を形成

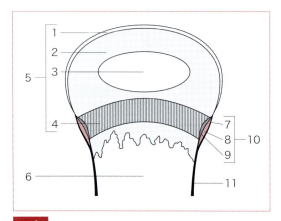

**図1** 骨端の構造
1：関節軟骨，2：骨端軟骨，3：二次骨化中心，4：成長軟骨板，5：骨端，6：骨幹端（一次骨梁，二次骨梁），7：骨膜の線維層，8：LaCroixの中隔，9：Ranvier溝，10：成長軟骨板の線維性構成体，11：皮質骨
（文献3より引用）

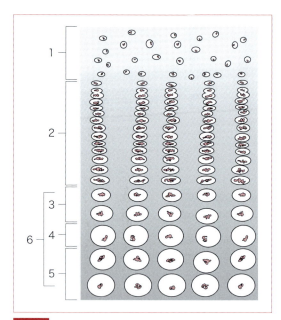

**図2** 成長軟骨板の構造
1：静止層，2：増殖層，3：成熟層，4：予備石灰化層，5：石灰化層，6：肥大細胞層
（文献3より引用）

している．肥大細胞層になると，軟骨細胞は肥大化し，増殖層の細胞の5～10倍の体積となる．一方で，細胞柱間の軟骨基質は相対的に薄くなり脆弱なため，骨端離開は主にこの部位で生じる．石灰化層になると軟骨基質の石灰化が生じる．増殖層での細胞増殖と肥大細胞層での細胞の肥大が，骨端を骨幹端から引き離すように押し上げ，骨の長径成長が図られる．石灰化層の軟骨細胞は最終的にアポトーシスにより細胞死に至る．骨幹端の血管は軟骨細胞が産生する血管新生因子に導かれて，軟骨基質を貫いて細胞柱内に侵入する．細胞柱間の石灰化した軟骨基質を破骨細胞が吸収したあとに，骨芽細胞により表面に新生骨が添付されて一次骨梁が形成される．さらに骨幹端側では，骨改変が進行し層状構造を持つ二次骨梁が形成される．

## 2 成長軟骨のヒーリングプロセス[4]

### （1）炎症期（受傷後1～3日，図3a）

骨折や軟部組織損傷と同様，成長軟骨板損傷の最初の治癒過程は炎症期である．この時期には，炎症細胞（好中球，単球，マクロファージ，リンパ球）の損傷部位への侵入と炎症性サイトカインやメディエーターの発現増加が認められる[5〜7]．また，ラットの損傷モデルにおいては，好中球ケモカインであるCinc1（ヒトにおけるインターロイキン-8（IL8）に該当）のmRNA増加が受傷初日から観察され，受傷4日後には減少に転じた[6]．中和抗体により好中球が枯渇すると，Runx2に代表される骨関連遺伝子とオステオカルシンの発現増加や軟骨関連遺伝子Sox9とII型コラーゲンの発現減少が観察された[6]．

この時期には，いくつかの炎症性サイトカインの発現増加も起こる．ラットの損傷モデルでは，腫瘍壊死因子（TNF）αとIL1βのmRNA発現の有意な増加が示された[7]．いずれのサイトカインも，骨および軟部組織損傷後の炎症調節の役割を有することがわかっている[8,9]．また，成長軟骨の損傷部位では，炎症性メディエーターp38キナーゼが活性化され，TNFαとIL1β産生誘導に関与した[10]．ラットの損傷モデルに対するTNFα拮抗薬適用の検証では，TNFαの遮断がその後の間葉系幹細胞の侵入を明らかに遅らせ，増殖を

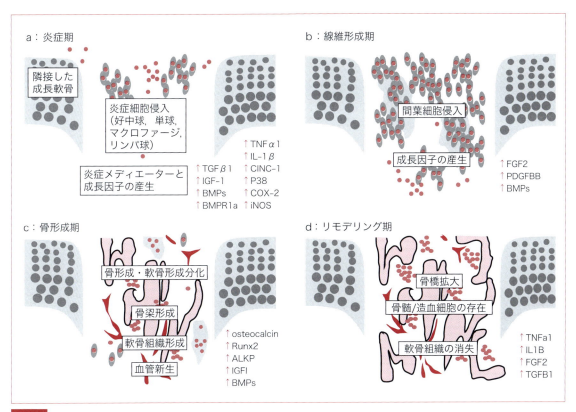

**図3** 成長軟骨板の治癒過程
(文献4より引用)

減じたことが示された[7]. 同様に, 骨折および創傷治癒におけるTNFαの役割を検証した研究においても, TNFαの抑制によって間葉系前駆細胞または間葉系幹細胞の侵入とその後の治癒が有意に遅延したことが認められた[11,12]. さらに, 成長軟骨板損傷後には, 炎症性メディエーターであるシクロオキシゲナーゼ2(COX-2)酵素と誘導型一酸化窒素合成酵素(iNOS)も増加した[5]. これらの活動を薬理学的に遮断したところ, 侵入した間葉系幹細胞の軟骨分化が減少した[5]. これらの研究は, 炎症期ならびに損傷治癒の調節において炎症細胞や放出されたサイトカインとメディエーターが担う重要な役割を示している.

**(2) 線維形成期(受傷後4〜8日, 図3b)**

第2段階は線維形成期である. ラットモデルの損傷モデルでは, 受傷3〜7日後に線維形成期となり, ビメンチン(間葉系幹細胞マーカー)陽性間葉系幹細胞の侵入が観察された[13]. この細胞は, 成長軟骨の損傷部位において骨形成因子(BMP)[14], 血小板由来成長因子(PDGF)と塩基性線維芽細胞増殖因子(FGF2)[7,15], BMPとPDGFの受容体[14,15], α平滑筋アクチン[16]を発現させる作用があると報告された. また, 受傷4日後においていくつかの細胞が軟骨形成マーカーであるII型コラーゲンや骨形成マーカーであるRunx2を発現させており[6,13], 間葉系幹細胞の侵入には間葉系幹細胞様細胞や骨前駆細胞, 前骨芽細胞, 前軟骨芽細胞など無数の細胞が含まれることが示唆された.

この時期に特異的に発現増加する成長因子として, PDGFとFGF2が挙げられる. ラットの成長軟骨板損傷モデルでは初期の炎症期後にPDGFとFGF2のmRNA発現のピークが観察されており, これら2つの成長因子のこの時期における炎症制

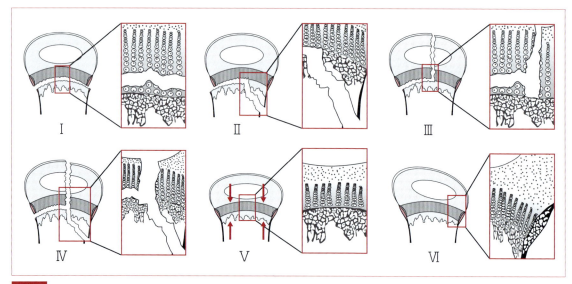

**図4** 改訂版 Salter-Harris 分類
(文献3より引用)

御作用が示唆された[7]．PDGFは細胞の移動と増殖を活性化し，血管新生を促進することが知られている．反対に，PDGFの抑制は間葉系幹細胞侵入の減少，骨および軟骨修復組織量の低下，受傷14日後における治癒の遅延をもたらしたことから[15]，線維形成期の炎症調節におけるPDGF発現の重要性がうかがい知れる．

**(3) 骨形成・リモデリング期（受傷後9日以降，図3c, d）**

損傷した成長軟骨では，受傷7日あたりで骨梁の出現により骨形成の開始が，受傷14日までには骨梁間での骨髄細胞出現により骨リモデリングがそれぞれ認められる[13]．マイクロCTを用いたin vivo研究では，受傷60日後の損傷部位の骨密度は受傷14日後に比べ有意に高かったことが示された[17]．受傷から8～14日が経過した骨形成期では，侵入した細胞はRunx2とアルカリホスファターゼ陽性骨芽細胞に分化し，骨基質蛋白質のオステオカルシンを大量に産生した[5, 13]．同様に，受傷14日後までには損傷部位においてⅠ型コラーゲン陽性骨組織が観察された[18]．また，受傷35日後においてはライニング細胞の存在も明らかになった[13]．

受傷14日後には骨リモデリングが開始され，多核化した破骨細胞が観察される[15]．骨リモデリング期には，オステオカルシンのmRNA発現が増加し，Sox9やⅡ型コラーゲンなどの軟骨形成関連遺伝子の発現がなくなる[7]．また，この時期にはTNFαのmRNAや血管内皮細胞増殖因子(VEGF)の発現も増加する[7, 18]．TNFαは破骨細胞の分化を促進することで骨リモデリングに関与すると報告された[19]．VEGFは血管新生に加え骨芽細胞の分化と破骨細胞の補充の役割を担うことが知られている[20]．

## 2 特に留意すべき特異的なヒーリングプロセス[1, 3]

成長軟骨板損傷では，その損傷の形態により予後が左右される．以下に，損傷形態の分類として最もよく用いられているSalter-Harris分類[21]（図4）を紹介する．

Salter-Harris分類Ⅰ型損傷は成長軟骨板の肥大細胞層レベルでの離開を指す．通常，静止層は無傷である．Ⅱ型損傷は最も一般的な損傷形態で，

一部が骨幹端に及ぶ成長軟骨板損傷である．いずれの場合も成長軟骨板は骨端側と骨幹端側に分断され，成長を担う部分は離開の骨端側に残る．Ⅲ型損傷とⅣ型損傷はいずれも関節内骨折で，成長軟骨板の分離を伴う損傷である．Ⅲ型損傷は一部が骨端に及ぶ成長軟骨板損傷である．多くは上腕骨近位部と大腿骨遠位部に起こり，骨折線は肥大細胞層から静止層にまでまたがることが特徴である．Ⅳ型損傷では骨折線は成長軟骨板を越えて骨幹端にまで及ぶ．往々にして顆部骨折で，上腕骨遠位部に頻発する．静止層や関節軟骨，血管の損傷がしばしば認められる．Ⅴ型損傷は成長軟骨板の一部もしくは全体の圧挫で，臨床的に最も重大な例といえる．しかし，急性期の診断は困難である．

　上記のように成長軟骨板損傷には5つの損傷形態があるが，修復を考えるときには，① 成長軟骨板内の骨端離開部分，② 成長軟骨の欠損部分，③ 骨折もしくは骨欠損部分の3パターンに分けるとわかりやすく，後述する3つの治癒様式が混在して癒合すると考えられる．なお，癒合しないSalter-Harris分類Ⅴ型損傷はここでは取り上げない．

### （1）成長軟骨板内の骨端離開部分

　Salter-Harris分類Ⅰ型，Ⅱ型，Ⅲ型損傷の骨端離開部分の治癒様式である．成長軟骨板での離開は主に肥大細胞層で生じるが，増殖層から一次骨梁までの離開は同じ様式で修復される．静止層に及ぶ離開では成長軟骨の増殖が停止することになり，最終的に②の成長軟骨の欠損と同じ修復様式となると考えられる．また，二次骨梁に及ぶ骨折は，通常は骨幹端骨折の治癒様式である．

　Ⅰ型とⅡ型，Ⅲ型損傷の離開が正確に整復されてかつ不安定性がなく固定された場合，離開部は正常な成長と軟骨内骨化の過程で修復されることになる[22]．転位が残存する整復状態でも離開部に不安定性がなければ，骨端側と骨幹端側の成長軟骨が接する部分ではこの治癒様式となる．整復固定直後は，離開部は最小限の線維性組織と組織片が存在する薄い層となる．離開後も離開の骨端側では成長軟骨細胞の増殖と成熟が継続され，離開の骨幹端側では軟骨への血管侵入と軟骨の骨への置換が継続される．離開部に異常可動性がなければ，骨幹端の血管は容易にこの層を貫いて進み，離開の骨端側の成長軟骨に侵入するため，離開部は成長軟骨板層から骨幹端に移動することになる．したがって，離開部が隣接する軟骨と同様に吸収され，表面に骨が添付されることで結果的に連続することになり，離開が修復される．Iwabuら[22]は，この治癒過程を「骨端離開の一次癒合」と称した（図5）．

　一方で，離開した成長軟骨板の間に大きい間隙や不安定性がある場合には，治癒様式は異なる経過をたどる．離開部の間隙には線維性組織が出現する．離開の骨幹端側では成長軟骨板への血管侵入が進行し軟骨内骨化が継続するが，骨幹端からの血管が離開部に達すると不安定性と厚い線維性組織に進行を阻まれてその過程は一時停止する．一方，離開の骨端側では成長軟骨板の軟骨細胞は分裂を続けるが，骨幹端からの血管侵入が途絶えるため，肥大した軟骨は吸収されず成長軟骨板は著明に肥大する．離開面が接するところでは，骨端と骨幹端間が開くことになるが，成長軟骨板の肥厚は離開部に存在する線維性組織を骨端側に押しやり，間隙を狭めることに貢献する．骨膜下領域の仮骨の形成などで不安定性が徐々に消失し，離開部の線維性組織が吸収されると，骨幹端の血管侵入はようやく離開部を越えることができる．離開の骨端側の成長軟骨板への血管侵入が再開すると肥厚した成長軟骨板は一気に骨に置換され，急速に厚さを減じ正常な構造に戻る．Iwabuら[22]は，この治癒過程を「骨端離開の二次癒合」と称した（図6）．

### （2）成長軟骨の欠損部分

　成長軟骨板の全層欠損は，成長軟骨板の横径の膨隆によってのみ解剖学的に修復されるが，その能力は決して大きくない．成長軟骨で修復されない欠損は結合組織により充填されるが，この結合組織は骨形成能を持つため大きい欠損には成長軟骨板を貫く骨性架橋が生じることがある．

### （3）骨折もしくは骨欠損部分

　骨折部分は，通常の骨形成で修復される．骨膜

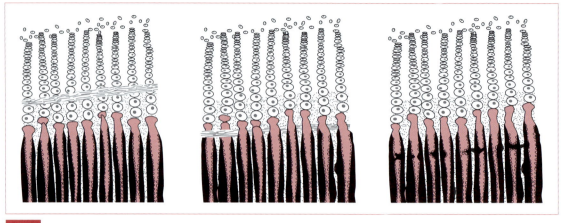

**図5　骨端離開の一次癒合**
左：薄いギャップが離開部を示している．
中央：離開部に異常可動性がなければ，骨幹端の血管はこのギャップを貫いて進み，離開の骨端側の成長軟骨に侵入する．
右：正常な軟骨内骨化が進行して離開が修復される．
（文献22より引用）

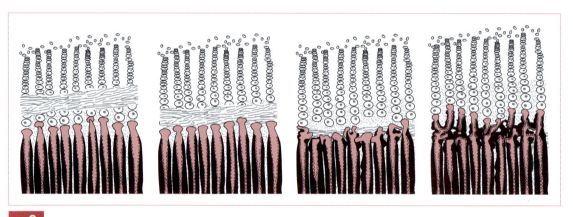

**図6　骨端離開の二次癒合**
左：厚いギャップが離開部を示している．
左中央：大きい間隙や不安定性がある場合には，軟骨内骨化が一時停止される．
右中央：仮骨形成などで安定化し，離開部の線維性組織が吸収されると，骨幹端の血管侵入は離開部を越えることができる．
右：骨端側の成長軟骨板への血管侵入が再開すると，正常な軟骨内骨化が再開して離開が修復される．
（文献22より引用）

下の仮骨形成は転位が残存している場合の骨端の安定性に大きく寄与している．特にⅠ，Ⅱ，Ⅲ型損傷の離開では，蝶番側で剥離した骨膜下での骨形成は非常に早期にみられ，離開の早期安定化に貢献している．

### MEMO

従来のSalter-Harris分類に，第6の損傷形態を加えるべきとの意見もある[23]．TypeⅥはRanvier溝の損傷を含み（図4），成長軟骨板の異常早期閉鎖につながる．原因としては，挫傷や剥離骨折が一般的である．骨性架橋がしばしば認められ，局所の早期骨端閉鎖や変形を引き起こしかねない．この損傷形態もまた，受傷時の診断がきわめて困難である．

# 3. 理学療法プログラムとヒーリングプロセス[1]

一次癒合にしても二次癒合にしても，成長軟骨板の離開は成長軟骨板内で修復されるのではなく，離開部が骨幹端に移動して修復されるため，成長軟骨の成長速度が修復に要する期間を決定する重要な要因となる．

## 1) 正確に整復された骨端離開（Salter-Harris 分類 Ⅰ型，Ⅱ型，Ⅲ型損傷）

固定性が十分であれば，離開は主に一次癒合により修復される．一次癒合による修復は離開部が骨幹端に移動してから軟骨内骨化の骨形成により行われるため，成長軟骨が骨に置換される早さが癒合の早さを決めると考えられる．また，成長軟骨板の骨幹端側で離開した場合は早く癒合し，離開が骨端側になるほど遅くなることになる．

固定性が十分でなければ，二次癒合により修復される．二次癒合では，どの程度血管侵入が離開部で停滞するかが鍵となる．不安定性が高ければ高いほど，離開部で停滞する時間が長く，成長軟骨板の肥大が進行する．

単純X線像では，成長軟骨板層の拡大がみられなければ一次癒合されていると考えてよい．成長軟骨板層の拡大が観察されれば，二次癒合と考えてよい．肥大した成長軟骨板層の中に骨化の進行がみられれば，離開部は癒合していると判断できる．いずれにしても，損傷部分の成長速度を考慮する必要がある．

## 2) 転位が残存する骨端離開（Salter-Harris 分類 Ⅰ型，Ⅱ型，Ⅲ型損傷）

骨端側と骨幹端側の離開面が接する場所では，1)と同じ修復過程となるため，その部分が十分に広ければ，正確に整復された場合と同様に考えてよい．離開面が接する部分が狭ければ，大きい間隙部分が成長軟骨板の肥厚による二次癒合や，骨膜下の仮骨形成により修復されるのを待つことになる．間隙が埋まる早さや骨膜下に仮骨形成がみられる時期は，転位の程度や患者の年齢に大きく左右されるが，4～5週程度を要する場合が多い．

単純X線像では，骨端と骨幹端が接する部分の成長軟骨板層の肥大をみることは難しい．転位が残存する骨端離開では，骨膜下の仮骨形成と離開間隙の骨形成を待って癒合の判定を行う．

Salter-Harris 分類Ⅰ型またはⅡ型損傷では，成長による自家矯正も期待できるので，完全な整復は要しない場合が多く，通常，保存療法が選択される．早期からの整復・固定が可能であれば，3～4週間のうちに合併症を伴わずに完治が見込める[24]．大きな転位が徒手整復できない場合のみ，手術的治療が必要になる．通常，成長軟骨板の増殖は保たれており，成長障害を残すことは非常に少ない．まれではあるが，成長障害を生じる原因として，骨端離開が起こり転移するときに軸圧が加わり骨端側の成長軟骨が骨幹端側の突出部分で削り取られるパターンが想定される．Ⅱ型ではⅠ型よりも圧縮負荷が強い受傷機転が想定されるため，成長障害の発生にはさらなる注意が必要である．大腿骨近位や橈骨近位など，離開により血行障害が生じる可能性のある部分では特別な配慮が必要である．

Salter-Harris 分類Ⅲ型損傷では，骨端の関節内骨折であることと成長軟骨板が分離することにより，正確な整復のための観血的治療を要することが多い．早期整復と関節の良好な固定が達成され，成長軟骨の重篤な血流供給遮断がなければ，予後は良好である[24]．反対に，分離部で間隙や段差が残存するような重症のケースでは，変形に起因するマルアライメントや関節炎のため予後は不良となる．

## 3) Ⅳ型損傷

癒合は主に骨端と骨幹端の骨折部分で得られると考えられる．したがって，骨折治癒と同様と理解できよう．

転位を放置すると骨端と骨幹端に骨性架橋を生じるか，偽関節となるかの運命をたどるため，成長障害による変形の発生は必至となる．整復固定が良好であれば，予後は良い．

##  Ⅴ型損傷

早期に対処することにより最小限の変形に留めることができる症例もある．この型の損傷が疑われる場合には長期の経過観察が重要となる．

> **Point**
> Salter-Harris分類Ⅴ型損傷は単純X線像による急性期の診断は困難で，2週おきに成長軟骨板の幅や骨の長さと形状を健側と比較することが望ましいとされる．成長障害は経過観察のみで診断が可能であり，早期発見のためにも成長軟骨板損傷後は長期にわたる経過観察が必要である．

### 文献

1) 岩部昌平ほか：成長軟骨板損傷の病態と修復メカニズム．整・災外 48：423-430, 2005
2) Peterson HA：Anatomy and growth. Epiphyseal Growth Plate Fractures, Schroder H ed, Springer-Verlag, Heidelberg, 7-19, 2007
3) von Pfeil DJ, et al：The epiphyseal plate：physiology, anatomy, and trauma. Compend Contin Educ Vet 31：E1-11；quiz E12, 2009
4) Chung R, et al：Recent research on the growth plate：Mechanisms for growth plate injury repair and potential cell-based therapies for regeneration. J Mol Endocrinol 53：T45-61, 2014
5) Arasapam G, et al：Roles of COX-2 and iNOS in the bony repair of the injured growth plate cartilage. J Cell Biochem 99：450-461, 2006
6) Chung R, et al：Roles of neutrophil-mediated inflammatory response in the bony repair of injured growth plate cartilage in young rats. J Leukoc Biol 80：1272-1280, 2006
7) Zhou FH, et al：Expression of proinflammatory cytokines and growth factors at the injured growth plate cartilage in young rats. Bone 35：1307-1315, 2004
8) Feghali CA, et al：Cytokines in acute and chronic inflammation. Front Biosci 2：d12-26, 1997
9) Gerstenfeld LC, et al：Impaired fracture healing in the absence of TNF-alpha signaling：the role of TNF-alpha in endochondral cartilage resorption. J Bone Miner Res 18：1584-1592, 2003
10) Zhou FH, et al：TNF-alpha mediates p38 MAP kinase activation and negatively regulates bone formation at the injured growth plate in rats. J Bone Miner Res 21：1075-1088, 2006
11) Fu X, et al：Migration of bone marrow-derived mesenchymal stem cells induced by tumor necrosis factor-alpha and its possible role in wound healing. Wound Repair Regen 17：185-191, 2009
12) Gerstenfeld LC, et al：Impaired intramembranous bone formation during bone repair in the absence of tumor necrosis factor-alpha signaling. Cells Tissues Organs 169：285-294, 2001
13) Xian CJ, et al：Intramembranous ossification mechanism for bone bridge formation at the growth plate cartilage injury site. J Orthop Res 22：417-426, 2004
14) Ngo TQ, et al：Expression of bone morphogenic proteins and receptors at the injured growth plate cartilage in young rats. J Histochem Cytochem 54：945-954, 2006
15) Chung R, et al：Potential roles of growth factor PDGF-BB in the bony repair of injured growth plate. Bone 44：878-885, 2009
16) Chung C, et al：Influence of three-dimensional hyaluronic acid microenvironments on mesenchymal stem cell chondrogenesis. Tissue Eng Part A 15：243-254, 2009
17) Macsai CE, et al：Structural and molecular analyses of bone bridge formation within the growth plate injury site and cartilage degeneration at the adjacent uninjured area. Bone 49：904-912, 2011
18) Fischerauer E, et al：The spatial and temporal expression of VEGF and its receptors 1 and 2 in post-traumatic bone bridge formation of the growth plate. J Mol Histol 42：513-522, 2011
19) Horowitz MC, et al：Control of osteoclastogenesis and bone resorption by members of the TNF family of receptors and ligands. Cytokine Growth Factor Rev 12：9-18, 2001
20) Yang YQ, et al：The role of vascular endothelial growth factor in ossification. Int J Oral Sci 4：64-68, 2012
21) Salter RB, et al：Injuries involving the epiphyseal plate. J Bone Joint Surg 45：587-622, 1963
22) Iwabu S, et al：Primary healing of physeal separation under rigid fixation. J Bone Joint Surg Br 80：726-730, 1998
23) Rang M：The Growth Plate and Its Disorders, E. & S. Livingstone, Edinburgh, 1969
24) Prieur WD：Management of growth plate injuries in puppies and kittens. J Small Anim Pract 30：631-638, 1989

Ⅱ 理学療法の基礎科学

# 1 組織のヒーリングプロセス
## 3) 筋

山田崇史

## Essence

- 筋損傷は，スポーツ活動において生じる最も多い外傷の一つである．
- 骨格筋には，静止期にある筋芽細胞である筋衛星細胞が存在するため，その再生能力は比較的高い．
- 骨格筋の再生において，筋線維の傷害の程度と同様にその支配神経の損傷の有無が，回復の早さや程度に大きく影響を及ぼす．
- リハビリテーションの目的は，できるだけ短い期間で，筋機能を最大限に回復させることであり，筋の治癒過程に応じて実施される必要がある．

## 1 組織の一般的なヒーリングプロセス

### 1 コンパートメント症候群（筋区画症候群，隔室症候群）

コンパートメント症候群とは，骨，筋膜，骨間膜，筋間中隔に囲まれた区画内の圧が，何らかの理由で上昇し細動脈が閉塞することで，筋，血管，神経組織の阻血性壊死が引き起こされるものをいう．下腿は anterior, lateral, superficial posterior, deep posterior の4つの区画に分けられ，単一の区画のみに限らず，複数の区画が罹患することもある．また，前腕にも，anterior と posterior の2つの区画が存在し，屈筋区画である anterior 側が罹患し生じる線維性筋拘縮を Volkmann 拘縮という．

#### (1) コンパートメント症候群の概要

コンパートメント症候群は，急性型と慢性型とに大別される．急性型は，打撲，捻挫，骨折などの外傷が契機となることが多く，区画内の除圧を目的に，手術により筋膜切開が施される必要がある．また，急激に不慣れな運動を始めた時に発生する場合もあり，肉ばなれなどによる血腫形成，筋腫脹が引き金となると考えられる．一方，慢性型は，運動により疼痛が発症するが，中止すると数分から数十分で症状が寛解する例が多いことから，労作性コンパートメント症候群とも呼ばれる．これには，下腿で運動時に一過性に発症する下腿労作性コンパートメント症候群や，運動に関連した腰痛の一因であると考えられている腰部労作性コンパートメント症候群などが含まれる．なお，慢性型は，まれに急性型に移行することがあるため注意が必要である．

#### (2) 治癒過程

本稿では，コンパートメント症候群を模擬したラット圧迫・阻血損傷モデルを用い，遅筋であるヒラメ筋の回復過程について概説する．なお，本モデルは，麻酔下にて，ラットの後肢をゴムベルトでらせん状に強く巻き，足部から大腿部までの阻血と圧迫を4時間行ったものであり，重度の損

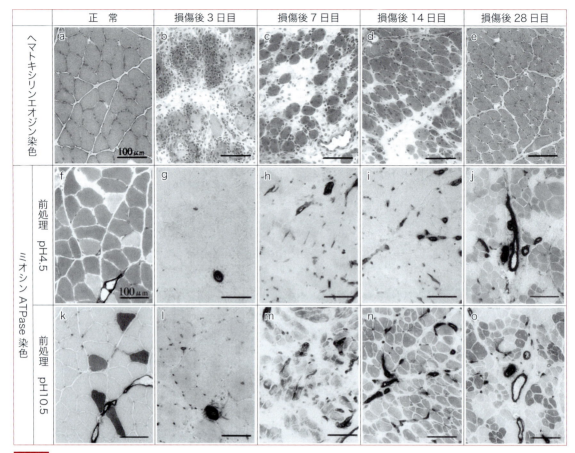

**図1** ラットのヒラメ筋における阻血・圧迫損傷後の組織学的変化（横断像）

a〜e：ヘマトキシリンエオジン染色，f〜o：ミオシンATPase染色の結果を示す．なお，f〜j（前処理pH 4.5）では遅筋タイプのミオシンが，一方，k〜o（前処理pH 10.5）では速筋タイプのミオシンが濃く染色される．

傷例としてご覧頂きたい．

① 炎症期

損傷前の状態（図1a）と比較すると，損傷後3日目には，ほとんどの筋線維が壊死するとともに，筋線維の解離や間質の拡張がみられ，好中球やマクロファージを含む多数の浸潤細胞が壊死した筋線維の内外において観察される（図1b）．これらの炎症性細胞の働きによる壊死筋線維の除去に続き，血管が新生される．この時期には，ミオシンATPase染色の染色性がほとんど認められない（図1g, l）．本染色法の原理は，ATP分解酵素がATPを分解した際に生じる無機リン酸の着色であることから，壊死筋線維では，ミオシンATPaseの活性がほとんど失活することがわかる．

② 増殖期

正常な骨格筋線維の基底膜と形質膜の間に存在する筋衛星細胞は，既存の筋線維が何らかの損傷を受けた場合，活性化され筋前駆細胞（筋芽細胞）へと分化する．筋芽細胞は，細胞融合して損傷を受けた筋線維を修復したり，あるいは新たな筋線維を形成する．損傷後7日目には，好塩基性の胞体を持ちかつ細胞の中心部に核が念珠状に配列した再生筋線維が数多く認められる（図1c, 2a）．また，有髄神経において，Schwann細胞や軸索の変性が観察される．一方，通常，ラットのヒラメ筋では，90％以上の筋線維が遅筋型のミオシンのみを発現するが（図1f, k），これらの再生筋線維では，速筋型や幼若型のミオシンが発現して

1．組織のヒーリングプロセス ● 25

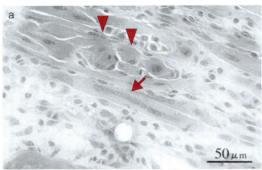

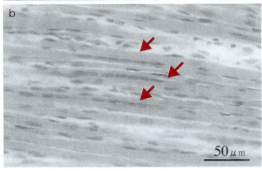

**図2** ラットのヒラメ筋における阻血・圧迫損傷後の組織学的変化（縦断像）

ヘマトキシリンエオジン染色
a：損傷後7日目には，残存した筋線維（矢頭）に加え，再生筋線維（矢印）が観察される．
b：損傷後14日目には，数多くの再生筋線維（矢印）が認められる．

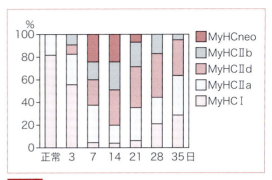

**図3** ラットのヒラメ筋における阻血・圧迫損傷後のミオシン重鎖の発現変化

損傷後3，7，14，21，28，35日におけるミオシン重鎖（MyHC）の構成比を示す．
MyHCneo：幼若型，MyHCⅡb：速筋型 type Ⅱb，MyHCⅡd：速筋型 type Ⅱd，MyHCⅡa：速筋型 type Ⅱa，MyHCⅠ：遅筋型 type Ⅰ

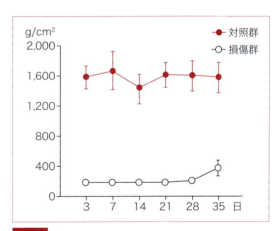

**図4** ラットのヒラメ筋における阻血・圧迫損傷後の機能的変化

損傷後3，7，14，21，28，35日における単位断面積当たりの強縮張力（刺激頻度：20 Hz）を示す．データは平均±標準誤差．

いる（図1m，図3）．

損傷後14日目では，細胞間が密になるが，未だ筋核が細胞の中心部に位置する幼若な筋線維が多くみられ（図1d，図2b），遅筋型ミオシンの割合は10％に満たない（図1i，n，図3）．

③ 成熟期

損傷後28日目では，細胞質がやや成熟するとともに，細胞の辺縁に核が移動するものも認められ，再生筋線維数十本により構成される筋線維束が観察される（図1e）．また，この時期になると，遅筋型のミオシンを含む筋線維が群をなして出現する筋線維タイプ群化（fiber type grouping）が生じる（図1j）．すなわち，損傷後1ヵ月程度を経て，筋が遅筋線維を支配する神経の再支配を受け始め，遅筋型ミオシンの占有率が増加し始める（図3）．筋の生理学的な側面からみても，ようやく電気刺激に対する張力発揮が観察され，機能的に筋細胞が成熟していく段階にあると考えられる（図4）．なお，ネコの長趾伸筋を採取し，その後再移植した場合，およそ6ヵ月で筋線維径は正常な大きさを取り戻すのに対し，発揮される張力は，正常の半分にも満たないことが示されており[1]，形態が必ずしも機能を反映しないことに留意する必要がある．

### （3）治癒過程に影響を与える因子

骨格筋の治癒過程に影響を与える因子には，多

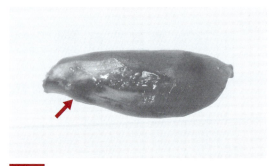

**図5** ラットの腓腹筋内側頭における伸張性収縮後の損傷

伸張性収縮後24時間において，遠位側の筋腱移行部に出血が認められる（矢印）．

くのシグナルが関与する．以下に，その代表的なものについて概説する．

① 神経支配

蛇毒を用い選択的に筋線維のみを傷害したものと，加えて除神経を行ったものとの間で回復過程を比較した先行研究では，損傷後7日目まではどちらも類似した回復過程を辿るが，その後，脱神経をしていない再生筋が28日目までにほぼ正常な大きさを取り戻すのに対し，脱神経を施した再生筋では細胞の直径が徐々に小さくなり，28日目には直径が正常の20％まで低下することが報告されている[2]．したがって，骨格筋の再生において，筋線維の傷害の程度と同様にその支配神経の損傷の有無が，回復の早さや程度に大きく影響を及ぼすといえる．

② 運動

損傷直後に損傷部を動かすと，再損傷を招いたり，瘢痕形成を拡大するため，損傷後数日間は安静が必要である．ただし，不動期間が必要以上に延長されると，毛細血管の形成や，筋線維の再生およびその正常な配列が妨げられ，筋機能の回復が遅延する[3]．したがって，損傷の程度にもよるが，損傷後3〜7日目には，創傷が悪化しないように注意しつつ，疼痛が生じない範囲で他動的あるいは低強度の自動的運動を開始することが推奨される．

③ 成長・増殖因子

肝細胞増殖因子（hepatocyte growth factor：HGF）は，筋衛星細胞を活性化し，増殖を引き起こす[4]．また，インスリン様成長因子Ｉ（insulin-like growth factor-I：IGF-I）は，筋幹細胞の分化を促し，骨格筋の肥大において重要な役割を果たす．筋特異的にIGF-Iの受容体を欠損させたマウスでは，筋損傷後の回復過程が障害されることが示されている[5]．一方，ミオスタチン（myostatin）は，筋衛星細胞の増殖を強く抑制する作用を有する．また，これら以外にも，形質転換成長因子（transforming growth factor-β：TGF-β），線維芽細胞増殖因子（fibroblast growth factor：FGF），上皮成長因子（epidermal growth factor：EGF），血小板由来成長因子（platelet-derived growth factor：PDGF），血管内皮細胞増殖因子（vascular endothelial growth factor：VEGF）などの成長因子が損傷筋の回復に関与しており，生物学的治療の標的として注目されている[6]．

 **肉ばなれ**

肉ばなれは，スポーツ活動において生じる最も多い外傷の一つである．肉ばなれが生じやすい筋には，ハムストリング，大腿四頭筋，腓腹筋，内転筋などが挙げられる．肉ばなれは，筋を構成する組織，すなわち，筋線維，筋膜および腱などの結合組織，血管，神経の損傷を意味する呼称であり，筋腹よりもむしろ筋腱移行部付近で好発する[6]．動作中，筋が収縮しながら他動的に伸張される，いわゆる伸張性収縮が生じるタイミングで傷害が生じやすいこと，また，実験的に伸張性収縮を負荷した際，類似した病態が再現されることから，伸張性収縮が肉ばなれの要因であると考えられている（図5）．

**（1）肉ばなれの疾患概要**

従来，臨床症状に基づくgrade分類がなされていたが，近年，MRI検査が施行されるようになり，より正確な診断が可能となった．奥脇ら[7]は，MRI所見から推察した肉ばなれの病態を，重症度順に，Ⅰ型：筋腱移行部の血管および筋線維の損傷，Ⅱ型：筋腱移行部損傷，特に腱膜の損傷，Ⅲ型：腱性部（付着部）の完全断裂に分類し

ている（表1）．これらの損傷タイプでは，それぞれ復帰までの期間が異なり，Ⅰ型では，受傷後数日〜2週間，Ⅱ型では，4週間〜3ヵ月，Ⅲ型は外科的治療が適応となり，手術後復帰まで4ヵ月以上を要する[8]．

### （2）治癒過程

実験動物の骨格筋あるいはその支配神経に電気刺激を負荷し，筋収縮を誘引すると同時に，働筋を伸張すると，伸張性収縮による筋損傷が惹起される．肉ばなれを模擬したこの実験動物モデルにおいて，損傷筋線維の割合や発揮張力の低下率は，伸張性収縮の反復回数に依存して増大する[9]．本稿では，本モデルにおける筋組織の治癒過程について，機能的変化と組織学的変化を照らし合わせながら解説する．なお，筋損傷の程度にもよるが，肉ばなれは前項で紹介したコンパートメント症候群と基本的に類似した治癒過程を辿る．したがって，ここでは内容の重複を極力避け，概略の説明にとどめることとする．また，筋腱移行部・腱組織の治癒過程については58頁を参照されたい．

#### ① 炎症期

最大上刺激で伸張性収縮を200回程度負荷すると，その直後の発揮張力は，損傷前の20％程度まで低下する[9,10]．この時，組織学的には，炎症細胞の浸潤は強く認められず，筋線維の膨張や，Z線の構造破綻などが観察される．その後，損傷3日目においても，発揮張力はほとんど改善されない[10,11]．反復性の等尺性収縮では，運動直後に最大発揮張力が著しく低下するが，これは運動後早期に改善する，いわゆる筋疲労であり，伸張性収縮による筋損傷との大きな違いである．組織学的には，受傷部に好中球やマクロファージが最も多く浸潤する時期にあたり，食作用により変性・壊死組織の除去が進行する．

#### ② 増殖期

損傷後7日目になると，組織学的には，細胞の中心部に核を有する幼若な再生筋線維が創部を埋め尽くすようになる．筋線維横断面積は増大するが，発揮張力は未だ損傷前の30％に満たない[11]．

#### ③ 成熟期

損傷後7日目から14日目にかけ，発揮張力は大きく回復し，損傷前の70％程度となる[11]．この間，再生筋線維の直径は増大し，個々の筋線維が組織学的にも，機能的にも成熟する．その後，損傷後30日目には，発揮張力は85％程度まで回復する．この時点において，再生筋線維は正常な筋線維の大きさを取り戻すが，中心部に核を有するものも散見される．

| 表1 | MRI所見に基づく肉ばなれの分類 |
|---|---|
| Ⅰ型 | 筋腱移行部の血管損傷 |
| Ⅱ型 | 筋腱移行部損傷，特に腱膜の損傷 |
| Ⅲ型 | 腱性部（付着部）の完全断裂 |

奥脇（文献7）による病態分類

## 2 特に留意すべき非特異的なヒーリングプロセス

### 1） 瘢痕化形成

筋損傷後，筋衛星細胞の増殖・分化が生じるとともに，線維芽細胞が損傷部へ浸潤し，膠原線維（コラーゲン線維）を合成することで，結合組織による瘢痕を形成する．これは，損傷部位の強化を目的とした生体反応であるが，瘢痕化が過度に生じると，収縮機能や柔軟性の回復が不完全となるため，瘢痕の形成をいかにして最小限にとどめるかが重要となる．この点に関して，血管新生が不十分な場合，瘢痕形成が促進することが報告されているため[12]，特に炎症期における介入方法には注意が必要であると考えられる．

### 2） 異所性骨化

成長期の筋損傷後の合併症としてしばしばみられる．損傷後の血腫内に存在する多機能幹細胞あるいは筋内の未分化な間葉系細胞が骨細胞へ分化すると考えられているが，その形質転換にどのようなシグナル因子が関与するかは十分には明らか

にされていない．初期には，X線検査において，不定型の石灰沈着，骨化像を呈する．この時期には，物理的刺激を加えないように安静を保つようにする．

## 3 リハビリテーションプログラムとヒーリングプロセス

筋損傷は，スポーツに伴い最も頻発する傷害の一つであるにもかかわらず，筋損傷後のリハビリテーションプログラムを比較検討した臨床研究はほとんど存在しない．これは，筋損傷の重症度や部位が症例によって大きく異なるためであると考えられる．リハビリテーションの目的は，できるだけ短い期間で，筋機能を最大限に回復させることであり，筋の治癒過程に即して実施される[13]．

### 1 治癒過程

#### ① 炎症期

従来より，損傷直後には，出血を抑制し，炎症および疼痛を軽減させるために，RICE（安静，冷却，圧迫，挙上）が施される．安静は，損傷や血腫の拡大を防ぐことで，過度の瘢痕化を抑制する[3]．筋損傷後急性期における寒冷療法の効果を検討した報告はほとんど存在しないが[14]，損傷部の血管収縮により出血や炎症反応を抑制し，損傷の悪化を防止すると考えられている．また，冷却は，疼痛閾値を上昇させることで，炎症期の受傷者の主訴となる痛みを軽減する．圧迫・挙上に関しては，その科学的根拠は乏しいものの，血腫拡大を抑制する目的で併用されている．

**MEMO**

RICE は損傷の増悪を防ぐために，炎症期の処置として広く用いられている．ただし，炎症が，生体の治癒反応であり，筋の再生において必須の条件であることを考慮すると，RICE 療法は，その再生過程を抑制し，治癒を遅延化する可能性も否定できない．この考えを支持するように，伸張性収縮誘因性の筋損傷を惹起したラビットでは，損傷後に抗炎症薬を投与した群において，筋力の回復が遅延することが示されている[15]．また，ラットの骨格筋において，受傷直後に温熱刺激（41℃で60分間）を施すと，筋衛星細胞の増殖率や，筋蛋白質の合成率が増加することが報告されている[16]．

#### ② 増殖期

損傷後数日間は，損傷部を保護するために安静が保たれる必要があるが，安静期間が長期間にわたると，筋の再生・修復が妨害されるため，疼痛が自制できる範囲内で，関節運動を徐々に開始する必要がある．筋損傷後5日目から不動化を解除すると，不動条件を継続する場合と比べ，再生筋線維の密度が増加することが報告されている[3]．したがって，再生過程を抑制しないためには，少なくとも損傷後1週間以内に，不動化を解除する必要があると考えられる．また，損傷部の機能的回復を目的とした筋力トレーニングとして，低負荷での等尺性収縮を行い，その後，疼痛が強く生じない範囲で負荷を徐々に増大させていく．もし，損傷が軽度であり，全関節可動域で疼痛が生じない場合は，短縮性収縮運動を開始する．

#### ③ 成熟期

柔軟性の低下は，筋損傷の特徴として頻繁に認められる．この時期には，積極的に静的ストレッチングを損傷筋に負荷する必要がある．ハムストリングの肉ばなれ後にストレッチングの効果を検討した報告において，30秒の静的ストレッチングを1日に4回行う群に比べ，16回実施した群では，関節可動域がより早期に拡大するとともに，機能的治癒期間が短縮することが示されている[17]．

また，この時期の筋力トレーニングの収縮様式としては，伸張性収縮を用いる．伸張性収縮では，短縮性収縮に比べ，高強度の物理的負荷が筋に加わることから，再度損傷が生じないよう注意しながら実施する必要がある．

肉ばなれの予防に関する報告はきわめて少ないが,10週間の伸張性収縮トレーニングが,サッカー選手のハムストリングの肉ばなれの発生率を低下させることが示されている[18,19].したがって,競技復帰を果たした後の再発予防の観点からも,伸張性収縮トレーニングが有用である可能性がある.

文献

1) Faulkner JA, et al：Contractile properties of transplanted extensor digitorum longus muscles of cats. Am J Physiol 238：C120-126, 1980
2) Whalen RG, et al：Expression of myosin isoforms during notexin-induced regeneration of rat soleus muscles. Dev Biol 141：24-40, 1990
3) Jarvinen TA, et al：Muscle injuries：biology and treatment. Am J Sports Med 33：745-764, 2005
4) Tatsumi R, et al：HGF/SF is present in normal adult skeletal muscle and is capable of activating satellite cells. Dev Biol 194：114-128, 1998
5) Heron-Milhavet L, et al：Impaired muscle regeneration and myoblast differentiation in mice with a muscle-specific KO of IGF-IR. J Cell Physiol 225：1-6, 2010
6) Ahmad CS, et al：Evaluation and management of hamstring injuries. Am J Sports Med 41：2933-2947, 2013
7) 奥脇 透：手術後の再受傷・再損傷予防の取り組み その メカニズムとリハビリテーションの実際.手術後の再受傷・再損傷メカニズムの解明 肉ばなれ.臨スポーツ医 28：395-401, 2011
8) 仁賀定雄ほか：スポーツ現場における肉ばなれの実態.日臨スポーツ医会誌 17：435-446, 2009
9) Hesselink MK, et al：Structural muscle damage and muscle strength after incremental number of isometric and forced lengthening contractions. J Muscle Res Cell Motil 17：335-341, 1996
10) Kanzaki K, et al：The effects of eccentric contraction on myofibrillar proteins in rat skeletal muscle. Eur J Appl Physiol 110：943-952, 2010
11) McCully KK, et al：Injury to skeletal muscle fibers of mice following lengthening contractions. J Appl Physiol (1985) 59：119-126, 1985
12) Grounds MD：Towards understanding skeletal muscle regeneration. Pathol Res Pract 187：1-22, 1991
13) Petersen J, et al：Evidence based prevention of hamstring injuries in sport. Br J Sports Med 39：319-323, 2005
14) Bleakley C, et al：The use of ice in the treatment of acute soft-tissue injury：a systematic review of randomized controlled trials. Am J Sports Med 32：251-261, 2004
15) Mishra DK, et al：Anti-inflammatory medication after muscle injury. A treatment resulting in short-term improvement but subsequent loss of muscle function. J Bone Joint Surg Am 77：1510-1519, 1995
16) Kojima A, et al：Heat stress facilitates the regeneration of injured skeletal muscle in rats. J Orthop Sci 12：74-82, 2007
17) Malliaropoulos N, et al：The role of stretching in rehabilitation of hamstring injuries：80 athletes follow-up. Med Sci Sports Exerc 36：756-759, 2004
18) Askling C, et al：Hamstring injury occurrence in elite soccer players after preseason strength training with eccentric overload. Scand J Med Sci Sports 13：244-250, 2003
19) Schache A：Eccentric hamstring muscle training can prevent hamstring injuries in soccer players. J Physiother 58：58, 2012

## Ⅱ 理学療法の基礎科学

# 1 組織のヒーリングプロセス
## 4）靱帯

蒲田和芳・福林　徹

### Essence
- 靱帯損傷はスポーツで好発する外傷であり，受傷後のリハビリテーションは組織の治癒過程に沿って進めなければならない．
- 靱帯損傷の治療としては保存療法，一次縫合，再建術などがあり，さらにこれらに影響を及ぼす多数の因子や，組織再生技術や遺伝子治療に代表される新しい治療法が開発されつつある．
- 靱帯組織の修復とともに，正常な関節運動，可動域，筋機能，運動機能の回復の両面の歩調を合わせて治療を進めるべきである．

## 1 組織の一般的なヒーリングプロセス[1]

### 関節外靱帯（例：膝内側側副靱帯）

スポーツ活動で損傷しやすい関節外靱帯として，膝内側側副靱帯（medial collateral ligament：MCL），肘関節の尺側側副靱帯（ulnar collateral ligament：UCL），足関節の前距腓靱帯（anterior talofibular ligament：ATFL）などが挙げられる．その代表としてMCLを例に治癒過程とそれに影響を与える因子について述べる．

#### （1）MCL損傷の疾患概要
MCLは，膝内側の安定性に寄与する重要な靱帯であり，膝の靱帯の中で最も損傷頻度が高い靱帯である．MCLは複数の線維組織で構成され，各線維は異なる機能を有している．その損傷はGrade Ⅰ（微細損傷），Grade Ⅱ（部分断裂），Grade Ⅲ（完全断裂）に分類される（図1）[2]．

重症度別の復帰期間については，重症度分類の定義が論文間で統一されていないため，研究間での比較が難しい．Holdenら[3]はGrade ⅠとⅡの平均で21日（範囲9～32日），Derscheidら[4]によると，受傷から復帰までの練習不参加日はGrade Ⅰで10.6日，Grade Ⅱで19.5日であったと報告した（練習頻度の記載なし）．Reiderら[1]によると，Grade Ⅱ～Ⅲ（Grade Ⅱ 33名，Grade Ⅲ 2名）のMCL損傷者において，フットボール選手19名中16名は2～4週間で，その他のスポーツ選手は15名中10名が4週間以上を復帰までに要した．さらに，この選手ら34名中15名は完全な機能回復を実感するまでに2ヵ月以上を要した[1]．一方，Weberら[5]はレビュー論文において，Grade Ⅲの復帰時期は5～7週と記載した．

#### （2）治癒過程
MCLの治癒過程は通常オーバーラップした4期（① 出血期，② 炎症期，③ 修復期，④ 再構築期）に分けられる（図2）[6,7]．
① 「出血期」は損傷後に退縮した靱帯周囲に血腫を形成する時期である．モップ状の靱帯断端において，受傷時に損傷した毛細血管からの

出血が起こる.
② 「炎症期」は, 組織損傷後の血管増幅や細胞反応によって炎症症状が著明な時期である. 炎症期開始時には, 炎症性の単核球細胞が損傷部位から遊離して壊死組織を貪食し, 血餅が肉芽組織に置換される. その後, 約2週間かけて連続的で未成熟な平行コラーゲン線維が肉芽組織に置換され, 靱帯の中心にランダムに配列した細胞外基質が形成されて炎症期は完了する.
③ 「修復期」は, 血管新生がみられるとともに, 線維芽細胞により細胞外基質が形成される時期である. 通常, 修復期は損傷後5～7日で起こり, 5～6週間後に完了する. この時期には新血管が形成され, 線維芽細胞が細胞外基質を活発に作り, 肉芽組織から平行で未成熟なコラーゲン線維と置換される. 断端終末は目立たなくなり, 外観上は損傷前の靱帯と類似した状態にまで治癒が進む.
④ 「再構築期」は, コラーゲン線維が靱帯の長軸に沿って平行に整列され, コラーゲン基質の成熟化が進んでいく時期である. 再構築期は, 修復期完了から短くて数ヵ月, 長い場合は数年間も続く場合がある. 動物モデルでは, 損傷から2年の時点でコラーゲンフィブリルの直径が正常よりも小さい状態であった.

### (3) 治癒過程に影響を与える因子

MCLの治癒過程に影響を与える因子として, ① 損傷タイプ, ② 内的因子, ③ 関節固定, ④ 増殖因子, ⑤ 遺伝子転換テクノロジー, などがある.
① 損傷タイプとして, MCL単独損傷はMCLとACLや半月板との合併損傷よりも治癒期間は短いと考えられている.
② 内的因子として, ホルモンの影響がある. 例として, ラットの間質細胞刺激ホルモンの置換は, 著明にMCLの修復, コラーゲンとグリコサミノグリカンの合成, 分解速度に影響を与えた[8].
③ 関節固定は, 1980年頃までは損傷した靱帯修復に必要と考えられていた. しかし, 1980年以降, 完全固定によるコラーゲン線維構造の崩壊[9]や, 受傷6週後の間欠的他動運動による靱帯組織の細胞やコラーゲンの長軸方向の配列改善効果を報告した[10].
④ 成長因子は, 細胞の活動を調整し, 細胞増殖, 遊走, 基質合成, 細胞成長因子を分泌し, 複合細胞内シグナル伝達を活性化する機能を有している. 靱帯治癒過程のさまざまな相において, 種々の成長因子の発現とその受容体の存在が確認されてきた.
⑤ 遺伝子導入技術とは, 細胞内に特定の遺伝子DNAを人為的に入れて, 新しい遺伝的な特徴を持つ細胞や, その細胞に基づく個体を作製することである. 成長因子の運搬方法を改善する遺伝子導入技術を用いることにより, タンパク質の表現や制御を調節できる. また,

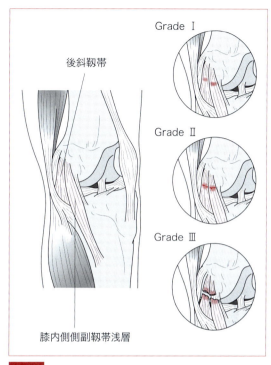

**図1** 膝内側の靱帯と膝内側側副靱帯（MCL）損傷の重症度

膝の前内側からみたMCLと後斜靱帯（POL）. Grade Ⅰは局所の圧痛と不安定性なし, Grade Ⅱは広い圧痛範囲と靱帯の部分断裂, Grade Ⅲは靱帯の完全断裂と著明な不安定性を特徴とする.
（文献2より引用）

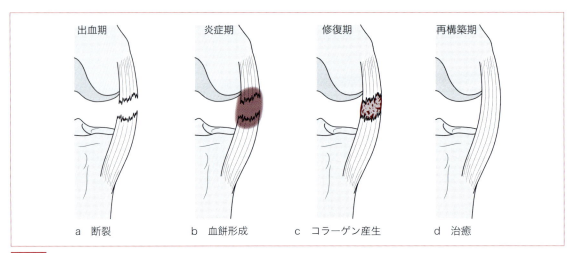

**図2** MCL損傷後の治癒過程
a：受傷直後には出血とともに組織の炎症が起こる．
b：出血した血液が粘性を高め血餅を形成する．
c：血餅部位に線維芽細胞が入り込み，コラーゲンが生成される．
d：コラーゲンの配列が整い，肉眼的に正常な靱帯に見えるようになる．
（文献6より引用）

遺伝子導入技術の効果としてコラーゲン線維の直径が太くなった[11]．

**Point**
MCLの治癒過程に悪影響を及ぼす因子として膝外反・外旋アライメントが挙げられる．膝窩部や外側の組織の柔軟性低下によって，潜在的な膝外反力が存在すると，この治癒過程に悪影響を及ぼし，MCL周囲の疼痛を長引かせる可能性がある．これに対して，膝外側や膝窩部の軟部組織の柔軟性や隣接する組織との滑走性を十分に回復する治療が必要と考えられる．

## 2 関節内靱帯（膝前十字靱帯）

関節内靱帯のうち，スポーツの中でもバスケットボールやサッカーで高頻度に損傷するものとして前十字靱帯（anterior cruciate ligament：ACL）が挙げられる．

### （1）治癒過程

ACLは大腿骨外側顆の後内側から脛骨内側顆間結節の前外側に停止し，前内側線維束と後外側線維束に分類される（図3）[12]．損傷したACLが自然治癒し，膝関節が十分な安定性を獲得することは極めて珍しい．多くの場合，ACL断端は連結せず，退縮が起こる（図4）[13]．連結したとしても保存例もしくは一次縫合後の再断裂率は40〜100％と高い[6]．

### （2）治癒過程に影響を与える因子

自然治癒，修復術，再建術など種々の条件下においてACLの治癒過程に影響を与える因子として，① 生物学的修復環境，② 関節内環境，③ 細胞治療，④ 遺伝子転換，⑤ 成長因子，などがある．

① 生物学的修復環境として微細出血がある．Steadmanら[14]は，筋骨格系の未発達なアスリートにおいて，ACL損傷の治癒を促通するための"healing response technique（HRT）"を提唱した．これは，ACLの大腿骨付着部付近の骨にマイクロフラクチャーによる微小破壊を作ることで，断端が互いに付着するのを助ける血餅の形成を促す方法である．

② 関節内環境として酵素などの物質の存在があ

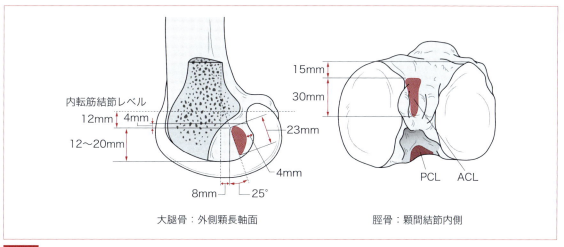

**図3** 膝前十字靭帯の付着部
（文献12より引用）

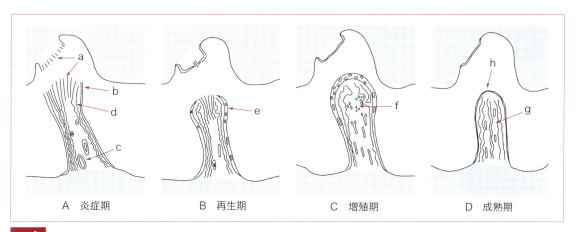

**図4** ヒトのACLの治癒過程
A：炎症期．モップエンド状の断端がみられる．
B：靭帯周囲の再生期．血行が再開し，靭帯周囲組織と滑膜組織が出現．
C：増殖期．断端に血行が完成し，毛細血管の塊がみられる（f）．
D：成熟期．細胞数と毛細血管数が減少し，断端の退縮が起こる．
a：モップ上の残余物，b：epiligament（線維成分を覆う毛細血管に富む組織）の途絶，c：初期の血管過形成，d：損傷部位近くのひだ構造の破壊，e：epiligamentと滑膜組織，f：血管増殖，g：細胞数と毛細血管の減少，h：断端の退縮
（文献13より引用）

る．ACL損傷後，滑液の中でmatrix metallo-proteinase 3（MMP-3），interleukin 6（IL-6），tissue inhibitor of metalloproteinase 1（TIMP-1）の増加が観察された[15]．さらに，ACL損傷後には，損傷後の期間に依存せずMMP-3の濃度は高いままであるのに対し，TIMP-1は減少した[15]．これは損傷したACL修復のための反応と考えられる．

③ 細胞治療とは未分化の間葉細胞を使用したものである．間葉細胞はさまざまな細胞に分化する能力を持つため，骨，軟骨，腱，靭帯，脂肪など異なる組織に変化する．これまでの研究から，間葉細胞自体が細胞素材源として靭帯治癒に関わるだけでなく，成長因子を運

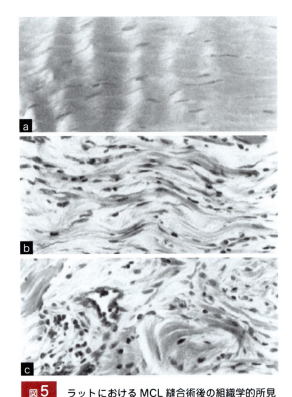

**図5** ラットにおけるMCL縫合術後の組織学的所見
a：正常なMCL，b：術後10日の損傷部位から離れた領域，c：術後10日における損傷部位
（文献19より引用）

**表1** 膝内側部の外傷に対する手術適応

| 術式 | 適応 |
|---|---|
| 急性期の縫合術 | ・関節内靱帯の絞扼<br>・裂離骨折<br>・脛骨高原骨折<br>・アスリートにおける脛骨付着部の裂離<br>・前内方不安定性<br>・外反膝における伸展0°における外反不安定性 |
| 慢性期の縫合術 | ・麻酔下での膝伸展位における外反不安定性がある場合で，ACL損傷を合併している場合 |
| 補強術 | ・MCLの断端が欠損している状態で修復術を実施する場合 |
| 再建術 | ・有痛性の外反不安定性 |
| 遠位大腿骨骨切術 | ・外反変形があり慢性的な外反不安定性がある場合 |

（文献16より引用）

④ 遺伝子転換とは外部からDNAを導入して，細胞本来の遺伝的性質を変える技術である．遺伝子転換によって損傷した靱帯に治療能力を持った物質の遺伝的性質を導入することで，靱帯の治癒過程が加速されることが期待される．

⑤ 成長因子は1990年代後半からさまざまな軟部組織の治療に用いられている．靱帯や腱組織の治癒を促進するさまざまな成長因子が発見されている．その代表的なものとしてplatelet-rich plasma（PRP），すなわち血小板が挙げられる．

# 2 特に留意すべき非特異的なヒーリングプロセス

## 1 MCLの一次縫合術後，再建術後の治癒過程

MCL単独損傷では保存療法が選択されることが多いが，損傷の状態によっては一次縫合が行われる場合がある（表1）[16]．システマティックレビューによると，MCL縫合術は安定性，機能スコア，再断裂率において優れた成績であった[17]．なお，復帰までには20週（4.5ヵ月）以上を要する[18]．

Weissら[19]は，MCLの一次縫合の組織学的な治癒過程をラットモデルで検証した（図5）．正常なMCLでは長細い線維芽細胞が認められ，周期的な波状の模様が認められた（図5a）．術後10日で炎症反応が認められ，濃く染色された領域では比較的細胞が少なく，コラーゲン線維が整然と配列していることが認められた．一方，その周囲の明るく染色された領域には丸い線維芽細胞が多く，コラーゲンは乱雑に配列していた（図5b）．MCL全長にわたって線維芽細胞や炎症性の細胞は増加し，MCL全体が治癒過程にある

ことがわかる(図5c)．術後6週には，MCLの実質部には，まだ線維芽細胞の増殖が認められ，コラーゲン線維配列は乱雑なままであった．また，この時点まで縫合糸の周辺には炎症性の細胞が認められた．術後12週において線維芽細胞の数は減少していたが，コラーゲン線維の配列はまだ乱れたままであった．以上より，縫合糸周辺の炎症性の細胞の残存やコラーゲン線維の配列の回復にはラットにおいて3ヵ月以上必要であることがわかる．ヒトにおいて，この過程はさらに長いものと想像される．

## 2 ACL再建術後

ACL損傷の治療において，現在のゴールドスタンダードはハムストリングス腱や膝蓋腱を移植腱（グラフト）として用いたACL再建術である．再建術の手順は，① 関節鏡を使用，② 移植腱の採取，③ 解剖学的なACL付着部に骨孔を作成，④ グラフトの埋設と固定，である（図6）[20]．同時に半月板縫合術や部分切除術，関節軟骨の修復術が行われることがある．

ACL再建術後の治癒過程は，トンネル内グラフト生着とグラフトリモデリングの2種類に分けられる．また，移植した再建靱帯の組織学的治癒過程は，① 壊死期，② 血管新生期，③ 細胞増殖期，④ コラーゲン再形成期，⑤ 成熟期の過程をたどり本来の靱帯に近似した組織となる[21]．Amielら[22]は，関節内で起こる一連の治癒過程を靱帯化（ligamentization）と命名した．

### （1）壊死期

再建術直後のグラフトには血液供給がないため，グラフトの栄養は関節液からの浸潤に依存する[21]．これにより，受傷後3～4週間においてグラフトの中央部分は壊死することが知られている．壊死がいつから，どの程度の範囲で起こるのか，またそれによってどの程度の力学的強度の低下が起こるのか十分には解明されていない．マクロファージからサイトカインが放出され，その連鎖反応により成長因子が発現されることで次の血管新生期・細胞増殖期へと移行する．

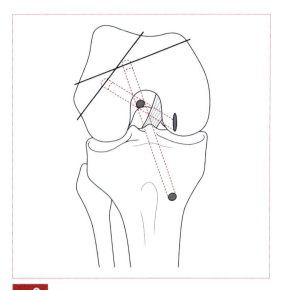

**図6** ACL再建術における解剖学的グラフトの埋設
解剖学的再建術におけるトンネルの位置と，それに直交するクロスピンの方向を示す．
（文献20より引用）

### （2）血管新生期および細胞増殖期

動物モデル・ヒト（骨付き膝蓋腱：BTB）ともに術後3週頃から血管の浸潤が生じ，6～8週で毛細血管網が完成する[21]．この血管の新生は，後方滑膜組織・膝蓋下脂肪体・骨孔の骨内膜血管から生じる．このため，ノッチプラスティなどの手技でこれらの組織を過剰に削ることは避けるべきと考えられる．遺残靱帯を再建術中に残すことにより，術後4週における毛細血管の新生が早まる（図7）[23]．

血管新生とはほぼ同時期に再生血管周囲を中心として間充織幹細胞と線維芽細胞が増殖する．この時期における血管の再生が成長因子の放散を促し，Ⅲ型コラーゲン線維の産生を導く．そのため，血管新生期における酸素欠乏は，成長因子の欠如，細胞増殖の制限，そして再建グラフトの不全を招く可能性がある．

### （3）コラーゲン再形成期から成熟期

いったん増殖した再建グラフト内の線維芽細胞の細胞数は，術後4ヵ月以降から徐々に減少する．術後6ヵ月以降からグラフトに占めるコラーゲン線維の比率が増加し，正常ACLと同様に細胞が

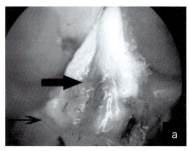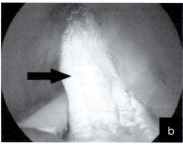

**図7 ACL再建術における遺残靱帯温存と術後4週における血流再開**
a：遺残靱帯温存により術後4週に線維芽細胞と毛細血管が観察される．
b：遺残靱帯切除すると術後4週に毛細血管が認められない．
（文献23より引用）

並列化する．そして術後1年で再建グラフトの靱帯化はほぼ完了し，正常ACLに近似した組織となる[24,25]．しかし，電子顕微鏡により詳細に観察した研究によると，ヒトの再建グラフトにおけるコラーゲン線維径は，術後15ヵ月経過したときでも正常ACLよりも小さいことが示された[26]．したがって，再建されたグラフトは靱帯化のプロセスを経て正常ACLに近似した組織に置き換わるものの，全く同じ組織特性にはならないと考えられる[24]．

## 3 リハビリテーションプログラムとヒーリングプロセス

 **MCL保存療法**

MCL損傷後のリハビリテーションにおいて，安定性を獲得しつつ，可動性や筋機能を十分に回復させることが目的となる．MCL浅層は関節外であるとともに滑膜外靱帯であるため，自然治癒が期待できる[27]．このため，多くのGrade ⅢのMCL損傷に対して保存療法が選択される[18]．

受傷直後の「出血期」および「炎症期」においては，腫脹の軽減を重視しつつ，受傷後数日以内に大腿四頭筋や可動域エクササイズを開始する．松葉杖などを用いながら早期に荷重を開始し，可及的早期に全荷重および跛行のない正常歩行の獲得を目指す．臨床的には腫脹や熱感の軽減により「炎症期」の終了を判断する．

「修復期」に入ったら，治癒過程を促進するため，また可動域の拡大を図るために可及的早期に固定式自転車トレーニングを開始する．MCLの治癒を阻害しないよう，受傷から3～4週間はカッティングなど横方向への活動を制限する．

臨床検査で外反安定性が得られ「再構築期」に入ったことを確認した上で，バランストレーニングや固有受容機能改善トレーニングを開始する．Grade Ⅲでは治癒過程が数年間続くこともあり，受傷から2～3ヵ月の段階では治癒は完成していないことに留意しつつ，症状，安定性，機能，MRIによる構造的な修復状態に基づき復帰時期を決定する．

 **MCL手術療法後のリハビリテーション**

MCL損傷の陳旧例は複合靱帯損傷において，手術療法が適応となる．手術療法としては一次縫合，自家腱を用いた補強術，再建術などの選択肢がある．MCL再建術後のリハビリテーションについて，Steadman Clinicのプロトコルを提示する[2]．

術後2週までは，愛護的に術中所見から得られるsafe zoneでの可動域エクササイズを行う．可能ならば術後早期から0～90°の範囲内での可動域エクササイズと筋力トレーニングをブレース装着下で実施する．その目的は主に関節線維症と組織の癒着の防止であり，過伸展と90°以上の屈曲位は回避する．2週以降は全可動域獲得を目指した可動域エクササイズに移行し，6週までに130°到達を目指す．剪断ストレスを回避するためハムストリングスのトレーニングを4ヵ月間禁止する．6週間以降，徐々にレッグプレスや荷重

位でのトレーニングを開始する．その際，膝屈曲は70°以内とし，膝の内外旋を回避する．

術後7週で全荷重を認め，その後は正常歩行の獲得を目指す．可動域，筋力，歩容の回復が得られていれば16〜20週でジョギング，プライオメトリックス，アジリティを開始する．その後，ファンクショナルテストにおいて十分な筋力の回復が確認されたら医師と患者との間で復帰時期を検討する．復帰基準として，筋力・可動域のほか，片足ホップテストや垂直ジャンプが対側の90％以上であること，ジョギング，全力走行，シャトルラン，8の字走行が正常に行えることなどを条件とする．通常，術後7〜10ヵ月を復帰時期とする．

## 3 ACL再建術後のリハビリテーション

ACL再建術後の一般的なプロトコルは，① 保護期（術直後〜術後4週），② 筋力トレーニング期（術後4週〜3ヵ月），③ 前復帰期（術後3〜6ヵ月），④ 競技復帰（6ヵ月〜），のように分類される．これらの機能回復による分類と，前述の治癒の過程を表す，① 壊死期，② 血管新生期，③ 細胞増殖期，④ コラーゲン再形成期，⑤ 成熟期とを照合しつつ，リハビリテーションの進め方を理解する必要がある．

### （1）保護期（術直後〜術後4週）

保護期の前半は「壊死期以前」であり，グラフト内の細胞の壊死はわずかである．血管新生は術後2週頃から始まり，3週ほどでコラーゲン線維の分解と順応が起こる．この間，グラフトの総合的な構造は維持されるものの，徐々に機械的性質の弱化が起こる[28]．術後2週間は炎症対策が中心となり，状態が良ければ機能回復を図る運動療法が徐々に開始される．しばしば癒着防止にCPMが用いられる．疼痛および炎症対策として，概ね2〜3週間の完全または部分免荷が選択される場合が多い．装具使用の有無が不安定性には影響しないことがわかってきたため，装具を処方しない術者が増えてきた．

この時期の後半は「壊死期」が始まる．可動域エクササイズや筋力強化トレーニングは，炎症とグラフト固定部へのストレスに配慮しつつ愛護的に実施する．グラフト強度は高いレベルではあるが，脛骨前方剪断力増加がグラフトおよびグラフト固定部へのストレスとなることを考慮した運動療法が選択される．原則として，大腿四頭筋とハムストリングスの同時収縮を促す荷重位（CKC）トレーニングが望ましい．

### （2）筋力トレーニング期（術後4週〜3ヵ月）

この時期の前半は「壊死期」であるとともに，「血管新生期」から「細胞増殖期」へと段階的に移行していく時期に相当する．術後4週には可動域や筋機能が回復し，日常生活で不自由のないレベルに回復するが，それと逆行してグラフトの壊死に伴う破断強度の低下が起こっている可能性がある．

この時期の後半は「コラーゲン再形成期」に相当する．引き続きグラフトへのストレスを最小限に抑制しつつ，機能回復を積極的に進める必要がある．CKCトレーニングに加え，非荷重位（OKC）トレーニングを開始し，患側下肢の支持性と筋力を強化する．アスリートは，膝屈曲位の等尺性筋力の健患比は膝伸展筋で70％，膝屈曲筋で80％を目指す．

### （3）前復帰期（術後3〜6ヵ月）

術後3ヵ月頃にはハムストリングスのグラフトとトンネル内の骨との生着がほぼ完成する時期であり，引き続き「コラーゲン再形成期」といえる．一般の人は日常生活に支障をきたさなくなる．徐々にアスレティックリハビリテーションとしてランニング，ジャンプ，ステップなどスポーツ動作を開始していく．

### （4）競技復帰（6ヵ月〜）

組織の肉眼的修復はほぼ完了したこの時期には，顕微鏡レベルの微細構造が正常なACLに類似していく「成熟期」である．通常，アスリートの競技復帰は6ヵ月以降となる．競技スポーツ選手では等速性筋力が向上していることを確認し，練習，試合への復帰を検討する．

## MEMO

ピッツバーグ大学のScott Tashmanらのグループの研究によると，骨付き膝蓋腱（BTB）とハムストリングスのうち，術後6週においてトンネル内でグラフトの動きは予想に反してBTBの方が大きかった[29]．これまでBTBは術後4週程度でトンネル内で骨の癒合が起こるため，早期から積極的なリハビリテーションが行えると考えられてきたが，実はトンネル内の癒合はもっと遅い時期に起こる可能性があることがわかった．

以上の結果を臨床に当てはめると，弱い負荷であっても高回数の繰り返しの運動はトンネル内の生着を妨げる可能性があるため，ハムストリングスと同様にBTBにおいても術後3ヵ月頃まではトンネル内生着を妨げないような等尺性運動や比較的低回数の反復回数のトレーニングの方が望ましいものと推測される．一方で，このトンネル内の運動がグラフト実質部の伸張を防いでいる可能性もある．以上より，骨付き膝蓋腱を用いた場合であっても，術後約3ヵ月程度はグラフトおよびトンネル内生着の両面において保護が必要な期間と捉えるべきと考えられる．

### 文献

1) Reider B, et al：Treatment of isolated medial collateral ligament injuries in athletes with early functional rehabilitation. A five-year follow-up study. Am J Sports Med 22：470-477, 1994
2) Wijdicks CA, et al：Injuries to the medial collateral ligament and associated medial structures of the knee. J Bone Joint Surg Am 92：1266-1280, 2010
3) Holden DL, et al：The nonoperative treatment of grade I and II medial collateral ligament injuries to the knee. Am J Sports Med 11：340-344, 1983
4) Derscheid GL, et al：Medial collateral ligament injuries in football. Nonoperative management of grade I and grade II sprains. Am J Sports Med 9：365-368, 1981
5) Weber AE, et al：Nonsurgical management and postoperative rehabilitation of medial instability of the knee. Sports Med Arthrosc 23：104-109, 2015
6) Kiapour AM, et al：Basic science of anterior cruciate ligament injury and repair. Bone Joint Res 3(2)：20-31, 2014
7) Woo SL, et al：Healing and repair of ligament injuries in the knee. J Am Acad Orthop Surg 8：364-372, 2000
8) Tipton CM, et al：The influence of physical activity on ligaments and tendons. Med Sci Sports 7：165-175, 1975
9) Amiel D, et al：Stress deprivation effect on metabolic turnover of the medial collateral ligament collagen. A comparison between nine- and 12-week immobilization. Clin Orthop Relat Res (172)：265-270, 1983
10) Woo SLY, et al：The response of ligaments to injury. Healing of the Collateral Ligaments, Raven Press, New York：351-364, 1990
11) Nakamura N, et al：A comparison of in vivo gene delivery methods for antisense therapy in ligament healing. Gene Ther 5：1455-1461, 1998
12) Girgis FG, et al：The cruciate ligaments of the knee joint. Anatomical, functional and experimental analysis. Clin Orthop Relat Res (106)：216-231, 1975
13) Murray MM, et al：Histological changes in the human anterior cruciate ligament after rupture. J Bone Joint Surg Am 82：1387-1397, 2000
14) Steadman JR, et al：A minimally invasive technique ("healing response") to treat proximal ACL injuries in skeletally immature athletes. J Knee Surg 19：8-13, 2006
15) Stufkens SA, et al：The diagnosis and treatment of deltoid ligament lesions in supination-external rotation ankle fractures：a review. Strategies Trauma Limb Reconstr 7：73-85, 2012
16) Phisitkul P, et al：MCL injuries of the knee：current concepts review. Iowa Orthop J 26：77-90, 2006
17) DeLong JM, et al：Surgical repair of medial collateral ligament and posteromedial corner injuries of the knee：a systematic review. Arthroscopy 2015 [Epub ahead of print]
18) LaPrade RF, et al：The management of injuries to the medial side of the knee. J Orthop Sports Phys Ther 42：221-233, 2012
19) Weiss JA, et al：Evaluation of a new injury model to study medial collateral ligament healing：primary repair versus nonoperative treatment. J Orthop Res 9：516-528, 1991
20) Pujol N, et al：Transverse femoral fixation in anterior cruciate ligament (ACL) reconstruction with hamstrings grafts：an anatomic study about the relationships between the transcondylar device and the posterolateral structures of the knee. Knee Surg Sports Traumatol Arthrosc 14：724-729, 2006
21) Menetrey J, et al："Biological failure" of the anterior cruciate ligament graft. Knee Surg Sports Traumatol Arthrosc 16：224-231, 2008
22) Amiel D, et al：The phenomenon of "ligamentization"：anterior cruciate ligament reconstruction with autogenous patellar tendon. J Orthop Res 4：162-172, 1986
23) Sun L, et al：Comparison of graft healing in anterior cruciate ligament reconstruction with and without a preserved remnant in rabbits. Knee 20：537-544, 2013
24) Costa-Paz M, et al：Spontaneous healing in complete ACL ruptures：a clinical and MRI study. Clin Orthop Relat Res 470：979-985, 2012
25) Eriksson K, et al：Semitendinosus tendon graft ingrowth in tibial tunnel following ACL reconstruction：a histological study of 2 patients with different types of early graft failure. Acta Orthop Scand 71：275-279, 2000
26) Abe S, et al：Light and electron microscopic study of remodeling and maturation process in autogenous graft for anterior cruciate ligament reconstruction. Arthroscopy 9：394-405, 1993
27) Marchant MH Jr, et al：Management of medial-sided knee injuries, part 1：medial collateral ligament. Am J Sports Med 39：1102-1113, 2011
28) Papageorgiou CD, et al：A multidisciplinary study of the healing of an intraarticular anterior cruciate ligament graft in a goat model. Am J Sports Med 29：620-626, 2001
29) Irvine JN, et al：ACL reconstruction：Is there a difference in graft motion for bone-patellar tendon-bone vs hamstring autograft at 6 weeks post-operatively? Orthop J Sports Med 2(2)：1-2, 2014

II 理学療法の基礎科学

# 1 組織のヒーリングプロセス

## 5) 半月板

木村佳記・前 達雄・中田 研

## Essence

- 半月板は，円周状に走行する線維により荷重負荷を円周方向のhoopストレスに変換して伝達する力学的特徴を持つ．
- 半月板の血行は主に辺縁（外縁）にあり，遊離縁には血行がなく治癒能力が低い．半月板の修復組織の強度は，正常組織に劣る．
- ヒトの半月板損傷後の保存治療では，短期的に膝関節機能は改善しても関節症変化は進行する例がある．半月板縫合術により半月板機能が改善して関節軟骨損傷も予防されるが，再損傷例はあり，中～長期的に関節症変化が進行する例もある．
- 半月板縫合術後のリハビリテーションは，半月板損傷の病態，術式，治癒過程および力学的特性を考慮し，膝関節への過負荷に留意して慎重に進める．

## 1 組織のヒーリングプロセス（一般的な治癒過程）

###  半月板の機能解剖

半月板は，I型コラーゲンを主成分とする膠原線維からなる線維軟骨である．半月板のコラーゲン線維の多くは円周状に走行する線維（circumferential collagen fibers：以下 circumferential fiber）からなり（図1）[1]，大腿骨と脛骨間の荷重負荷を円周方向の「hoop（circumferential）」ストレスに変換する特徴を持つ（図2）[2]．半月板の血行は，関節包に付着する半月滑膜移行部から辺縁（血行野）1/4～1/3には分布しているが，内側2/3の遊離縁（無血行野）には血管網が存在しない（図3）[3,4]．このため，遊離縁の損傷は一般に治癒し難いといわれている[5]．

## 2 半月板の治癒過程（動物実験）

半月板の修復には，初期の滑膜や血管などの外因性の修復反応と，それに続く半月板細胞独自の内因性の修復反応がある[6,7]．外因性の修復反応は，血行野の損傷における反応であり，損傷部には治癒促進のための栄養素と未分化の間葉系幹細胞が供給される[8]．これらは，一般的な創傷治癒機転に類似し，血行や滑膜と深くかかわっている[7]．一方，内因性の修復反応は，半月板自身の再構築（remodeling）である．線維軟骨細胞と滑液の自己修復能力を基盤とするが，その能力は無血行野において低い[8-10]．半月板の治癒を目指すためには，外因性と内因性の修復反応の両者がうまく遂行されることが必要である[7]．

また，半月板の治癒には血管の新生と形成が重要とされる．KingとVallee[11]は，半月板欠損部にangiogenin（血管形成を担う蛋白質）を投与す

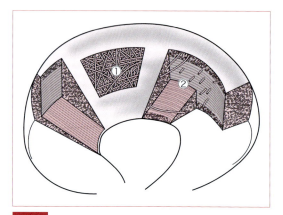

**図1** 半月板のコラーゲン線維構造
① 表層の配向のない線維構造
② 実質部の円周状に走行する線維構造
(文献1より引用)

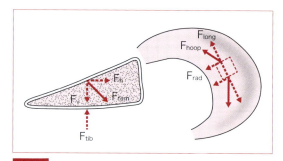

**図2** 半月板の荷重伝達能
半月板に大腿骨側から加わる荷重 $F_{fem}$ は，2方向の分力 $F_h$ と $F_v$ を持つ．$F_h$ は半月板を関節の外側へ押し出す力として作用するが，これに釣り合うために circumferential fiber に沿った内力 $F_{hoop}$（hoop ストレス）が必要である．$F_{hoop}$ は2方向の分力 $F_{long}$（縦方向）と $F_{rad}$（横方向）を持ち，このうち $F_{rad}$ が $F_h$ と釣り合いを保持している．
(文献2より引用)

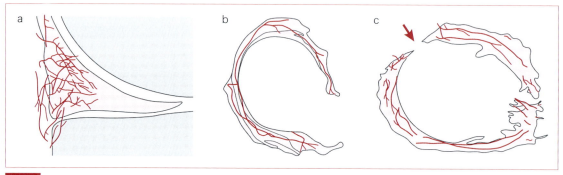

**図3** 半月板血管分布（ヒトの半月板）
半月板の血行供給は，外縁10〜30％に限られている．
a：内側半月板の前額面の断面図
b：内側半月板上面
c：外側半月板上面．矢印部分は膝窩筋腱の通路で，血行がない．
(文献3より引用)

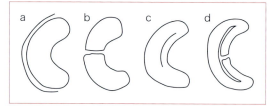

**図4** 半月板の損傷形態と治癒
a：関節包付着部の切離は完全に治癒する．
b：完全横断裂は滑膜由来の結合組織により連結される．
c：周辺滑膜と連結のない断裂は治癒しない．
d：無血行野の縦断裂と横断裂の複合損傷は治癒しない．
(文献12より引用)

ると血管新生が促進されることを示した．また，King[12]はイヌの半月板にさまざまな形態の損傷を作成し，治癒の状態を観察した．その結果，1）血行野の辺縁滑膜と連絡のある断裂（図4a）は，結合組織によって治癒し，2）半月板を分断する横断裂（図4b）は，線維軟骨に類似した滑膜由来の硬い結合組織が間隙を埋めて連結され，3）一方，辺縁滑膜と連絡がない無血行野の損傷（図4c, d）は治癒しなかったことから，半月板治癒における血行，滑膜との連絡の重要性が示された．

### MEMO

間葉系幹細胞とは，間葉組織に由来し，自己再生機能と，分化した子孫を産生する機能を持つ細胞で[10]，軟骨，骨，脂肪への多分化能を特徴とし，生体の恒常性を維持し，組織損傷時の自然修復に寄与する[13]．

### MEMO

一般的な創傷治癒は，止血（hemostasis），炎症（inflammation），増殖（proliferation），再構築（remodeling）もしくは成熟（maturation）などの過程に分類される[14, 15]．

半月板辺縁の血行野での損傷後は，他の血管性組織に類似した治癒反応を示す．すなわち，滲出（exudation），組織化（organization），血管新生（vascularization），増殖（proliferation），再構築（remodeling）という過程を辿る[16]が，無血行野の治癒過程については不明な点が多い．また，半月板損傷の治癒過程を誘発し，これを制御する因子も不明である．以下に半月板の治癒過程について調査した研究を紹介する．

#### (1) Arnoczkyらの研究[17]

Arnoczkyらは，イヌの半月板に加えた横断裂の治癒過程を以下のように報告している．

① **損傷から2週間**：損傷部には炎症細胞に富むフィブリン塊（フィブリンクロット）が形成される．その後，フィブリンクロットを足場として，未分化の間葉系幹細胞の増殖とともに毛細血管や滑膜絨毛が増殖する．
② **損傷後6週まで**：損傷部の両端は，細胞に富む線維血管性瘢痕組織で満たされる．滑膜からの血管が延長し，毛細血管網からの血管と吻合する．
③ **損傷後8週**：滑膜絨毛と線維血管性瘢痕の増殖は減少し，瘢痕組織内には円周状に走行するコラーゲン線維が存在する．
④ **損傷後10週**：線維血管性瘢痕は再構築され，半月板の外形が形成される．

#### (2) Hashimotoらの研究[18]

Hashimotoらは，半月板の治癒過程は，組織学的に以下の3段階に分けられるとしている．

① **炎症期（術後1～2週）**：パンヌス様滑膜組織が辺縁滑膜より延び，血管原性と思われる単核細胞の浸潤が認められる時期．
② **肉芽形成期（術後3週から12週）**：多くの線維芽細胞や膠原線維，血管組織などで欠損部が埋められ，線維性結合組織が形成される時期．
③ **軟骨形成期（術後3ヵ月以降）**：線維性結合組織が軟骨様組織へ変化していく時期．周辺正常組織との間に互いの結合がみられる．

損傷後3ヵ月以内の組織は粘弾性に乏しく，組織を変形させるような負荷に弱いと考えられ，半月板の修復後3ヵ月は強い運動への参加を控えるべきと述べている．

## 3　無血行野の治癒能力

一般には治癒し難いとされる無血行野においても，臨床例や動物実験で自然治癒が生じることが報告されている[19]．Ghadiallyら[20]は，滑膜弁による修復の実験で，無血行野でも治癒する可能性があることを示唆した．しかし，この修復機転が滑膜弁に含まれる血行によるものか，滑膜の細胞によるものか不明であった．Arnoczkyら[21]はフィブリンクロットを治癒促進材料として半月板修復を行い，半月板欠損部と実質部の境界に線維芽細胞が存在することから，修復機序に半月板細胞が直接関与する可能性を示唆した．Jitsuikiら[22]は，滑膜を半月板の損傷部に挿入すると新生膠原線維により充填され，治癒促進材料を用いない場合，損傷部表層は線維芽細胞に類似した細胞で修復傾向を示すものの，深層部には細胞は集積しないことから，内因性の修復能力は低いとしている．以上のことから，半月板の無血行野は内因性の治癒能力を持つが，その反応は乏しいため自然治癒し難く，血行や細胞など何らかの生物学的治癒促進の技術が必要と考えられる．

### MEMO

近年，無血行野での治癒の要因の一つとして，滑液中の間葉系幹細胞（mesenchymal stem cell）による修復の可能性が考えられている．Matsukura ら[23]は，半月板損傷膝の関節液中に含まれる間葉系幹細胞の数は正常膝の関節液よりも有意に多く，また半月板を損傷してから関節液を採取するまでの期間と関節液中に存在する間葉系幹細胞の数は相関することを示した．また Sekiya ら[24]および Morito ら[25]は，関節液中の間葉系幹細胞と滑膜幹細胞の遺伝子発現プロファイルが近似していることを示した．これらのことから，滑膜由来の間葉系幹細胞は，半月板損傷の治癒の自然経過における生理学的役割を担うと考えられている．小田邉ら[13]は，「関節内組織が損傷されると，炎症性サイトカインなどの因子を介して滑膜から間葉系幹細胞が関節液中に動員され，損傷部位に遊走，接着し，自然修復する機序の存在が予測される．しかしながら関節液中に動員される数に限界があるため，元の構造学的および力学的特性を回復するに至らないと考えられる．」と述べている．

### 4) 修復組織の力学的特性

半月板の修復組織の材質特性は，他の結合組織の修復組織と同様，正常組織に劣る．Arnoczky ら[26]は，修復部位の破断強度（tensile strength）は，損傷後 12〜16 週においても正常半月板の強度に達しないと報告している．Roeddecker ら[27]は，半月板辺縁の縦断裂の縫合術後 6 週の破断強度は，正常半月板の 26 ％であったと報告した．また，長期的な組織学的・生体力学的特性は知られていない[28]．

### 5) ヒトにおける半月板損傷後の治癒過程

ヒトにおける半月板損傷後の組織学的な治癒過程は不明である．半月板損傷の保存治療における治癒の評価には関節鏡や X 線が用いられ，以下のように報告されている．

Weiss ら[19]は，関節鏡で確認した損傷半月板を放置し，32 名（平均 24.7 歳）の再関節鏡の結果，縦断裂 26 例中 17 例が完全に治癒し，安定性のある縦断裂は治癒能があるとした．しかし，横断裂 6 例中 5 例は治癒せず 1 例は断裂が増大し

たと報告している．このことからヒトにおいても，半月板の安定性および損傷形態は治癒に影響が大きいと考えられる．

Yim ら[29]は，半月板損傷の保存治療を受けた 52 例（平均 55 歳）を 2 年間フォローアップした．膝関節機能，疼痛，活動度は有意に改善したが，X 線評価では 3 例において関節症変化が Kellgren-Lawrence（KL）分類 grade 1 から grade 2 への進行を認めたと報告した．また，Neogi ら[30]は，内側半月板後角損傷例 33 名（平均 55.8 歳）を理学療法および鎮痛薬による保存療法で平均 35 ヵ月間フォローアップし，膝関節症状と機能は改善したが，X 線評価による KL 分類は中央値 1 から 2 に進行したと報告した．これらの報告から，半月板損傷後の保存治療では，短期的に膝関節機能は改善しても関節症変化は進行する例があると解釈できる．

## 2 特に留意すべき特異的なヒーリングプロセス

### 1) 半月板縫合術後の治癒過程（動物実験）

石川[31]は，イヌの半月板辺縁部に作成した縦断裂に対する縫合術後の治癒過程を観察し，血管系の反応を以下のように報告している．

① **2 週**：辺縁部から断裂部に向かって密な毛細血管網を形成し始める．線維芽細胞の増生がみられ修復は始まっているが，健常組織との境界は明瞭である．

② **4 週**：さらに密な毛細血管網が断裂半月板周囲および断裂修復部内に入り込む．所々で線維成分の増生がみられる．

③ **6 週**：血管は半月板断裂修復部を貫いてさらに内側へ進入する．断裂修復部は健常部との境界が不明瞭になる．

④ **8 週**：断裂修復部周囲の毛細血管網と細胞成分は減少し，増加した線維成分で置換される．

⑤ **12 週**：断裂修復部の不明瞭化が進み，血管分

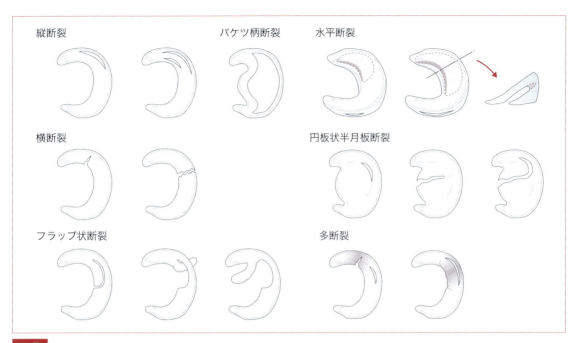

**図5** 半月板の損傷形態
(文献34より引用)

布密度は健常部位と差がなくなる.
⑥ **24週**:血管は断裂修復部を越えて,健常半月板部分と同様に半月板辺縁部より1/3程度まで内側へ達する.健常部位と比べると断裂修復部位の線維成分の配列は不規則であるため,縫合部の強度も十分でないことが予測されるとしている.

その他には半月板縫合術後の治癒過程の詳細を示した報告はほとんどなく,特にヒトの半月板縫合術後の治癒過程については不明である.

 **半月板損傷に対する治療方針**

半月板損傷は,膝関節の運動時痛や,荷重状態での屈伸や回旋動作での疼痛,引っかかり感,ロッキング症状などによりスポーツ活動に支障をきたす.半月板損傷の手術治療は,従来は部分切除術,亜全摘出術,全摘出術が行われてきた.しかし,半月板切除による半月板機能不全は変形性関節症に進行することが指摘され[32],現在では半月板の機能温存が推奨されている.昨今,半月板の再生を促進する治療法が開発されつつあるが,主な機能維持治療は半月板縫合術である.

 **半月板縫合術の適応**

半月板縫合術の適応には,損傷部位,損傷形態,受傷からの時期,合併する損傷などさまざまな因子が影響する[33].損傷部位は,血行野での損傷は良い適応となるが,無血行野での損傷は一般に縫合術の適応外となる.半月板の損傷形態は,縦断裂,バケツ柄断裂,水平断裂,フラップ状断裂,横断裂,多断裂,変性断裂などに分類される(図5)[34].縦断裂やバケツ柄断裂は,circumferential fiberが温存されているため縫合術の良い適応となる[35].水平断裂と横断裂は,無血行野にある損傷で,特に横断裂はcircumferential fiberも分断されているため,縫合術の適応が困難である.多断裂や変性断裂,フラップ状断裂,円板状半月板の実質部の損傷などは,特に縫合術の適応が困難な損傷形態である.受傷からの時期は,受傷から数ヵ月以上経過した陳旧性半月板損

傷で，半月板に変性や欠損がみられる場合は縫合術の適応が困難となる．前十字靱帯損傷に半月板損傷が合併する頻度は高く[36]，前十字靱帯再建術と併せて半月板縫合術が行われる場合は治癒率が高い[37,38]．その理由は未だ明確ではないが，靱帯再建術の骨孔からの骨髄出血には，組織修復に必要な前駆細胞や成長因子が含まれるためと考えられている[39]．

**MEMO**

近年，Nakataら[40,41]は，従来は修復が困難であった水平断裂や横断裂に対し，術式を工夫して生体力学的安定を高め，かつ生物学的治癒の促進技術を併用した修復を試み，中期的には良好な成績が得られている．

## 4 半月板縫合術後の修復組織の力学的強度

半月板縫合術後の修復組織の破断強度に関する研究は少ない．Guisasolaら[42]は，ヒツジの半月板縦断裂モデルに対して縫合術を行い，術後の関節固定の有無にかかわらず，力学的強度は正常半月板の50％以下であったと報告している．Portら[43]は半月板縫合術にフィブリンクロットおよび間葉系幹細胞を併用した手術治療で，術後4ヵ月において正常半月板の40％以下の力学的強度であったと報告している．

## 5 ヒトにおける半月板縫合術後の治癒過程

ヒトにおける半月板縫合術後の組織学的な治癒過程は，保存治療と同様に不明である．半月板縫合術後の治癒率は，再鏡視，X線，MRIなどで評価される．Barberらは，臨床的な治癒の評価として，再手術の必要性や半月板症状の再発がないことをあげている[44]．Eggliら[45]およびBiedert[46]は，MRIによる評価はX線評価や膝関節機能評価の結果に一致せず，縫合半月板に高信号が持続すると述べており，不明な点がある．

### （1）再鏡視による評価

CannonとVittori[37]は，膝前十字靱帯再建術と同時に施行した半月板縫合術68例の成功率は，術後10ヵ月の再鏡視および関節造影による評価で93％であったと報告した．一方，半月板単独損傷の縫合術22例の成功率は，術後7ヵ月の評価で50％であった（対象全体の平均年齢は27歳）．特に単独損傷の縫合例では，半月板外周縁から断裂部までの距離（rim width）が4mm以上，断裂の長さ（tear length）が4mm以上の例では治癒率が低下していた．半月板単独損傷の縫合術は，骨髄出血による血液・間葉系幹細胞の供給がある前十字靱帯再建術に比べて生物学的治癒反応に乏しく治癒率にも影響があると考えられる．

Horibeら[47]は，半月板縫合術後症例35名36膝（平均24歳）に対して，術後平均5ヵ月（2～10ヵ月）に再鏡視を施行し，20膝（56％）は完全に治癒し，10膝（28％）は部分的な損傷があるが安定していた．高い治癒率は，術後の免荷期間を先行研究より長い6週間としたことによると考察している．6膝（16％）は治癒が不完全で不安定であり，新たな損傷が伴って部分切除が必要な例もあったとしている．

### （2）X線による評価

Sommerlath[48]は，半月板単独損傷50例（平均27歳）のうち，縫合術を施行した25例と部分切除術を施行した25例を比較した．平均7年のフォローアップの結果，縫合術の不成功率は24％であり，部分切除の16％には再手術が必要であった．術前は両群ともにX線上の関節症変化はなく，7年後のKL分類は，Grade 1は縫合術例の21％，部分切除例の30％，Grade 2は縫合術例の4％，部分切除例の22％であり，縫合術において関節症の進行が少なかった．Steinら[49]は，42例の半月板縫合術患者（平均31歳）と39例の部分切除患者（平均33歳）を比較した．平均8.8年のX線評価では，関節症変化がなかったのは，縫合術の80.8％，部分切除術の40％で，KL分類Grade 1に進行したものは縫合術の19.2％，部分切除術の60％であった．術前に比較してスポーツ活動水準が向上した例は縫合術

の96.2％，部分切除術の50％であった．Eggliら[45]は54例の半月板単独損傷例の縫合術後平均7.5年における不成功率は27％で，そのうち65％は術後6ヵ月以内に再損傷を生じた．再損傷のなかった40例のX線評価では90％が正常膝で関節症変化を認めなかった．半月板の治癒に有利な因子として，30歳以下，損傷の長さ2.5cm以下，損傷後8週間以内の手術，などがあげられた．一方，rim widthが3mm以上の場合，有意に再損傷が発生していた．

これらの結果から，半月板縫合術によって半月板機能が改善して活動性が向上するとともに，関節軟骨への負荷も軽減されると考えられる．しかし，半月板の治癒には年齢や断裂の部位・長さの影響があり，半月板縫合術後早期に再損傷する例があること，中〜長期的に関節症変化が進行する例があることも理解しておくべきである．

### （3）臨床的評価

BarberとNoyes[44]は，半月板のred-white zoneの損傷に対する半月板縫合術の治癒率についてのsystematic reviewにおいて，767例の半月板縫合（そのうち78％は前十字靭帯再建術と同時に施行）のうち，83％（637例）は臨床的に治癒したと報告した．また，半月板の縦断裂を除いて，各損傷形態による治癒率についてのデータは少ないと述べている．

> **MEMO**
> 半月板は血行を基に3つの領域（zone）に分類される．血行の豊富な辺縁はred zone，血行のない遊離縁はwhite zone，その中間はred-white zoneと呼ばれる．

## 6 半月板縫合術後の再手術率

Paxtonらのsystematic review[50]では半月板単独損傷の縫合術後の再手術率は20.7％と報告されている．また，半月板縫合術の良い適応である血行野の縦断裂の縫合術後でも，長期経過では約30％の症例において再断裂による再手術が必要になるとの報告もある[4,51]．さらに，再鏡視時に治癒と判定されても，その後に断裂が確認され結果的に長期観察で治癒率は低下するとの報告がある[52]．半月板縫合術後の長期経過については報告が少なく明らかではない．

現在，半月板に対する一般的な温存治療は半月板縫合術であるが，各種損傷形態に対する治療も含め，半月板の完全な治癒を目指す治療法としては多くの課題が残されている．一方で，現在開発が進められている生物学的治癒促進や手術手技，縫合機械などの発展によって，半月板縫合術の適応は拡大し，半月板機能を修復し維持する医学はさらに向上することも期待される．

# 3 リハビリテーションプログラムとヒーリングプロセス

## 1 半月板縫合術後のリハビリテーションの留意点

半月板縫合術は，従来に比較して縫合部の生体力学的安定化，生物学的治癒促進技術が進歩して手術適応が拡大している．このため，無血行野の損傷や力学的安定性の再建が困難な横断裂の治療に加えて再生治療も行われつつある．術後のリハビリテーションのプログラムは，損傷形態，縫合法および生物学的治癒促進技術の適用などの術式に応じて個別的に処方される．このため，術後リハビリテーションは，半月板の構造，生体力学的機能，血行および術式の理解をもとに，医師から病態，治療方針，術式と術中所見およびリスクと禁忌を確認したうえで運動療法を行う必要がある．また，半月板縫合術後の再断裂を予防するため，運動療法ではヒーリングプロセスの理解に加えて治療部位に過負荷となる膝関節への過度の圧縮力，剪断力および回旋力を回避する必要がある．さらに競技復帰に向けて，膝関節への過負荷を回避しうる運動能力を獲得することが重要である．

## 2 ヒーリングプロセスに基づいた治療プログラムの立案の留意点

半月板縫合術後は，スポーツ復帰まで最短6ヵ月間のリハビリテーションを実施している．術後2ヵ月を回復期，術後2～4ヵ月をトレーニング前期，術後4～6ヵ月をトレーニング後期として，3期に区分し，その後を復帰期としている．

### (1) 回復期(術直後～術後2ヵ月)

ヒーリングプロセスを考慮すると，半月板の縫合術後8週間以内は，フィブリンクロットの形成，血管および滑膜絨毛の増殖，線維性瘢痕組織の増殖などが盛んに行われる時期で，治療部位のremodeling は進んでおらず力学的強度は低いと考えられる．このため，過度の運動や過荷重は治療部位への過負荷となり，治癒を阻害する可能性があると考えられる．医師からの関節固定，免荷および部分荷重などの指示を遵守する．

### (2) トレーニング前期(術後2～4ヵ月)

術後2～3ヵ月以降は線維性瘢痕組織が増殖し，remodeling が始まる時期で，修復半月板の力学的強度も高まってくると考えられる．臨床的にも半月板縫合術の良い適応である血行野の縦断裂の縫合術後では，スクワット動作が許可され患者の活動性も高まる．横断裂など重症半月板の縫合術後の症例でも全荷重歩行が許可される．しかしながら，諸家の報告からは修復部位の力学的強度は正常に劣る可能性が高いと考えられる．不良な動的姿勢でのトレーニングは膝関節面への負荷を不均一にし，局所への負荷を増大させると考えられることから，良姿勢を指導する必要がある．また，関節負荷の小さい等尺性，静的な運動から，等張性および遠心性，動的な運動へと段階的に進める．

術後3～4ヵ月以降は修復部のremodeling が進んで力学的強度もさらに高まる時期と考えられる．しかし，ジョギングやジャンプなどの衝撃を受ける動作は，片脚での支持が可能な筋力と，適切な筋収縮と下肢関節の屈曲運動によって衝撃を吸収する能力を獲得したうえで開始すべきである．

### (3) トレーニング後期(術後4～6ヵ月)

ランニングやジャンプなどを本格的に行い，アジリティ能力も回復させ，種目特異的スキルの回復を中心としたアスレティックリハビリテーションを実施する．まずはできる限り，良好な動的姿勢で柔軟に衝撃を吸収し，膝関節への過負荷を回避することが原則である．これらを確保した後，競技復帰に必要な速く強い動きを再獲得していくことが再損傷を予防するうえで重要である．

理学療法における関節可動域運動をはじめ，特に筋力トレーニングでは，筋負荷のみならず膝関節への力学的負荷が高まる．このため，ヒーリングプロセスに加え，半月板のバイオメカニクス，トレーニングのバイオメカニクスの理解をもとに運動を処方することが必須である．詳しくは，半月板縫合術後のリハビリテーションの項(184頁)を参照していただきたい．

## 文献

1) Bullough PG, et al：The strength of the menisci of the knee as it relates to their fine structure. J Bone Joint Surg Br 56：564-570, 1970
2) Mow, VC, et al：Knee Meniscus：Basic and Clinical Foundations, Raven Press, New York, 45, 1992
3) Arnoczky SP, et al：Microvasculature of the human meniscus. Am J Sports Med 10：90-95, 1982
4) Arnoczky SP：Anatomy of anterior cruciate ligament. Clin Orthop 172：19-25, 1983
5) Stärke C, et al：Meniscal repair. Arthroscopy 25：1033-1044, 2009
6) Guisasola I, et al：Knee immobilization on meniscal healing after suture：an experimental study in sheep. Clin Orthop Relat Res 395：227-233, 2002
7) 橋本 淳ほか：半月板修復の生物学．関西関節鏡膝研誌 9：34-38, 1998
8) de Albornoz PM, et al：The meniscal healing process. Muscles Ligaments Tendons J 2：10-18, 2002
9) Webber RJ, et al：An organ culture model for assaying wound repair of the fibrocartilaginous knee joint. Am J Sports Med 17：393-400, 1989
10) Dominici M, et al：Minimal criteria for defining multipotent mesenchymal stromal cells. The International Society for Cellular Therapy position statement. Cytotherapy 8：315-317, 2006
11) King T, et al：Neovascularisation of the meniscus with angiogenin. An experimental study in rabbits. J Bone Joint Surg Br 73：587-590, 1991
12) King D：The healing of semilunar cartilages. J Bone Joint Surg Am 18-A：333-337, 1936
13) 小田邉浩二ほか：半月板損傷に対する滑膜幹細胞を用いた再生医療．関節外科 33：70-76, 2014
14) Kerstein MD：The scientific basis of healing. Adv Wound Care 10：30-36, 1997

15) Velnar T, et al：The wound healing process：an overview of the cellular and molecular mechanisms. J Int Med Res 37：1528-1542, 2009
16) O'Brien SJ, et al：Inflammation and healing of meniscal injury. Sports-Induced Inflammation：Clinical and Basic Science Concepts, Leadbetter WB, et al eds, American Academy of Orthopaedic Surgeons, Park Ridge, 225-255, 1990
17) Arnoczky S, et al：The microvasculature of the meniscus and its response to injury：An experimental study in the dog. Am J Sports Med 11：131-141, 1983
18) Hashimoto J, et al：Meniscal repair using fibrin sealant and endothelial cell growth factor. An experimental study in dogs. Am J Sports Med 20：537-541, 1992
19) Weiss CB, et al：Non-operative treatment of meniscal tears. J Bone Joint Surg Am 71：811-822, 1989
20) Ghadially FN, et al：Experimental methods of repairing injured menisci. J Bone Joint Surg Br 68：106-110, 1986
21) Arnoczky SP, et al：Meniscal repair using an exogenous fibrin clot. An experimental study in dogs. J Bone Joint Surg Am 70：1209-1217, 1988
22) Jitsuiki J, et al：Meniscal repair enhanced by an interpositional free synovial autograft：an experimental study in rabbits. Arthroscopy 10：659-666, 1994
23) Matsukura Y, et al：Mesenchymal stem cells in synovial fluid increase after meniscus injury. Clin Orthop Relat Res 472：1357-1364, 2014
24) Sekiya I, et al：Human mesenchymal stem cells in synovial fluid increase in the knee with degenerated cartilage and osteoarthritis. J Orthop Res 30：943-949, 2012
25) Morito T, et al：Synovial fluid-derived mesenchymal stem cells increase after intra-articular ligament injury in humans. Rheumatology (Oxford) 47：1137-1143, 2008
26) Arnoczky SP, et al：The meniscus：Structure, function, repair, and replacement. Orthopaedic Basic Science, Buckwalter JA, et al eds, American Academy of Orthopaedic Surgeons, Rosemont, 531-545, 2000
27) Roeddecker K, et al：Meniscal healing-A biomechanical study. J Surg Res 56：20-27, 1994
28) Kawamura S, et al：Biomechanics and healing response of the meniscus. Oper Tech Sports Med 11：68-76, 2003
29) Yim JH, et al：A comparative study of meniscectomy and nonoperative treatment for degenerative horizontal tears of the medial meniscus. Am J Sports Med 41：1565-1570, 2013
30) Neogi DS, et al：Role of nonoperative treatment in managing degenerative tears of the medial meniscus posterior root. J Orthopaed Traumatol 14：193-199, 2013
31) 石川大樹：半月板縫合術後の修復過程における断裂部の神経・血管の観察．昭医会誌 56：265-272, 1996
32) Fairbank TJ：Knee joint changes after meniscectomy. J Bone Joint Surg Br 30：664-670, 1948
33) 中田　研ほか：半月板修復 (縫合) 術：半月板単独損傷．臨スポーツ医 30 (臨時増刊)：137-142, 2013
34) 中田　研ほか：半月板損傷―縫合術―．臨スポーツ医 29：109-122, 2012
35) 中田　研ほか：半月板縫合術― inside-out 法の適応と手技―．臨スポーツ医 31：1149-1155, 2014
36) 中田　研：ACL 損傷に合併する半月・軟骨損傷と治療．日臨スポーツ医会誌 18：191-197, 2010
37) Cannon WD, et al：The incidence of healing in arthroscopic meniscal repairs in anterior cruciate ligament-reconstructed knees versus stable knees. Am J Sports Med 20：176-181, 1992
38) Tenuta JJ, et al：Arthroscopic evaluation of meniscal repairs：Factors that affect healing. Am J Sports Med 22：797-802, 1994
39) Driscoll MD, et al：Marrow stimulation improves meniscal healing at early endpoints in a rabbit meniscal injury model. Arthroscopy 29：113-121, 2013
40) Nakata K, et al：New technique of arthroscopic meniscus repair in radial tears. Sports Injuries Prevention, Diagnosis, Treatment and Rehabilitation, Doral MN ed, Springer-Verlag, 305-311, 2012
41) 中田　研ほか：半月板修復術の適応拡大と術式の工夫．膝関節鏡下手術 (スキル関節鏡下手術アトラス), 吉矢晋一編, 越智光夫監, 文光堂, 東京, 252-263, 2010
42) Guisasola IG, et al：Knee immobilization on meniscal healing after suture. An experimental study in sheep. Clin Orthop Relat Res 395：227-233, 2002
43) Port J, et al：Meniscal repair supplemented with exogenous fibrin clot and autogenous cultured marrow cells in the goat model. Am J Sports Med 24：547-555, 1996
44) Barber-Westin SD, et al：Clinical Healing Rates of meniscus repairs of tears in the central-third (red-white) zone. Arthroscopy 30：134-146, 2014
45) Eggli S, et al：Long-term results of arthroscopic meniscal repair. An analysis of isolated tears. Am J Sports Med 23：715-720, 1995
46) Biedert RM：Treatment of intrasubstance meniscal lesions：a randomized prospective study of four different methods. Knee Surg Sports Traumatol Arthrosc 8：104-108, 2000
47) Horibe S, et al：Results of isolated meniscal repair evaluated by second-look arthroscopy. Arthroscopy 12：150-155, 1996
48) Sommerlath KG：Results of meniscal repair and partial meniscectomy in stable knees. Int Orthop 15：347-350, 1991
49) Stein T, et al：Long-term outcome after arthroscopic meniscal repair versus arthroscopic partial meniscectomy for traumatic meniscal tears. Am J Sports Med 38：1542-1548, 2010
50) Paxton ES, et al：Meniscal repair versus partial meniscectomy：A systematic review comparing reoperation rates and clinical outcomes. Arthroscopy 27：1275-1288, 2011
51) Nepple JJ, et al：Meniscal repair outcomes at greater than five years：a systematic literature review and meta-analysis. J Bone Joint Surg Am 94：2222-2227, 2012
52) Kurosaka M, et al：Repeat tears of repaired menisci after arthroscopic confirmation of healing. J Bone Joint Surg Br 84：34-37, 2002

## Ⅱ 理学療法の基礎科学

# 1 組織のヒーリングプロセス
## 6) 皮膚・皮下組織

磯 あすか・上田由紀子

### Essence

- 皮膚や皮下組織の損傷はスポーツ傷害だけでなく手術によってももたらされる．理学療法は組織の治癒過程に沿って急性期より行われる．
- 組織の正常な治癒のためには，炎症期を長引かせないこと，瘢痕組織の過剰な増殖を起こさないことが重要であり，早期からの予防的な対応が勧められている．
- 局所の伸張性や皮下とその下層との滑走の低下は，関節可動域や筋収縮にも影響する．そのため正常な治癒過程の場合でも，関節運動および動作に影響がないかを評価することが早期の機能回復につながる．

## 1 組織のヒーリングプロセス：通常の治癒

皮膚は身体の外表面をくまなく覆い，その総面積がおよそ1.6m²，体重比で16％を占める人体最大の臓器である．その機能は恒常性維持のための体温調節，生体防御などのほかに感覚器としての役割もある．

 皮膚・皮下組織の構造

皮膚は表皮，真皮の二層構造をしており，その下層は皮下組織につながり，さらに下層には筋膜を介して筋や腱が存在する（図1）．表皮と真皮は表皮基底膜構造によって強固に固定されている．

表皮の厚さは約0.1mmであり，上皮細胞が数層重なっている．最外層の角質層は毎日1層ずつ剝離し垢となって剝がれ落ちるため，約4週で表皮はすべて再生されることになる．角質層はケラチンを多く含み，物理的・化学的刺激に強く異

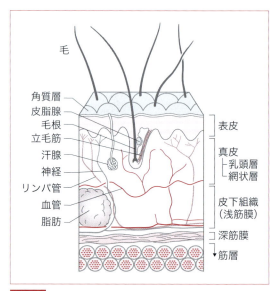

図1 皮膚・皮下組織の構造

物や微生物の侵入を防いでいる．

真皮は厚さが約1.9mmと表皮の15〜40倍で，線維性結合組織で乳頭層と網状層があり，血管，リンパ，汗腺，皮脂腺，感覚受容器，免疫性細胞

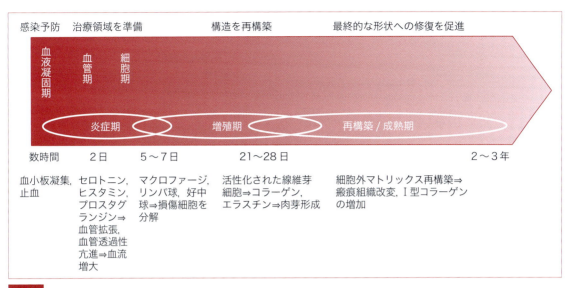

図2 創傷治癒の時系列

が含まれる．

皮下組織は脂肪細胞に富む結合組織で，血管やリンパの通路としても大切な層である．皮下組織の厚さは部位や年齢，栄養状態によって大きく異なっており，保湿機能や物理的外力に対するクッションとしての機能も有している．また，皮下組織は浅筋膜とも呼ばれ，皮膚とその下にある深筋膜とを結び付け，深筋膜は全身の筋と腱膜を覆っている．浅筋膜は収縮時に筋が皮膚の下で滑ることを可能にしており，固有受容器や自由神経終末も多数存在するため筋緊張や運動を調節する感覚器としての役割もあるとされている．

 **皮膚・皮下組織の損傷の治癒過程**

組織が傷害されると，破壊された組織の連続性を再構築するための組織反応が起こる．この反応を創傷治癒と呼ぶ．この過程は一般に，① 血液凝固期，② 炎症期（血管期と細胞期），③ 増殖期，④ 再構築／成熟期の4期に分けられるが，実際にはそれぞれの過程がオーバーラップして進行する（図2）．その進行は創の大きさ，程度，適切な処置の有無などによっても変化する．軟部組織の修復には2通りあり，元の組織に戻っているもの（regeneration）と他の組織に置き換わっているもの（repair）がある．

**（1）血液凝固期**（図3①）

組織損傷直後の血液凝固期は受傷から数時間以内の反応で，毛細血管などからの出血を最小限にとどめるという働きと，外部からの感染を防ぐという役割がある．出血が起こると，活性化された血小板が凝集して止血がなされる．創が血液で満たされることによって，血液中の細胞成分やフィブリノーゲンなどの血漿成分が創部にもたらされて創面は閉鎖される．

**（2）炎症期**（図3②）

炎症期での反応は大きく分けて2つあり，次の増殖期での構造再構築に向けて治療領域を準備しておく時期である．1つは血流増大にかかわる血管期の反応である．セロトニン，ヒスタミン，プロスタグランジンなどが作用することで，血管拡張や血管透過性亢進が起こる．血流の増加は発赤や熱感といった炎症症状を呈する原因となる．またそれらの伝達物質は発痛物質でもある．血流増加により血中のマクロファージや好中球は損傷部位に集積しやすい状況となる．もう1つは血管期に続く細胞期である．マクロファージや好中球，移動性の線維芽細胞が周囲から損傷部位に遊走し，

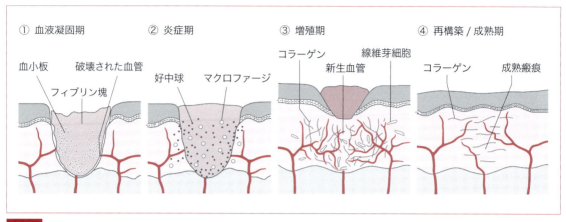

**図3** 皮膚の創傷治癒過程
(文献1より引用)

損傷した細胞などを貪食させる細胞の反応である．損傷部位の血液成分は血管透過性が亢進していることにより血管の組織間へと滲出するので，これにより組織間液の増大，腫脹が起こる．

**(3) 増殖期**(図3③)

受傷後2〜3日が経過すると，炎症期の水面下で細胞の増殖が起こり3〜6週続く．この時期は損傷部位が元の組織に戻るか別の組織に置き換わるかが決定づけられる時期で，予後を左右する．炎症期に放出された各種増殖因子は血管新生を促進し，酸素や栄養素が確保された損傷部位において，周囲に存在する線維芽細胞が活性化され創部に遊走し増殖する．増殖した線維芽細胞は細胞外基質を分泌してⅠ型コラーゲンやプロテオグリカン，フィブロネクチン，エラスチンなどを産生することで肉芽形成を促進する．こうして閉鎖された創の表皮とその下の結合組織を瘢痕組織と呼ぶ．

**(4) 再構築 / 成熟期**(図3④)

受傷後3〜4週より再構築 / 成熟期が始まり，数年続く．増殖期で産生されたコラーゲンは強度の低いⅢ型が多く，さまざまな方向に配列されている．このコラーゲンの塊に張力を加えると，コラーゲンは張力に沿うように配列を変える．瘢痕は当初は赤く盛り上がっていることが多い．経過とともにコラーゲンはⅢ型から安定したⅠ型に置き換わって瘢痕の強度は増し，通常，数ヵ月すると赤み・膨隆は軽減して瘢痕は目立たなくなる．創傷における張力は3週間で正常皮膚の約15％，最終的に80％まで回復するといわれている．

 **表皮再生の過程**

皮膚損傷においては，真皮が残っているか，真皮が残っていないかで表皮再生の過程が異なる．真皮が残っている創(浅い挫創など)では，毛孔，毛根，汗腺などから表皮細胞が表皮欠損に向かって遊走し，同時に周囲の健常な皮膚からも表皮細胞が遊走して，露出した真皮上を遊走してきた表皮細胞が被って創治癒となる．これに対して真皮が失われた創では，創内に毛孔などがないため表皮は周囲の皮膚から遊走する(図4)[2]．

 **創傷治癒と湿潤環境**

創面が乾燥していると前述のように表皮細胞が遊走できず，肉芽組織も壊死してしまう．そのため，皮膚損傷の程度にかかわらず表皮再生のためには創面の乾燥を避け，表皮細胞が移動するのに必要な湿潤環境を維持することが不可欠である．組織の修復・再生の際には細胞成長因子が創面に

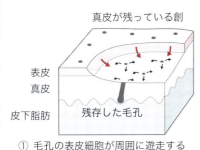
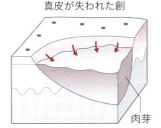
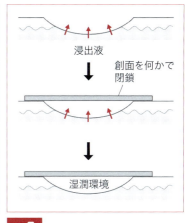

**図4** 皮膚損傷における表皮再生の過程
（文献2より引用）

**図5** 創傷治癒と湿潤環境
創面から細胞成長因子を含む浸出液が分泌されるため，創の表面を密封することで湿潤環境が得られる．
（文献2より引用）

分泌される．この細胞成長因子は，標的とする細胞に対し，低濃度では細胞遊走し高濃度では増殖に作用する．創面を閉鎖しておくことで低濃度から高濃度への移行がスムーズに進み，創は速やかに上皮化することができると考えられている（図5）[2]．

### Point

創の閉鎖・密封のための医療材料を総称して「創傷被覆材（近代的ドレッシング材）」と呼び，多くの種類の被覆材が市販されている．閉鎖療法による外傷治療により，積極的に治癒を促進させる環境を作ることで早期の創治癒が得られる．被覆材は，吸水能（浸出液の量），止血能力（出血の有無），外見（部位），接着力（患部の覆いやすさ）を考慮して選択する．手術創では，皮膚欠損や挫滅がある場合に被覆材の適応となる[2]．

## 5 創傷治癒に必要な要因

創傷治癒に必要な要因は，全身的要因としては栄養状態，ホルモン，薬物が，局所的要因としては部位，血行などがある[1]．

線維芽細胞がコラーゲンを合成するには大量のエネルギーを必要とする．さらに創傷治癒にはさまざまな細胞が関与しており，エネルギーを必要とする．栄養状態の指標となるのは血中蛋白質量であるが，ビタミンC，A，Kなど各種ビタミンあるいは鉄，銅，亜鉛，マグネシウム，カルシウムなどの微量元素も創傷治癒には不可欠である．酸素はコラーゲン合成や血管新生などに重要であり，創傷治癒過程では通常の約3倍の酸素を必要とする．これらの栄養素や酸素が不足すると細胞活動に必要なエネルギーが得られず，創傷治癒は遅延する．低蛋白血症では線維芽細胞の増殖が阻害される．また低蛋白血症によって生じる浮腫も創傷治癒を妨げ，血清総蛋白値が6.0g/dl以下，血清アルブミン値が3.0g/dl以下になると治癒の遅れが懸念される．また長期間のステロイドや免疫抑制薬の使用，抗癌薬，血液凝固薬も創傷治癒に影響を及ぼす．インスリン，成長ホルモン，グルココルチコイド，甲状腺刺激ホルモン，女性ホルモンなどのホルモンは炎症，血管内皮細胞の増殖やコラーゲンの合成，肉芽組織の成熟などに影響を及ぼしている．

局所に関与する因子として，可動性の高い部位や張力のかかる部位では創傷治癒が遅れやすい．また真皮が薄い部位では厚い部位に比べて創傷治癒は遅い．血行障害，感染，異物の存在，創周囲

の浮腫は創傷治癒を遅らせる．喫煙は急性炎症から慢性炎症へ移行する危険因子であり，リンパ管内の自動収縮を阻害するといわれており，創傷治癒遅延のリスクが増すとされている．

## 2 特に留意すべき特異的ヒーリングプロセス

増殖期に形成されたコラーゲンの塊を瘢痕組織と呼び，瘢痕組織が周囲の構造体と異常な接合をしたものを癒着と呼ぶ．瘢痕組織の生成は創傷治癒において不可欠なものであるが，癒着は関節周囲の硬縮や筋機能にも影響を及ぼし，慢性疼痛や筋骨格系の異常なパターンを引き起こす．正常な瘢痕は瘢痕層の一層が周囲の残りの組織と調和して動くが，一方向以上への他動運動に対する抵抗がある場合には伸張性が低下した癒着があると考えられる．

病的な反応として，増殖期から成熟期にうまく移行せず長期にわたって目立つ傷跡が肥厚性瘢痕で，さらに元の創傷を越えてまで細胞活動が持続・拡大して腫瘍のように増大してしまうのがケロイドである．創傷治癒を妨げる因子としては，壊死組織・不活性化組織，感染と炎症の長期化，浸出液の不均衡などがある．これらによってさらに炎症が起こり治癒過程が停滞し，栄養や血流の不足などが重なって慢性創傷や難治性潰瘍につながることもある．

治癒過程は，前述の創傷治癒にかかわる因子が不足したり，刺激が強すぎたりすると浮腫や炎症の長期化を招き，細胞の過剰な活動が起こることで遅延する．瘢痕組織に対する強力なモビライゼーションも新たな炎症反応を生じる可能性があり，創傷への早期の強い刺激は過剰なコラーゲンを新たに生成し，結果的に肥厚性瘢痕や線維症を招くことがある．

反復する損傷，乾燥，過剰な伸張や圧迫刺激，感染，異物の存在は炎症を悪化させる．また2週間以上の固定や不動は循環障害とコラーゲンの架橋結合生成により癒着を引き起こす．紫外線も組織の色素沈着を招くことになる．

## 3 理学療法プログラムとヒーリングプロセス

創傷治癒に対する理学療法は，主に2つの目的で行われる．1つは創傷をできる限り元の組織に近づける（regeneration）よう回復を促進し再構築による運動器障害を予防することである．これは創傷治癒における早期の炎症と腫脹への対応である．もう1つは再構築（repair）によって発生した運動器障害を再び再構築し，正常な組織や器官に近づけて生理的機能を保てるようにすることである．これは治癒における後期の瘢痕や癒着による機能障害に対して，組織の伸張性や組織間の滑りなどの機能を回復させることである．再構築による運動器障害の例としては，骨格筋の硬縮が代表的である．しかし，表層の皮膚・皮下組織の伸張性低下も関節運動や筋収縮の障害につながるといわれている．損傷部周囲の損傷されていない組織も炎症反応によってコラーゲン線維の割合を変化させるため，評価・治療の対象とすべきである．手術創による瘢痕形成が関節運動に影響を与えることはよく知られており，太田ら[3]はアキレス腱断裂術後の例に対し，術後2週よりアキレス腱と皮下組織の滑走性維持を行い，軟部組織間の滑走性を維持できたことで背屈可動域や筋力の改善が順調に行えたと述べている．

## 4 ヒーリングプロセスと注意すべき事項

炎症期は受傷または術後5～7日から約2週間続く．この時期には，機械的な組織への応力による治療は抑え，さらなる出血を避ける．運動や荷重の範囲は疼痛がなく創部を広げない範囲とし，浮腫や筋力低下を予防する．炎症期には強力な発痛物質であるブラジキニンが産生され，組織内でその濃度が上昇すると痛覚過敏の状態を引き起こ

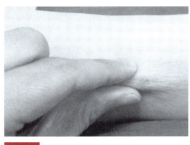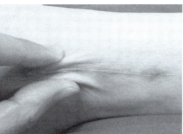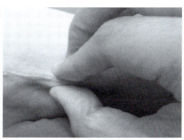

**図6** 術創の伸張性不足

腓骨骨折プレート固定術および抜釘術後9週の例．術創周囲をつまんだ際に，近位部は持ち上がる（左）が遠位部は持ち上がりにくい（中）．施術後，遠位部もつまみ上げられるようになっている（右）．

すため，この時期の適切な RICE 処置は重要である．炎症期には，循環改善，創傷治癒促進目的の微弱電流などの電気刺激やレーザー治療，リンパドレナージと自動運動，および高気圧酸素治療も有効との報告がある．

増殖期は5～7日後から約3週あるいは8週までとされ，組織の機械的安定性は不十分である．この組織が本来の組織とほぼ同一の構造になるためには，創傷治癒のこの期に組織は正常な生理的応力を受けなくてはならない．循環改善，創傷治癒促進のための前述の物理療法のほか，浮腫に対してのリンパドレナージや自動運動，創傷周囲への穏やかな皮膚伸張刺激も必要となる．リリースの際の刺激の強さは，手と皮膚を一体化させるように密着させ，深筋膜上でゆっくりと最終域まで滑らせるように動かす．痛みを起こすことのない範囲で実施する．

再構築/成熟期は約3週から2～3年にも及ぶ場合がある．元の安定性のある組織に戻すためには，治療の際に組織に対する応力を徐々に増大させる．長期の癒着・瘢痕に対してはやや強い刺激を与える．ただし痛みや新たな炎症反応を引き起こさない範囲とする．リリースの例としては，瘢痕部分を指でつまみ上げて垂直方向へ軽く牽引する，引き上げたまま伸張する方向を変える，皮膚を引き上げたまま転がす，などの刺激を繰り返す．慢性的な瘢痕では，治療は数ヵ月に及ぶこともある[4]．

## 5 評価と理学療法の実際

### 1) 浮腫，術創と瘢痕の評価とリリース

腫脹のなかでも組織間隙の液量の貯留が過剰となった状態を浮腫といい，脈管の循環障害により発生する．創傷治癒の炎症期には血流が増加して腫脹が起こりやすくなるが，浮腫をできるだけ長期化させないことが正常な創傷治癒過程につながる．浮腫は，皮膚の静脈が見えるか，皮膚をつまみ上げられるか，5秒以上皮膚を圧迫した後に同部位に圧迫根が残るか，などで判断する．リンパ浮腫や皮膚の線維化が進むと圧迫根が残らない浮腫が現れる．浮腫の改善には，局所の状況に合わせて圧迫や物理療法，リンパドレナージ，安静と自動運動などを併用する．

術創と瘢痕の評価は，発赤，熱感，痛覚過敏，発汗過多，弾性と伸張性（図6），皮膚と下層との滑り（図7）などを確認する．術創の評価の一つとして，筆者は圧迫による評価を行っている（図8）．陽性の場合は患部の表面に直接の刺激を加えず，1～2cm離れた部分までの周囲への施術のみとする（図9）．陰性の場合は術創に皮膚自体の伸張や皮下との滑走のための刺激を徐々に加えていく（図10，11）自動運動と組み合わせるとさらに効果的である（図12）．

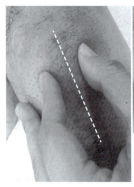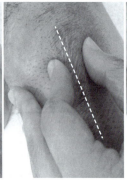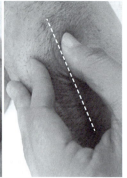

**図7** 術創と周囲の皮膚・皮下組織の滑走を評価

術創が広がらないように両側から引き寄せておき，皮膚と皮下組織を滑らせて動きを評価する．中央の写真では，術創および周囲の皮膚・皮下組織の右側への滑走が不足している．術創に沿った縦方向，横方向，回転，など方向を変えて動きにくい位置と方向を確認する．

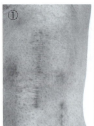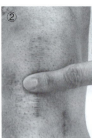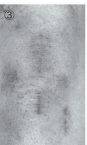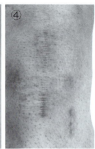

**図8** 術創の血行の評価

① 圧迫前，② 5秒間の圧迫，③ 圧迫除去直後，④ 3秒後．
膝前十字靱帯再々建術（BTB）後，4ヵ月の例．創部を指で5秒間圧迫して離す．蒼白になった下部分の色が元に戻るまでの時間を確認する．3秒以上かけて皮膚の色が元通りになれば正常．3秒未満で赤みが戻る場合には，直接の刺激にはまだ早いと判断する．④では元の色に戻るのに3秒よりも長くかかっているため，正常と判断する．

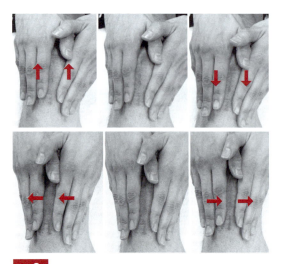

**図9** 術創周囲の皮膚の長軸方向のリリース（上）と横へのリリース（下）

術創に炎症が残っている場合や，術創周囲の皮膚の柔軟性・滑走性が低下している場合に行う．皮膚と皮下組織を手で把持し，強い伸張を加えないよう，痛みのない範囲で最終域まで動かしてリリースされるのを待つ．

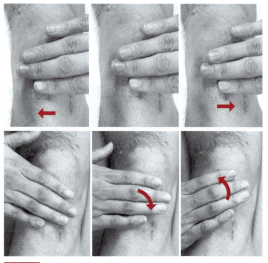

**図10** 術創部の横方向（上），時計回りと反時計回り（下）のリリース

術創の炎症がおさまったら，制限されている方向に対して行う．術創を広げないように，痛みのない範囲でゆっくりと皮膚・皮下組織を滑らせる．手を密着させて皮膚表面で摩擦が起きないように注意する．

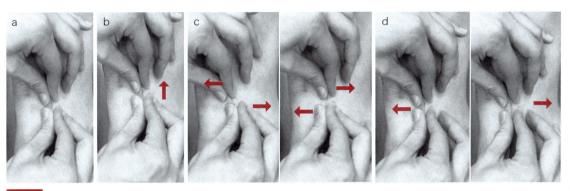

**図11** 術創・周囲の皮膚皮下組織のリリース

術創を周囲の皮膚とともにつまんで鉛直方向に引き上げ, 組織が伸張してくるのを待つ(a), 引き上げた術創を上に動かす(b), S字状にずらす(c), 左右にずらす(d).

**図12** 術創と周囲の皮膚・皮下組織のリリースと自動運動の組み合わせ

術創をつまみ上げ, 足関節の自動運動を行う(写真では内反運動). 滑走しにくい部分があれば, 足関節の動きに合わせてつまんだ部分をわずかに浮かせながら動かして伸張する. 術創を広げないように注意する.

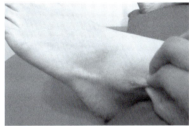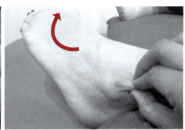

### Point

経験的に, 赤みの消失は6～12週で得られることが多いが, 抜釘など複数回の切開による術創は炎症期間が長引き感覚異常や癒着を起こしやすい. 組織の層により治癒過程の進行は異なるため, 創傷がどの組織まで及んでいるかも考慮する. また体調や活動量によっては皮膚の疼痛や熱感, 感覚障害が強くなる場合があり, 状況に応じて対応することが望ましい.

**表1** 皮膚運動の原則

| | |
|---|---|
| 原則1 | 皺ができると, さらに皺が深くなる運動は抑制される. 伸張された皮膚の部位は, さらなる伸張方向への運動は抑制される |
| 原則2 | 伸張されている部位を弛緩すると伸張方向への運動が大きくなる. また, 弛緩部位が伸張されると弛緩方向への運動が大きくなる |
| 原則3 | 皮膚の運動方向は関節の骨運動と連動し, 骨同士が近づく運動では皮膚は関節から離れる方向へ動き, 骨同士が遠ざかる運動では関節に近づく. また, 回旋運動では同方向に動く |
| 原則4 | 皮膚は浅筋膜層で筋との間に滑走がある. そのため皮膚の緊張線を張力の強い方向へ誘導すると身体内部との中間位が変化し, 運動に影響を及ぼす |
| 原則5 | 身体運動では特定部位の皮膚が伸張あるいは弛緩する. 伸張しにくい部位は特定の運動方向に影響を及ぼすが, その部位が伸張できると身体運動全体が大きくなる |

(文献5より引用)

## 2 皮膚運動の評価

福井ら[5]は, 皮膚の動きと身体運動の関係について述べ, 皮膚の動きが筋活動や関節肢位, 姿勢自体そして身体運動に影響するとしている. 創傷の有無にかかわらず, 皮膚の動きに左右差がみられる場合や皮膚の伸張性低下・皮下の滑走障害により関節運動を阻害していると考えられる場合, 皮膚運動の誘導により身体運動の改善が得られる例は多い(表1)[5]. 術創の治癒遅延のない例でも, 動作時に術創周囲に伸張感がある場合に皮膚を誘導すると, 伸張感は消失し最終域までスムーズに運動が行える(図13).

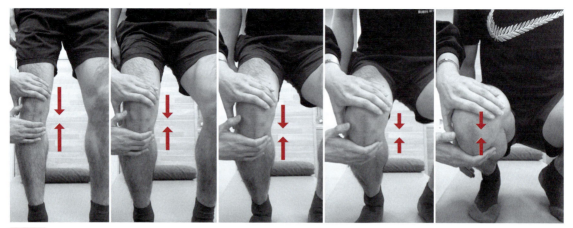

**図13** 皮膚運動を誘導したしゃがみ動作

膝前面の皮膚を寄せて膝の屈曲を行うと，皮膚や術創の自覚的な伸張感は消失した．

## 3 動作の評価

損傷部位の伸張性低下あるいは組織間の滑りの制限が関節の非生理学的運動を引き起こすことがある．そのため局所の評価とともに動作のなかで関連する関節において生理学的運動が起こっているか，筋収縮のタイミングが適切かを評価する必要がある．運動時痛の有無にかかわらず，関節の求心性が保たれているかを動作の中で評価する．皮膚・皮下組織の瘢痕化が関節運動・動作に関係していれば，局所に対するアプローチで動作の改善が得られることが多い．

### MEMO

正常な運動を評価する有効な基準は，関節運動時の瞬間回転中心の軌跡を観察することである．正確な関節運動を観察や触診で評価することは難しいが，理学療法士が患者の関節運動が正確に行われているか異常な運動であるかを見分ける一つの指標になりうる．例えば，肩関節屈曲運動における上腕骨頭の前方滑りや，膝関節伸展運動における下腿外旋の不足．両脚立位から片側下肢へ荷重した際の大腿骨頭の前方滑りおよび内旋などが異常な動き，すなわち求心位でない動きとして触知できる．

適切な運動を獲得するためには，皮膚・皮下組織の動きとともに関節周囲の筋の長さや筋収縮のタイミング，運動連鎖なども評価して問題を探る．アスリートが対象の場合は，競技特性に応じた動作のなかで求心位が保たれているかを評価することも大切である．

## 4 リンパドレナージ

スポーツ傷害や手術後には，患部より遠位部の浮腫，皮下出血による皮膚の変色がしばしばみられる．リンパは皮下組織に過剰に貯留するので，早期に老廃物や代謝産物の回収をしていくことが循環改善には有効である．リンパドレナージは手術後の創の治癒促進，痛みの軽減，可動域拡大などの目的で利用されている．施術手順としては，リラックスした背臥位を取り事前処理として頚部と腹部深部のドレナージより開始する．腹部深部のドレナージが困難な場合は，腹式呼吸を5回程度行うことで代用してもよい．続いて近位部より施術を行い，可能であれば他動運動を併せて行う[6]．

## 5 物理療法

電気刺激療法により，筋収縮，疼痛抑制，組織治癒の促進が起こる．筋収縮による筋ポンプ作用は局所の循環を改善する．創傷治癒促進のための電気刺激は創部に適切な細胞を遊走させて細胞を活性化し，浮腫や抗微生物作用を減少させ，血流や循環を促進させることが目的である．炎症期には白血球やマクロファージが速やかに集積し，炎

症期が終了するとともに速やかに血管新生が起こり，不必要となった組織が運び出されたうえで線維芽細胞などの修復に必要な物質が運搬されることが大切である．白血球やマクロファージなどは生体内でマイナスに帯電しているため，炎症期では陽極を配置することでこれらの細胞を引き寄せることができる．続く増殖期には，プラスに帯電している線維が細胞などを引き寄せるために陰極の関導子を創部に配置する[7]．

微弱電流は神経の脱分極の閾値より低い強度で使用され，神経や筋を興奮させずに急性期の疼痛緩和や組織修復の促進をすることが目的である．アイシングと併用されることもある．

これらのほか，レーザーや超音波などの機器も創傷治癒促進のために利用されている．創傷に対する物理療法は，治癒の時期や設定によっては創傷の状態を悪化させる場合がある．そのため禁忌や注意点を必ず確認し，組織修復のどの段階にあるかを十分に評価したうえで実施する．

## 文献

1) 稲川喜一ほか：創傷の正常の治癒過程．栄養管理でみるみる治る 褥瘡治療のコツ，大村健二編，南江堂，東京，18-27, 2012
2) 夏井 睦：創傷治癒の基礎知識．これからの創傷治療，医学書院，東京，4-7, 20-22, 2003
3) 太田憲一郎ほか：両側同時アキレス腱断裂の1症例―術後早期における運動療法の工夫―．スポーツ傷害 15：4-5, 2010
4) Schleip R, et al：人体の張力ネットワーク 膜・筋膜―最新知見と治療アプローチ，竹井 仁監訳，医歯薬出版，東京，11-17, 149-155, 419-428, 2015
5) 福井 勉：皮膚運動の原則．皮膚運動学，福井 勉編，三輪書店，東京，23-34, 2011
6) Foldi M, Foldi E (Hrsg)：外科学，整形外科学，スポーツ医学における ML/CDT の可能性．リンパ学，第7版，藤村 朗総監修，キペプランニング，東京，633-651, 2013
7) 坂口 顕：創傷に対する電気療法．最新物理療法の臨床適応，庄本康治編，文光堂，東京，174-189, 2012

## Ⅱ 理学療法の基礎科学

# 1 組織のヒーリングプロセス

## 7) 腱・筋腱移行部

江玉睦明・渡邉 聡

### Essence

- 腱（実質部・腱付着部）や筋腱移行部は，スポーツ外傷や障害の好発部位であり，損傷後のリハビリテーションは組織の治癒過程に沿って進めなければならない．
- 腱（実質部・腱付着部）や筋腱移行部は，解剖学的に複雑な構造を呈しているため，その解剖学的特徴を理解してリハビリテーションを進めていくことが重要である．
- 腱（実質部・腱付着部）や筋腱移行部の治療としては保存療法が主体であり，近年では組織の修復を促すさまざまな物理療法や成長因子・サイトカインを用いた治療法などが試みられている．

## 1 組織のヒーリングプロセス（一般的な治癒過程）

### 1 腱組織

スポーツ活動で損傷しやすい腱組織として，アキレス腱（Achilles tendon：AT）や膝蓋腱（pateller tendon：PT）などがあげられる．その代表としてATを例に治癒過程とそれに影響を与える因子について述べる．

#### （1）AT 傷害の疾患概要

ATは人体において最大の腱組織であり，歩行時には体重の約4倍，走動作時には体重の約8倍もの負荷[1]が加わっている．そのため，ATはスポーツ外傷や障害の好発部位となっている．ATの外傷として代表的なものにAT断裂がある．ATの最狭部に最も多く発生し，近年ではAT断裂は腱自体の変性などの退行性変化を基盤に生じると報告されている[2]．

ATのoveruse障害としては，主に解剖学的な

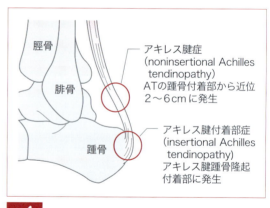

**図1** アキレス腱障害の発生部位

位置関係や疼痛発生部位により分類されており，ATの踵骨付着部から近位2～6cmの実質部に発生するアキレス腱症（noninsertional Achilles tendinopathy：non-IAT）と，アキレス腱踵骨隆起付着部に発生するアキレス腱付着部症（insertional Achilles tendinopathy：IAT）の2つに分類される[3]（図1）．

non-IATに関しては，好発部位であるATの踵骨付着部から近位2～6cmは，血流供給が乏し

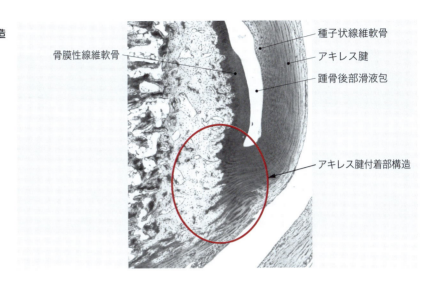

図2 アキレス腱付着部構造

く[4]，ATの横断面積が小さい部位であり[5]，この部位に反復ストレスが加わることが発生メカニズムではないかと考えられている．

IATに関しては，AT付着部に繰り返される牽引ストレスが加わることで発症すると考えられている．AT付着部が線維軟骨で形成された腱付着部構造（enthesis）[6]（図2）を有し，同部位の変性が病態の基盤となっている[7]．

### MEMO

近年では，non-IATの発生メカニズムに関して，踵骨の過回内時にAT内の歪みが不均一であることが要因として重要視され，その原因としてATの捻れ構造が注目されている．ATは例外なく外側方向に捻れており，捻れの程度により軽度，中等度，重度の捻れのタイプに分類されている．特に捻れの重度のタイプでは障害発生のリスクが高まる可能性が示唆されている（図3）[8]．したがって，治癒過程とともに腱組織の解剖学的特徴を理解することが，リハビリテーションを行ううえで非常に重要であると考える．

### （2）治癒過程

腱実質部の治癒過程は，皮膚組織などをはじめとする種々の結合組織の創傷治過程とほぼ同様の過程をとり，①炎症期，②増殖期，③再構築期の3つに大別される[9]．一般的に炎症期は数日，増殖期は数週，再構築期は数ヵ月から数年を要すると考えられ，これらは重なり合いながら次の期に移行していく[10]．（①〜③の内容については，4）靭帯の項（30頁）を参照）

AT付着部は，線維軟骨組織を中心とした4つの階層構造を形成（線維性組織層，非石灰化線維軟骨層，石灰化線維軟骨層，骨層）している[11, 12]（図4）．線維軟骨はタイプⅡコラーゲンなど軟骨組織に類似した細胞外基質で構成され，基本的に血管および神経は存在しないことから，損傷に対する修復能は非常に乏しいと考えられている[13]．AT付着部に強い牽引力が加わり微細な損傷が発生するが，付着部の修復能が乏しいために組織の修復が完遂されない．この微細損傷が繰り返されることにより慢性化し，変性の過程をたどる[14]．

### （3）治癒過程に影響を与える因子

ATの治癒過程に影響を与える因子として，①損傷部位，②機械的負荷，③物理療法，④成長因子とサイトカイン，などがある．

① 腱実質部に比べてAT付着部は損傷に対する修復能が非常に乏しい．

② ストレッチングなどの機械的負荷が腱の修復を促進すること[15]はわかっているが，負荷の強度や頻度については不明である．

③ 体外衝撃波療法，高気圧酸素負荷，低出力レーザーなどの物理療法が報告されている．体外衝撃波療法については，一定の効果があると報告されており，軟部組織の治癒を活性

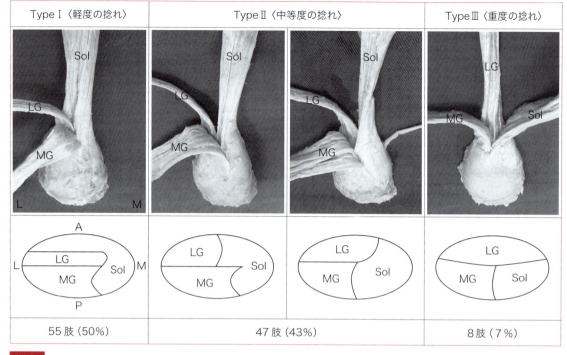

**図3** アキレス腱の捻れ構造の分類

L：外側，M：内側，A：前方，P：後方．下図：アキレス腱の踵骨隆起付着から1cm近位の部分の横断面．MG：腓腹筋内側頭の腱線維束，LG：腓腹筋外側頭の腱線維束，Sol：ヒラメ筋の腱線維束
（文献8より引用）

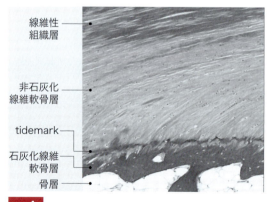

**図4** 腱の骨付着部構造

線維軟骨を介した特殊な4層構造を形成している．
1．線維性組織層：ほぼ平行に配列する膠原線維束とその間に散在する線維芽細胞からなる．
2．非石灰化軟骨層：膠原線維間にみられる細く扁平な線維芽細胞が楕円形の軟骨細胞様になる．
3．石灰化軟骨層：膠原線維間に明らかな石灰沈着が認められる．非石灰化軟骨層との境界線を tidemark（タイドマーク）という．
4．骨層：石灰化軟骨層と骨層の境界は，非常に複雑な構造を呈している．
（文献12より引用）

化させるとされている[16]．

④ TGF-β[17]，IGF-I[18]，bFGF[19]，PDGF-BB[20]などの成長因子やサイトカインがコラーゲンの合成や線維芽細胞の増殖を促すことで腱修復を促進させることが動物実験やヒト細胞を使用した in vitro の実験で報告されている．

 筋腱移行部

スポーツ活動で損傷しやすい筋腱移行部（muscle-tendinous junction：MTJ）の損傷として，肉ばなれが代表例としてあげられる．下肢の肉ばなれのなかでハムストリングスの肉ばなれが最も多く，そのなかでも大腿二頭筋の近位から中間のMTJでの受傷が多い[21]．そこでハムストリングスを例に治癒過程とそれに影響を与える因子について述べる．

### (1) 筋腱移行部損傷の疾患概要

MTJは筋線維が腱に接合する部分であり、腱近くの筋細胞は指状の構造を形成しており、筋細胞膜の部分では透明層と緻密層が入り組んだ構造をしている（図5）[22]。MTJは強固な構造をしているが、強い収縮が加わった際には筋実質部の方がMTJに比べて強度が強くなり、肉ばなれが発症しやすいとされている。

ハムストリングスの肉ばなれの重症度分類と復帰時期については、奥脇[23]は、MRIを用いた重症度分類を報告しており、Ⅰ型（MTJの血管損傷のみ）、Ⅱ型（MTJ損傷、特に腱膜の損傷）、Ⅲ型（腱性部である付着部の完全断裂）に分類した。復帰期間については、Ⅰ型が1〜2週でスポーツが可能となるが、Ⅱ型では復帰に1〜3ヵ月（平均6週間）を要する。さらにⅢ型は復帰に数ヵ月を要し、トップアスリートでは手術療法の適応となると報告した。また、Malliaropoulosら[24]は、背臥位、股関節屈曲90°、膝関節90°位から自動膝伸展をした際の膝関節伸展制限角度から重症度を4段階に分類するactive knee extension testの結果と復帰までのリハビリテーション期間との関係を分析した。その結果、グレードⅠ（膝伸展制限10°未満）では6.9±2.0日、グレードⅡ（膝伸展制限10〜19°）では11.7±2.4日、グレードⅢ（膝伸展制限20〜29°）では25.4±6.2日、グレードⅣ（膝伸展制限30°以上）では55.0±13.5日であったと報告した。このように重症度分類の定義が論文間で統一されていないため、研究間での比較が難しい。

### (2) 治癒過程

MTJの治癒過程についても、皮膚組織などをはじめとする種々の結合組織の創傷治癒過程省略とほぼ同様の過程をとる（(4) 靱帯の項（30頁）を参照）。

### (3) 治癒過程に影響を与える因子

MTJの治癒過程に影響を与える因子の研究に関しては、十分には行われていないのが現状である。今後の研究が期待される。

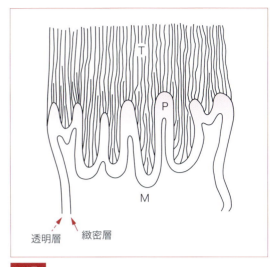

**図5** 筋腱移行部の構造

腱近くの筋細胞は指状の構造を形成している。
T（tendon collagn fibrils）：腱コラーゲン線維、P（muscle cell processes）：筋細胞の突起、M（muscle cell）：筋細胞
（文献22より引用）

## 2 特に留意すべき特異的なヒーリングプロセス

### 1 AT縫合術後の治癒過程

Leungら[25]は、動物実験でATの縫合術をbone-to-bone reattachment（BB）、bone-to-tendon reattachment（BT）、bone-to-tendon reattachment（TT）の3種類で行い、治癒過程の違いを生体力学的所見と組織学的所見とで比較検討した。その結果、TTが最も治癒過程が早く、24週で生体力学的、組織学的に正常ATに近づいたと報告している。

### 2 overuse障害からの腱修復過程

overuse障害の腱の修復過程は一般的な治癒過程と同様であり、① 炎症期、② 増殖期、③ 再構築期の3つに大別される[26,27]。重要であるコラーゲン組織の合成を中心に述べる。

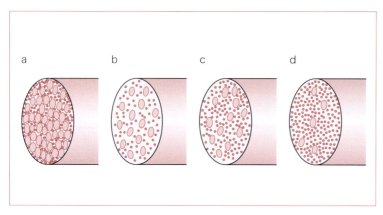

**図6 腱の修復過程**
一次線維束の断端を示す．太い線維がⅠ型コラーゲン線維で，細い線維がⅢ型コラーゲン線維である．
a：正常では密集したⅠ型コラーゲン線維の間にⅢ型コラーゲン線維が存在する．
b：1週間後，Ⅰ型コラーゲン線維のみ消失し，コラーゲン線維密度は60％となる．
c：3週間後，Ⅲ型コラーゲン線維が増加し，線維密度は正常の約2倍になる．
d：6週間後，Ⅲ型コラーゲン線維がさらに増加し，90％以上となる．線維密度は正常の約4倍となる．
（文献27より引用）

① 炎症期：腱障害から初めの3日程度であり，最初に作られる細胞外基質はⅢ型（小径）コラーゲンが多い．
② 増殖期：腱障害から4日～6週間までであり，Ⅲ型コラーゲン合成が最大となる．いったん減少したコラーゲン密度は2週間ほどでほぼ障害前と同程度に回復し，3週では2倍に，6週では4倍になる．ただその強度は6週の時点でも正常の75％程度である（図6）．
③ 再構築期：6週から10週までは，Ⅰ型（大径）コラーゲン線維の合成が高まり，さらに10週を過ぎると線維組織が腱組織へと再構築されていく．

##  理学療法プログラムとヒーリングプロセス

治療方法は，ギプス固定による保存療法と皮膚切開法を伴う縫合手術，皮膚切開せずに経皮的に縫合する手術縫合がある．保存療法と縫合手術を比較したシステマティックレビュー[28]では，再断裂，合併症，機能評価，仕事やスポーツ復帰に関して検討している．そのなかでは，全項目において両群間に大きな差はなかったとし，初期治療がどちらであれ，その後のリハビリテーションが重要であると結論づけている．経皮的縫合術に関しては，手術的に難しいことや，腓腹神経損傷の報告例が多発したことから，現在はあまり行われていない．

### 1) AT断裂の保存療法

近年報告されている保存療法[29, 30]を例として提示する．

損傷直後の「炎症期」では，walker brace（ヒールパッド3つ）装着で両松葉杖での部分荷重歩行を開始する．非損傷側にはheel lift靴を装着し，弾性ストッキングを装着する（14週まで）．ATの保護のため，装具を外した状況での荷重や足関節の運動は禁忌とする．腫脹の軽減のため，足趾の運動は開始する．

「修復期」に入ると2週以降はパッドを1つ外し必要に応じて松葉杖での全荷重歩行開始となる．4週以降はパッドを1つとして全荷重歩行となる．6～8週以降はパッドなしでの全荷重歩行となる．

「再構築期」では，8週以降は，足関節運動，両脚踵挙げ，エアロバイク，バランスエクササイズなどをゆっくりとしたスピードで開始する．10～14週にかけては徐々に片脚動作を導入していき，16週からはジョギング開始，18週以降ではランニング開始となる．症状，安定性，機能，MRIによる機能的な修復状態を確認して，20週以降では非接触型のスポーツへの復帰，24週以降ではコンタクトスポーツへの復帰を目指す．

###  AT縫合術後のリハビリテーション

現在さまざまな術式が報告されており，術式に

より術後のプロトコルに多少違いがあるが，近年報告された術後プロトコル[29]を提示する．

損傷直後の「炎症期」では，walker brace（ヒールパッド3つ）装着で両松葉杖での部分荷重歩行を開始する．非損傷側にはheel lift靴を装着し，弾性ストッキングを装着する（10週まで）．縫合部の保護のため，装具を外した状況での荷重や足関節の運動は禁忌とする．腫脹の軽減のために等尺性足関節底屈運動や足趾の運動を開始する．

「修復期」に入ると2週以降はパッドを1つ外して全荷重歩行開始となる．両脚踵挙げ，スクワット，エアロバイク，バランスエクササイズなどを開始していく．4週以降はパッドを1つ，6週以降ではパッドオフでの全荷重歩行が開始となる．

「再構築期」では，8週以降は，片脚での動作を増やしていき，10週以降ではジョギング開始，14週以降ではランニング開始となる．症状，安定性，機能，MRIによる機能的な修復状態を確認して，16週以降では非接触型のスポーツへの復帰，20週以降ではコンタクトスポーツへの復帰を目指す．

術後のリハビリテーションにおいて，最も注意することは再断裂である．内山[31]は，AT縫合術後の再断裂患者の再断裂の特徴と経過を検討している．その結果，6週以下の早期断裂は縫合手術に起因していると考えられるため，その予防として確実な固定による早期荷重，早期ROMが重要である．6～8週の不意な動作による不用意な接地など，予期せぬ外力により再断裂しているので患者教育が重要である．9週以降の再断裂は治癒の遅延が原因といえるため，回復過程を把握するために，両脚踵挙げ，片脚踵挙げ，徒手筋力検査（MMT）を利用した機能評価を行い，患者に応じたリハビリテーション処方が重要であると報告している．さらに，腫脹の継続や痛みを訴える症例に対しては，MRIにより病態を把握し，復帰時期を検討することが必要であるとしている．

##  ATのoveruse障害のリハビリテーション

ATのovereuse障害のリハビリテーションとしては，安静と運動制限を主体とした保存療法が第一選択とされてきた[32]．近年では，さまざまな保存療法が報告されており，レビュー論文を含めて治療効果を検証した研究が多数報告されている．無作為化比較試験を対象にメタ分析を行った報告[33]では，主に7つの治療方法を分析している．どのようなメカニズムで症状が改善されるのかは未解明であるが，効果が示されている治療法として，遠心性収縮運動と体外衝撃波療法が挙げられた．低出力レーザーと微弱電流に関しては，遠心性収縮との併用により効果が期待できることが示された．一般的にnon-IATに比べるとIATの方が保存療法の効果が劣るとされている[3]．また，ナイトスプリント，ヒールブレース，運動制限に関しては，効果はあまり期待できないことが示された．そのほかに，ニトログリセリンパッドや硬化療法，多血小板血漿療法，ヒアルロン酸製剤の局所注入療法などさまざまな治療法が試みられているが，症状が改善するメカニズムや有効性は十分には証明されていない．

保存的治療は3～6ヵ月間継続し，効果が乏しい場合には手術療法を考慮しなければならない．手術療法としては，変性組織や骨棘の除去やデブリードマンがある．手術療法は概ね良好な治療成績が報告されているが，スポーツ復帰には長期を要することが多い．

> **Point**
> 近年，ATの硬度の回復がnon-IATの治療に必要であると報告されている[34]．したがって，overuse障害後の修復過程を考えると，硬度に関係するⅠ型（大径）コラーゲンの合成が，増殖期から再構築期にかけて不十分であることが問題であると考える．増殖期から再構築期にⅠ型（大径）コラーゲンの合成を促す適切な刺激の種類，強度，頻度の確立が必要であると考える．

## 4 ハムストリングスのMTJ損傷（肉ばなれ）後のリハビリテーション

重症度に応じて，ストレッチング痛やMRI所見を確認しながらリハビリテーションが行われる．ハムストリングスの肉ばなれは再発率が高く[35]，その要因としては，不完全に治癒したまま同部位を再受傷する場合や，損傷した動作の改善が図れておらず，治癒した後も同様のストレスが加わり再受傷する場合が考えられる．したがって，重症度と治癒過程を十分に把握してリハビリテーションを行い，スポーツ復帰に向けては受傷機転動作の改善を図ることが重要となる．

受傷直後の「炎症期」では，重症度に関係なくRICE処置を徹底する．ハムストリングスの肉ばなれの場合には，患側の挙上には注意が必要であり，股関節伸展位および膝関節屈曲位の安静肢位をとるようにする．また，患部の安静を保つために必要に応じて松葉杖を使用して，過度な負荷がかからないように注意する．患部外トレーニングを行う際も痛みを誘発する場合があるため注意する．

「修復期」に入ってからは，リハビリテーションを積極的に開始する．損傷部位の積極的なリハビリテーションの目安は，ストレッチングが可能となってからである．痛みを感じずに伸張感が得られるようになってから開始する．その後は，温熱療法を併用しながら筋力強化を図っていく．筋力トレーニングは等尺性収縮から開始し，低負荷等速性や等張性収縮，高負荷等速性や遠心性収縮の順に負荷量を上げていく．遠心性収縮のトレーニングは特に重要となる．ジョギング，ランニングも痛みに注意しながら並行して開始していく．

「再構築期」に入ってからは，スポーツ復帰に向けて受傷機転動作の改善を十分に図ることが重要となる．また，俊敏性や持久的なトレーニングも積極的に開始していく．スポーツ復帰の条件は，ストレッチング痛，圧痛，抵抗運動痛がないことが最低条件である．

## 文献

1) Giddings VL, et al：Calcaneal loading during walking and running. Med Sci Sports Exerc 32：627–634, 2000
2) Kannus P, et al：Histopathological changes preceding spontaneous rupture of a tendon. A controlled study of 891 patients. J Bone Joint Surg Am 73：1507–1525, 1991
3) Irwin TA：Current concepts review：insertional achilles tendinopathy. Foot Ankle Int 31：933–939, 2010
4) Carr AJ, et al：The blood supply of the calcaneal tendon. J Bone Joint Surg Br 71：100–101, 1989
5) Magnusson SP, et al：Region-specific differences in Achilles tendon cross-sectional area in runners and non-runners. Eur J Appl Physiol 90：549–553, 2003
6) Shaw HM, et al：Development of the human Achilles tendon enthesis organ. J Anat 213：718–724, 2008
7) Rufai A, et al：Structure and histopathology of the insertional region of the human Achilles tendon. J Orthop Res 13：585–593, 1995
8) Edama M, et al：The twisted structure of the human Achilles tendon. Scand J Med Sci Sports 25：e497–503, 2015
9) Woo SL, et al：Tissue engineering of ligament and tendon healing. Clin Orthop Relat Res S312–323, 1999
10) Chamberlain CS, et al：The spatio-temporal dynamics of ligament healing. Wound Repair Regen 17：206–215, 2009
11) Newsham-West R, et al：Long-term morphology of a healing bone-tendon interface：a histological observation in the sheep model. J Anat 210：318–327, 2007
12) 篠原靖司：足部・足関節の捻挫と周辺傷害―スポーツ復帰までの道―足部・足関節捻挫で傷害される靱帯の機能解剖 足関節外側靱帯の解剖と機能．関節外科 33：10–14, 2014
13) Benjamin M, et al：The enthesis organ concept and its relevance to the spondyloarthropathies. Adv Exp Med Biol 649：57–70, 2009
14) Maffulli N, et al：Overuse tendon conditions：time to change a confusing terminology. Arthroscopy 14：840–843, 1998
15) Skutek M, et al：Cyclic mechanical stretching modulates secretion pattern of growth factors in human tendon fibroblasts. Eur J Appl Physiol 86：48–52, 2001
16) Rompe JD, et al：Eccentric loading, shock-wave treatment, or a wait-and-see policy for tendinopathy of the main body of tendo Achillis：a randomized controlled trial. Am J Sports Med 35：374–383, 2007
17) Barsby T, et al：Transforming growth factor beta3 promotes tendon differentiation of equine embryo-derived stem cells. Tissue Eng Part A 19：2156–2165, 2013
18) Hansen M, et al：Local administration of insulin-like growth factor-I (IGF-I) stimulates tendon collagen synthesis in humans. Scand J Med Sci Sports 23：614–619, 2013
19) Durgam SS, et al：Responses of equine tendon- and

bone marrow-derived cells to monolayer expansion with fibroblast growth factor-2 and sequential culture with pulverized tendon and insulin-like growth factor-I. Am J Veterinary Res 73：162-170, 2012
20) Thomopoulos S, et al：bFGF and PDGF-BB for tendon repair：controlled release and biologic activity by tendon fibroblasts in vitro. Annal Biomed Eng 38：225-234, 2010
21) Koulouris G, et al：Magnetic resonance imaging parameters for assessing risk of recurrent hamstring injuries in elite athletes. Am J Sports Med 35：1500-1506, 2007
22) Kannus R, et al：The effects of training, immobilization and remobilization on musculoskeletal tissue. Scand J Med Sci Sports 2：100-118, 1992
23) 奥脇　透：手術後の再受傷・再損傷メカニズムの解明　肉離れ．臨スポーツ医 28：395-401, 2011
24) Malliaropoulos N, et al：Reinjury after acute posterior thigh muscle injuries in elite track and field athletes. Am J Sports Med 39：304-310, 2011
25) Leung KS, et al：A Comparative study on the biomechanical and histological properties of bone-to-bone, bone-to-tendon, and tendon-to-tendon healing：An Achilles tendon-calcaneus model in goats. Am J Sports Med 43：1413-1421, 2015
26) 小林尚史：繰り返し引っ張り刺激に対する靱帯及び靱帯付着部の損傷とその修復に関する実験的研究．金沢大学十全医学会雑誌 106：236-248, 1997
27) 片山一雄：繰り返し引っ張り刺激に対する靱帯損傷とその修復について．金沢大十全医会誌 106：494-504, 1997
28) Holm C, et al：Achilles tendon rupture—treatment and complications：a systematic review. Scand J Med Sci Sports 25：e1-10, 2015
29) Olsson N, et al：Stable surgical repair with accelerated rehabilitation versus nonsurgical treatment for acute Achilles tendon ruptures：a randomized controlled study. Am J Sports Med 41：2867-2876, 2013
30) Willits K, et al：Operative versus nonoperative treatment of acute Achilles tendon ruptures：a multicenter randomized trial using accelerated functional rehabilitation. J Bone Joint Surg Am 92：2767-2775, 2010
31) 内山英司：手術後の再受傷・再損傷メカニズムの解明　アキレス腱手術後再断裂．臨スポーツ医 28：403-409, 2011
32) Alfredson H, et al：A treatment algorithm for managing Achilles tendinopathy：new treatment options. Br J Sports Med 41：211-216, 2007
33) Sussmilch-Leitch SP, et al：Physical therapies for Achilles tendinopathy：systematic review and meta-analysis. J Foot Ankle Res 5：15, 2012
34) Arya S, et al：Tendinopathy alters mechanical and material properties of the Achilles tendon. J Appl Physiol (Bethesda, Md：1985) 108：670-675, 2010
35) Woods C, et al：The Football Association Medical Research Programme：an audit of injuries in professional football—analysis of hamstring injuries. Br J Sports Med 38：36-41, 2004

## Ⅱ 理学療法の基礎科学

# 2 RICEの科学

加賀谷善教

### Essence

- 安静（rest）は，損傷した組織にかかる負荷を軽減し治癒過程が促進されるが，過度の安静固定は関節拘縮や筋萎縮などを招くため注意が必要である．
- 冷却（ice）は，損傷を免れた組織の代謝を低下させ，神経伝導速度は減少し，疼痛閾値が上昇することで痛みの軽減に効果がある．
- 圧迫（compression）は，血流の停滞を軽減させ腫脹を抑制するだけでなく，止血効果も期待できるが，圧迫強度や時間に関するエビデンスは乏しい．
- 挙上（elevation）は，損傷部位を心臓より高くすることで血管内圧を低下させ，出血の抑制を助けるとともに腫脹を軽減すると考えられているが，そのエビデンスはきわめて乏しい．

## 1 急性期治療におけるRICEの意義

スポーツ現場で発生した急性外傷への対応として，rest（安静），ice（冷却），compression（圧迫），elevation（挙上）の頭文字を取ったRICE処置が知られている．また，stabilization（固定）を加えてRICES，protection（保護）を加えてPRICEと表現される場合もある．RICEは，特にスポーツ外傷に対する軟部組織の初期治療に用いられており，一般的に損傷部位の出血および痛み，腫脹を軽減させると考えられている[1]．

炎症のメカニズムに関しては，急性外傷により一次損傷が生じると毛細血管の損傷による出血が起こり，損傷した組織は壊死に陥り血腫を作る．同時に，侵害刺激はヒスタミンやブラジキニンなどの発痛物質を遊離させ，これらは炎症反応を誘発し，末梢のポリモーダル受容器の感受性を増大させて末梢神経感作を引き起こす．炎症は生体を守る必須の応答で，損傷組織の温度が上昇すると細胞の組織代謝が亢進し酸素需要量が増加する．末梢神経感作は一次性痛覚増強の原因となるが，中枢の侵害受容ニューロンの感受性増大など感覚伝達が促進されると二次性痛覚増強が生じる．刺激を受けた局所は微小循環系に一過性の血管収縮が生じ，数分以内に拡張と充血，次いで血管の透過性亢進が起こる．そのため，血漿成分の血管外遊出により二次損傷を引き起こし，損傷部の組織間腔に漏出した滲出液により腫脹を形成する．これらの二次的反応は約24〜48時間で終わるが，炎症局所は一般に低酸素環境になると考えられており，細胞が生存するためには低酸素環境に適応することが求められる[2]．

組織の壊死を最小限に抑え，痛みを軽減し，速やかに修復過程に導くためには急性期のRICE処置が効果的で，特に，受傷後72時間以内の対応が重要となる．安静により組織を保護し新陳代謝を最小限に抑え，冷却により組織温度が低下することで血管拡張や血管透過性の亢進が軽減され腫

脹が抑制される[3]．また，神経伝導速度が低下し疼痛閾値が上昇することで痛みが軽減する．圧迫は腫脹を抑制し止血効果も期待でき，挙上も損傷部位を心臓より高くすることで血管内圧を低下させ，静脈還流を促進させることで腫脹を軽減することができる．これら4種の手法は単独で用いるのではなく，組み合わせて治療することで効果が得られることを強調しておきたい．

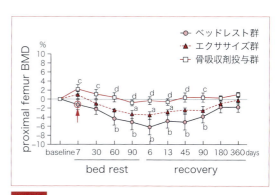

**図1** ベッドレストによる大腿骨近位の骨量変化

ベッドレスト群は，1週間ですでに1％程度の骨量減少が認められている．
BMD（bone mineral density）：骨塩密度
a：$p<0.05$ vs. baseline，b：$p<0.01$ vs. baseline，c：$p<0.05$ vs. ベッドレスト群，d：$p<0.01$ vs. ベッドレスト群．
（文献6より引用）

## 2 rest（安静）の科学

外傷によって生じる組織損傷は骨・靱帯・筋・腱・皮膚など多岐にわたるが，いずれの組織もその治癒過程において安静固定は重要な役割を果たしている．安静は損傷した組織にかかる負荷を軽減し，治癒が促進される．また，酸素消費量が減少し新陳代謝を最小限に抑えることができる．痛みの鎮静化にも効果的といわれているが，安静や非荷重などの不動化によって末梢からの入力が極端に減少し，痛覚過敏の発症や持続が報告されている[4]．過度な安静固定は痛覚過敏を引き起こすだけでなく，関節拘縮や筋萎縮，骨や靱帯の弱化を招くため注意が必要となる．

### 1 骨癒合に対する安静固定の効果

骨量は骨吸収と骨形成のバランスにより維持されるが，安静固定が長期にわたると骨吸収が亢進し骨量は減少する．宇宙環境を模したベッドレスト研究では，骨量減少は月に2％と報告されており，1週間経過時にすでに1％程度の減少が認められていた（図1）[5]．骨癒合に関しては，骨折部の固定性が不良であると遷延癒合や偽関節になりやすい．一方，骨幹部骨折で強固に固定をしすぎても外仮骨ができる間接的癒合が生じず，骨が直接的に癒合する直接的癒合だけで修復が進む．仮骨量と骨強度の関係は，外骨膜部において正の相関を示し，骨皮質より内側の仮骨量はほとんど強度に関係しないことが報告されている[6]．

荷重の程度に関しては，脛骨骨幹部骨折の創外固定治療例を軸圧負荷群と無負荷群に分けた研究で，1日30分，0.5～2.0mmの軸圧負荷をかけた群は有意に骨癒合期間が短いことが示された[7]．荷重の時期に関しては，創外固定直後から軸圧負荷をかけた群が，4～6週の期間のみ加えた群より骨癒合が遅延することが報告されている[8]．安静固定による骨量減少の影響を考えると，可能な限り早期から運動をさせたいところである．しかし，少なくとも骨折後早期は強固な固定が求められ，骨折部に仮骨形成が出現してから軸圧負荷をかけることで，骨癒合を促進させるべきと考えられる[9]．

### 2 筋修復に対する安静の効果

一般に筋細胞の形態は蛋白質の合成と分解の動的平衡によって決定され，合成が亢進すると筋肥大，分解が亢進すると筋萎縮が生じる．運動制限や不活動に起因した場合は，速筋化を伴った筋線維の萎縮と筋線維数の減少が起こる．外傷直後に受傷肢を安静にすることで，断裂した筋断端の退縮を予防し，血腫や結合組織の瘢痕の大きさを減少させることはできるが[10]，一方で，関節固定によって筋萎縮が生じることはいうまでもない．

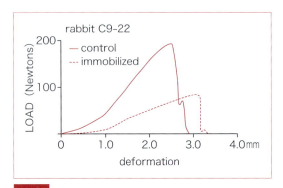

**図2** ウサギの外側側副靱帯(LCL)の荷重歪み曲線

靱帯組織の剛性は負荷が低いと小さいが,負荷が増すと増大する.破断張力は,9週間の関節固定によって低下する.
(文献15より引用)

運動制限の期間が長くなると関節拘縮が進行し,その責任病巣は筋や関節包が中心になるとされている[11].ラットのヒラメ筋を用いた実験では,筋節長は固定後1週間で短縮し,筋内膜のコラーゲン線維の配列は4週間で変化が認められており[12],1週間を超える安静固定は関節拘縮のリスクが増していくことに留意したい.

## 3 靱帯修復に対する安静の効果

靱帯損傷により血行は途絶し,修復に関与する細胞の酸素消費が亢進することで局所環境は低酸素となる.低酸素状態では,靱帯修復過程で生じる線維芽細胞の増殖活性が抑制されるため[13],安静により新陳代謝を最小限に抑えることは重要となる.また,靱帯損傷後の安静固定は,断裂した靱帯断端を近づけることで修復を早め,血腫や結合組織の瘢痕化を低下させる効果を期待できる.一方,動物実験において,8週間の関節固定で靱帯の破断張力は39%低下し[14],9週間の固定では靱帯強度の減少だけでなくコラーゲン代謝(合成と分解)の比率変化に伴う構造変化が認められた(図2)[15].靱帯の治癒過程にとって安静固定が重要であることは間違いないが,固定が長期間に及ぶと逆に靱帯の強度を減少させるため注意が必要である.

## 4 急性腰痛に対する安静の効果

急性腰痛の治療においては,安静が第一選択と考えられている.しかし,安静臥床は骨密度の低下や筋萎縮,関節拘縮といった問題だけでなく,血栓塞栓症などの合併症を引き起こすリスクが高まる.近年では,randomized study(RCT)やcontrolled clinical study(RCT)の結果から,急性腰痛に対する安静臥床は運動療法の実施に比べて,痛みや機能面に対する効果が少ないことが示されている[16].また,安静臥床期間は3日と7日で痛みの改善に差がないことが報告されている.近年は,痛みに応じた活動性の維持が勧められており,4日以上の安静臥床はできるだけ避ける方がよいと考えられる[17].

> **Point**
> スポーツ理学療法においては,局所の安静を維持しつつ可能な身体活動を引き出すことが大切である.しかし,骨や筋,靱帯などの軟部組織は長期間の安静固定で弱化することが知られており,適度な負荷は組織修復を早めることが期待できる.また,1週間以上の固定は関節拘縮のリスクを高めるため,損傷組織に応じたリスク管理の下,適切な運動療法を実施することが望ましい.

# 3 ice(冷却)の科学

急性期治療における冷却の目的は,損傷を免れた周辺組織の代謝を低下させ,血管損傷や修復過程に起因する低酸素状態による周辺組織の二次的損傷を防ぐことであり,痛みや腫脹の軽減,炎症の鎮静,筋スパズムの軽減などに効果がある.冷却の生理学的作用には,身体組織温度の低下,代謝の低下,血管収縮とその後の拡張,感覚受容器の閾値上昇,刺激伝達遅延による中枢への感覚インパルス減少,筋紡錘活動の低下などが挙げられ

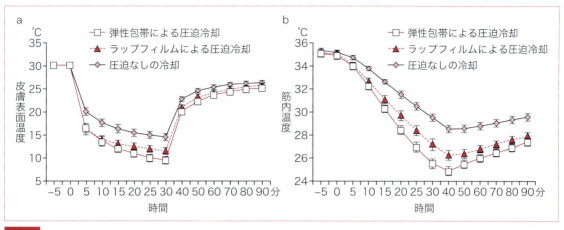

**図3** スポーツ障害に対するアイシングの留意点

アイスパックは30分で取り除いている．筋内温度(b)は皮膚表面温度(a)に比べて温度低下率は低く，冷却終了後も下降を続け，リウォーミングも遅いことがわかる．
(文献20より引用)

る．スポーツ復帰に関するsystematic reviewでは，急性外傷後に冷却を実施すると早期に復帰が可能であることが示されており[18]，スポーツ現場でも一般的に用いられている技法の一つである．

### 1 組織温度の低下とリウォーミング

身体組織を冷却すると皮膚表面温度は低下し，冷却を止めると次第に適用以前の温度に戻るリウォーミングが生じることが知られており，Knight[19]らは一般に30分のアイスパック適用後では2時間以上を要すると報告した．冷却温度は深達部位によっても異なる．皮膚表面温度は20分で約50％の温度低下が生じるが筋温は10％程度しか下がらず，筋温は冷却中止後も低下を続け，リウォーミングは皮膚温度に比べて戻りが遅い()[20]．また，Oosterveldら[21]は健常人の膝関節を30分間冷却したところ，表面温度は16.4℃，関節内温度は9.4℃低下し，3時間を経過しても初期温度よりそれぞれ2.7℃および4.4℃低いことを示した．ある一定温度より低下すると身体への悪影響も考えられる．Meeusenら[22]は，7℃の冷水に20分間下肢を浸すと皮膚温は約4℃低下し，20分を超えると神経麻痺を引き起こす可能性が高まることを報告した．

10℃以下の冷刺激はポリモーダル受容器を興奮させ，炎症メディエーターやその類似物質を放出する神経性炎症を引き起こす．一般的に皮膚温が10℃以下に冷却されると一時的な血管拡張が生じ，不規則な皮膚温変化を示す乱調反応(hunting reaction)が起こる場合もあるが，10～15℃という皮膚温は反応性の血管拡張が生じないと報告されている[23]．

### 2 代謝の低下

急性期治療における冷却の最も重要な目的は，代謝を低下させることで周辺組織の酸素需要が減少することである．細胞組織の損傷なしに代謝レベルを低下させる至適冷却温度は10～15℃であり，持続冷却よりは間欠的方法が勧められている[24]．Schaserら[25]は，ラットの左長趾伸筋を実験的に損傷させると，毛細血管密度の減少や微小血管透過性の増大がみられることを報告した．下腿を10℃で20分間冷却すると，これら微小血管の異常は正常に戻ることを示し，局所冷却は組織の二次的損傷を防ぎ，微小血管損傷の伝播を減少させると結論づけた．一般に体温が1℃低下すると，生体の酸素消費量は約6～9％下がるとされており，ラットを用いた冷却実験では，温度

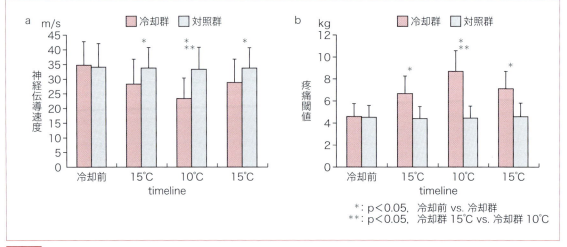

**図4** 冷却が神経伝導速度と疼痛閾値に及ぼす影響

a：神経伝導速度，b：疼痛閾値．足関節の皮膚温を10℃まで冷却し，冷却前，冷却後15℃の時点，冷却後10℃の時点，リウォーミング15℃の時点（右側の15℃）で脛骨神経の神経伝導速度（NCV）と疼痛閾値（PTH）を計測した．10℃では，NCVは有意に減少し（33％），PTHは上昇した（89％）．
（文献28より引用）

が10℃低下すると脳血流量や脳酸素代謝量はほぼ半減することが示されている[26]．

### 3　神経伝導速度の減少と痛みの抑制

冷却による神経学的影響に関しては，組織温度の低下に伴い運動神経，感覚神経ともに伝導速度は遅くなり，刺激に対する閾値が上昇することが示されている．Halarら[27]は，25名の被験者を対象に20分間の冷却を実施し，脛骨神経および腓腹神経の伝導速度を計測した．その結果，皮膚表面温度を低下させると運動神経および感覚神経の伝導速度は直線的に減少することを報告した．Algaflyら[28]は，23名の被験者にクラッシュアイス（crushed ice）を用いて足関節の皮膚表面温度を15℃および10℃まで冷却した．その結果，脛骨神経の神経伝導速度は有意に減少し，疼痛閾値は上昇することを示した（）．神経伝導速度の減少や痛みの抑制に必要な皮膚温度に関しては，12.5℃以下で神経伝導速度が10％減少し[29]，局所の鎮痛のためには13.6℃以下といわれている[30]．痛みに関する臨床効果については，人工骨頭置換術後4日目まで冷却群がコントロール群に比して有意に痛みは少なく，メピバカイン塩酸塩の投与量も少ないことが報告されている[31]．温熱にも痛みの軽減効果はあるが，発痛物質とされるヒスタミンやブラジキニンの産生に関しては逆に増加するため，炎症期に対しては冷却が適応となる．

### 4　腫脹の抑制

身体組織が損傷すると，血管が拡張し血流が増加する．また，血管透過性が亢進するため血漿成分が滲出して腫脹が生じる．冷却によって組織温度が低下すると，血管拡張や血管透過性の亢進が低下するため腫脹が軽減すると考えられる[3]．Schaserら[32]は，8℃で損傷部位を冷却すると常温と比べて血管透過性の亢進が抑制されるとともに，炎症過程で生じる血管内皮細胞への白血球の接着や組織への顆粒球の滲出も抑制されることを報告した．腫脹に対する効果に関しては否定的な報告もある．

Matsenら[33]は，ウサギの脛骨を実験的に骨折させ冷却による腫脹への影響を観察したところ，冷却肢は非冷却肢に比べて有意に径が増大した．

これは，冷却で生じた虚血によってリンパ管の透過性が増したことが原因と考えられた．しかし，多くの臨床研究では急性外傷に対する冷却によって腫脹が軽減することが報告されており，これは圧迫や挙上の影響が大きいと思われる[22,34]．われわれ[34]も足関節外側靱帯損傷に対し，冷却と圧迫を同時に加えることのできるコールドパッドを15分間行い，有意に腫脹が軽減することを報告した（図5）．

 **筋機能や柔軟性に対する影響**

筋組織が冷却されると粘性が増加するため，筋機能に影響を与える．Clarkeら[35]は，2，10，14，18，26，34，42℃の各水温で握力を測定したところ，18℃までは握力の低下が生じず14℃以下で筋力低下が生じると報告した．Wassingerら[36]は，大学野球選手の肩にアイスパックを当て20分間冷却したところ，関節固有感覚の低下と投球精度の低下が認められることを報告した．短時間の冷却では筋温が低下しないため，皮膚からの求心性刺激が神経－筋活動を促通して筋力を増強させるとの報告はあるが[37]，筋力の変化は筋温の変化で左右されるため，一定時間以上の冷却は筋温を低下させ筋力を減じさせると考えられる．野球のイニング間やハーフタイムなど急性期治療以外で冷却を用いる場合は，短時間にとどめる必要がある．

一方，冷却により運動神経の伝導速度は減少し，筋紡錘活動が抑制されることで筋緊張の低下が生じる．Parkら[38]は，肩関節後方タイトネスを有する被験者の棘下筋と三角筋後部線維を冷却すると，対照群と比べて内旋および水平内転の可動域が有意に増大することを報告した．Brodowiczら[39]は，冷却がハムストリングスの柔軟性に及ぼす影響を調査し，20分間の冷却を伴うストレッチングは，温熱療法を伴うストレッチングやストレッチングのみに比べて有意に柔軟性が高まることを報告した．冷却によって柔軟性が改善したという報告が散見され，一定の効果が期待できる．

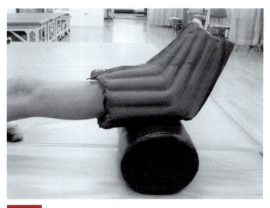

**図5　圧迫と冷却が腫脹の軽減に及ぼす影響**

足関節外側靱帯損傷患者（受傷後平均3.9日）に対し，冷却と圧迫を同時に加えることができるコールドパッド$CP^2$を15分間実施した．その結果，内外果レベルと中足部レベルの周径は$CP^2$除去直後だけでなく，翌日以降においても減少しており，冷却と圧迫により腫脹が軽減することが示唆された．
（文献34より引用）

**Point ▶**

近年，SNSの普及により多くの真偽不明な情報が飛び交っている．The Sportsmedicine Book (1978)の著者でもあるMirkinの発信をもとに，冷却と安静は治癒を助けるどころか遅らせるという話題がクローズアップされている．どのような治療方法であっても，必ず良い面もあれば悪い面もある．数十年にわたる研究で培ってきたポジティブ要因を，一部のネガティブな結果だけで否定する理由は全くない．要はリスクを理解しつつ，RICEの良い点を臨床的にどう活かすかが重要である．

## 4 compression（圧迫）の科学

医療機関においては，弾性ストッキングや間欠的空気圧迫法（intermittent pneumatic compression：IPC）などが，浮腫の治療や手術後の深部静脈血栓症（deep vein thromboiss：DVT）予防などに利用されている．スポーツ現場では，足関節捻

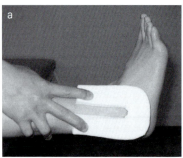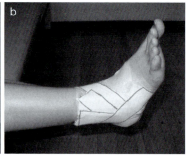

**図6** U字パッドを用いた圧迫固定のテーピング

a：U字パッド，b：U字パッドを固定するテーピング．足関節捻挫の急性期に対し，U字パッド（a）を用いた圧迫固定テーピングを用いる場合は，パッドにかかる圧が均等になるよう配慮する．最終的には，bにスターアップやホースシューを加えて固定力を高める．

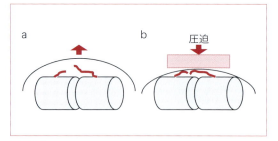

**図7** 圧迫による靱帯断裂端への影響

a：圧迫なし，b：圧迫あり．靱帯損傷によって組織間腔に漏出した滲出液は，断裂した靱帯の端々を遠ざける可能性がある．圧迫によって靱帯の断裂端を近づけ，修復を早める効果が期待できると筆者は考えている．

挫などの急性外傷に対しU字パッドを用いた圧迫固定が古くから行われている（図6）．また，圧迫は腫脹を抑制するだけでなく止血効果も期待でき，圧迫止血は応急処置における止血法としても知られている．

 **腫脹抑制に対する効果**

刺激を受けた局所は一過性の血管収縮が生じ，数分以内に拡張と充血，血管の透過性亢進が起こり，損傷部の組織間腔に漏出した滲出液により腫脹を形成する．圧迫は血管拡張や血流の停滞を軽減させ，組織間腔に漏出した滲出液を拡散させる効果があると考えられる．また，周術期においては静脈が拡張し，内皮が損傷すると血液凝固因子活性化の原因となり，DVT発生の引き金になるといわれている．Sigelら[40]は，足部から下腿，大腿部にかけて圧が減少する段階的な圧迫が大腿静脈血流速度を138.4％に増大させることができると報告しており，一般的に医療で使われる弾性ストッキングは段階的圧迫法をとっている．IPCはDVTの発生頻度を24％から7.7％に減少させるとされており[41]，足底静脈のみを圧迫する方法（foot pump）よりも腓腹部から大腿までを圧迫する方がより効果的であると報告されている[42]．

足関節捻挫の急性期に対するIPCの効果に関して，Airaksinenら[43]は，60 mmHgで30秒間の膨張と収縮を繰り返すIPCと弾性包帯の併用が弾性包帯だけの使用に比べて，腫脹や痛みの軽減に有効であることを示した．一方，Bekeromら[44]のsystematic reviewによると，足関節捻挫の治療に対する圧迫の活用には限界があり，圧迫の程度や期間，肢位といった最適な方法については情報がないのが現状である．エビデンスには乏しいものの，臨床的には足関節捻挫後の圧迫は有効という印象がある．筆者が，足関節捻挫の急性期治療に行っているU字パッドを用いた圧迫固定は，キャスト固定に比べて損傷部の腫脹だけでなく足部全体の浮腫も少ない．靱帯損傷に対する圧迫の効果は，腫脹を軽減することで断裂端を近づけ，修復を早める効果が期待できるのではないかと考えられる（図7）．今後は，これらの効果の検証が必要と思われる．

 **止血に対する効果**

外出血に対しては，基本的手技として圧迫止血法が知られているが，捻挫や肉離れなどでみられる皮膚損傷のない内出血も止血機序は同じである．

血管損傷により血液が血管外に流出すると，血小板の凝集と血小板血栓が形成され一次止血が起こる．損傷部位では血液と組織トロンボプラスチンの接触によって外因系血液凝固因子が活性化され，血小板血栓を形成する．

血小板凝集によって形成された血小板血栓は，一時的に血管損傷部を塞いだものの不安定なため，凝固系が活性化され血小板のリン脂質は血液凝固を促進する．内因系血液凝固は比較的緩徐に進行し，全血凝固時間の基準値は8～12分である．血小板血栓は最終的にフィブリン網が形成されることで補強され，強固な二次血栓により二次止血が起こる．

止血機序に対する圧迫の寄与は，損傷部の血流を制限することで血小板凝集による止血機序を促進させることにある．圧迫に必要とされる力は，毛細血管，静脈，動脈の順に高くなり，損傷部が大きいほど止血時間は長くなる．また，腫脹の抑制を目的に圧迫を用いる場合と止血を目的にする場合では，臨床的には考慮が必要となる（図8）．

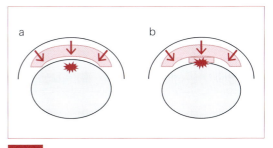

**図8** 腫脹の抑制と止血を目的とした圧迫のイメージ
a：腫脹の抑制．損傷部を中心に，腫脹のリスクのある範囲を均等に圧迫する．
b：止血．辺縁部に圧が偏らないよう，出血部直上に面積が小さなガーゼを当てる．

 **圧迫によるリスク**

圧迫は腫脹の軽減や止血効果が期待できるとはいえ，その強度や時間に関するエビデンスはないのが現状である．しかし，臨床的には発赤や皮膚の変色，痛みや痺れなどの感覚異常に注意し，急性期治療に応用している．圧迫が身体に及ぼす影響を調べた研究によると，血圧計の駆血帯で200～250mmHgまで加圧すると，加圧側上肢は求心路が遮断されるため，加圧部以遠に痛みや異常感覚，運動機能の消失を招く[45]．また，Lundborgら[46]は，手根管部の加圧では，60mmHgの圧迫強度でも，感覚神経伝導が20～30分後に消失することを報告した．

褥瘡研究でも知られているように，感覚異常が存在するなかで圧迫が長時間にわたると皮膚損傷のリスクは高くなり，皮膚の直下に骨がある部位に好発する．エビデンスに乏しいとはいえ，圧迫による皮膚や神経への影響は否定できず，臨床的にはこれらに対して留意しながら活用する必要がある．さらに，圧迫の程度により冷却効果に違いが出る．Tomchukら[20]は，圧迫の有無による冷却効果を観察し，皮膚表面温度は弾性包帯で圧迫を加えると15分で9.49℃になり，圧迫しない場合の14.95℃に比べて有意に低下することを報告した．筋温度は10分で2.73℃低下し，圧迫しない場合の1.34の低下に比べて温度低下量が大きかった．圧迫と冷却を併用する場合は，冷却だけの場合より低温になることを知っておくことが重要である．

**MEMO**

DVTの予防を目的としたIPCと捻挫などの処置で行う局所の圧迫が異なるのはいうまでもないが，IPCに関連する論文では至適圧迫強度の話題が散見される．Grieveson[47]は浮腫の軽減効果を認めたのは40mmHgと30mmHgで，70mmHgでは9名中6名に悪影響があり中止し，60mmHgで実施したうちの1名には痙攣が生じたことを報告した．60mmHgの圧迫強度で感覚神経伝導が20～30分後に消失するという報告を踏まえると[46]，部位にもよるとは思うが，不快を与えずに圧迫が可能な強度は40mmHg前後なのかもしれない．

 **elevation（挙上）の科学**

挙上は損傷部位を心臓より高くすることで血管内圧を低下させ[48]，出血の抑制を助ける．さらに，

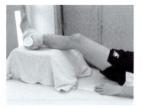

- 開始時期：可及的早期から
- 至適温度：10〜15℃
- 冷却時間：10〜20分の間欠的方法
- 冷却頻度：1〜2時間おきに24〜72時間続ける
- 圧迫の程度：圧が均等になるよう配慮

**図9** 急性期治療における RICE の具体的方法

リンパ管を通して炎症性滲出液の排出を増大させ，腫脹の軽減と結果として生じる合併症を抑制するといわれている．

American Heart Association (AHA) のガイドラインには，傷病者がショック症状を示している場合は背臥位にし，外傷がなければ下肢を6〜12インチ挙上するとあり[49]，応急処置として当然のように実施されている．医療機関では，下肢の挙上により循環血流量の補充になるという推測から，ショック患者の応急処置や血圧が低下した患者に行われてきたが，血圧や心拍出量の増加に関するエビデンスは得られておらず現在では否定的な見解が多い．

損傷部位の血管拡張を軽減し出血の抑制を助けるという意味では，挙上といった急性期の処置が必ずしも否定されるものではないかもしれない．挙上の使用を裏づける経験的エビデンスは，Rucinski ら[50]によって示されている．彼らは，受傷から24時間以上経過した1度または2度損傷の足関節捻挫患者に対する圧迫の効果を検証したが，挙上に圧迫を加えた処置よりも挙上単独の方が腫脹軽減に効果的であることを示した．しかし，足関節捻挫の急性期治療に対する治療ガイドラインの多くは挙上を勧めているが，その効果を証明するエビデンスはほとんどないのが現状である[44]．

筆者自身がスポーツ現場で救急処置を経験した際に，起き上がって試合を観ようとする選手に挙上の必要性を厳しく注意したことを想い出す．諸家の報告によると，安静や冷却処置に比べて，挙上に関してはそれほど神経質になる必要はないのかもしれない．

## 6 急性期治療における RICE の活用

スポーツ外傷に用いられる RICE 処置は，受傷直後よりアイスパックなどで患部を冷却・圧迫・挙上し，20分程度安静にする．腫脹の程度を観察しながら1〜2時間の間隔をあけて24〜72時間継続することが望ましい[51, 52]（図9）．留意すべき点は，① 冷却温度，② 実施時間，③ インターバル，④ アイスパックの内容物などがある．

 **冷却の至適温度**

神経伝導速度の減少に必要な皮膚温度は12.5℃以下で[29]，局所の鎮痛のためには13.6℃以下と報告されている[30]．細胞組織の損傷なしに代謝レベルを低下させる至適冷却温度は10〜15℃といわれており[24]，この10〜15℃が推奨される．しかし，実際に急性期治療を行う場面では皮膚温を測定することは困難である．冷却による組織温度変化の文献を参考に，凍傷や神経麻痺のリスクを考慮しながら患者の自覚症状などから判断することが求められる．また，圧迫を併用する場合は冷却だけの場合より低温になることを知っておく必要がある．

 **RICE の実施時間**

冷却時間は諸家によって15〜30分が推奨されているが，最近のシステマティックレビューでは，動物の損傷肢や健常人を用いた実験から10分間の間欠的な冷却が最も効果的であると報告されている[24, 53]．実際のスポーツ現場においては，熱感の有無，アイスパックの内容物や実施部位の形

| 図10 | キュービックアイスを用いたアイスパックの作り方 |

a：空気を十分に抜く，b：平らになるよう形成する．

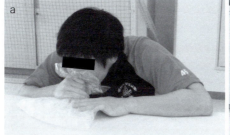
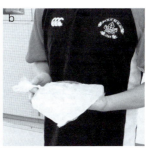

| 図11 | 冷却の際に留意すべき事項 |

凍傷や神経損傷のリスクに留意する．
・神経が表層を走る部位は神経損傷が生じやすい．
・凹凸のある部位は局所的に低温となる．
・アイスパックの内容物によって温度変化が異なる．
・皮膚表面に比べて筋の温度低下率は低い．
・筋温のリウォーミングは皮膚温より遅い．
・圧迫を加えると皮膚温の低下は大きくなる．

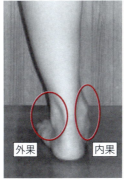
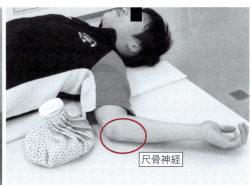

状などを総合的に判断し，10～20分の範囲で実施することが妥当であろう．安静の継続は，骨や靱帯，筋腱など損傷の部位や程度によっても異なるが，1週間を超える安静固定は関節拘縮のリスクが増していく[12]．しかし，組織の治癒過程を考慮すると少なくとも急性期治療として72時間の安静は必要と考えられる．

 冷却のインターバル

冷却のインターバルはリウォーミングの時間と関連し，一般に30分の冷却では2時間以上を要するといわれている[19]．また，運動によって皮膚温は上昇し，冷却終了後90分間のリウォーミングは運動時間が長いほど回復が早いと報告されている[54]．RICE処置における冷却のインターバルは，1～2時間が勧められる．

### 4 アイスパックの内容物

RICE処置を行う際にはアイスパックやコールドパックなどを用いて冷却するが，スポーツ現場ではビニール袋に氷を入れてアイスパックを作る方法が普及している．アイスパックの内容物にはクラッシュアイスが推奨されているが，日本ではキュービックアイス（ice cube）が使われることが多い．Dykstraら[55]によると，皮膚表面の冷却に関しては，氷と水を混ぜたウエットアイス（wetted ice）が温度低下と冷却終了後の低温持続の観点から，最も優れていると報告されている．筋内の冷却に関しては，ウエットアイスとキューブアイスが優れており，意外にもクラッシュアイスは冷却効率が悪いようである．キュービックアイスでアイスパックを作る際には，袋の空気を十分に抜いて平らにすることで患部に密着させる（図10）．特に，皮膚の直下に骨がある外果や神経が表層に近い肘内側などを冷却する場合は，部分的に冷却が強くならないよう，密着度を確認することが重要となる．アイスパックの内容物によって温度変化は異なるため，凍傷のリスクを避けるためにもさまざまな配慮が必要となる[34,51,52]（図11）．

> **Point**
> 冷却温時間はアイスパックの内容物やターゲットとする組織が皮膚なのか筋なのかによっても変わってくる．一般的に，冷却による個人の感じ方は次の4つのステージで説明されている．① 痛い（ジーンとくる痛み），② 暖かい（短時間であるがポッとする感じ），③ ピリピリする（針でつかれるような感じ），④ 感覚がなくなる．人によって，この感覚に到達する時間は異なるが，④の状態になったら冷却を中止する．

## 文献

1) Jarvinen TA, et al：Muscle injuries：biology and treatment. Am J Sports Med 33：745-762, 2005
2) Eltzschig HK, et al：Hypoxia and inflammation. N Engl J Med 364：656-665, 2011
3) Deal DN, et al：Ice reduces edema. A study of microvascular permeability in rats. J Bone Joint Surg Am 84-A：1573-1578, 2002
4) Butlur SH：Disuse and CRPS. Complex regional pain syndrome. Progress in Pain Research and Management, Vol 22, Harden RN, et al eds, IASP Press, Seattle, 141-150, 2001
5) Watanabe Y, et al：Intravenous pamidronate prevents femoral bone loss and renal stone formation during 90-day bed rest. J Bone Miner Res 19：1771-1778, 2004
6) Yamaji T, et al：The effect of micromovement on callus formation. J Orthop Sci 6：571-575, 2001
7) Kenwright J, et al：Effect of controlled axial micromovement on healing or tibial fractures. Lancet 2：1185-1187, 1986
8) Noordeen MH, et al：Cyclical micromovement and fracture healing：a study in dogs. J Bone Joint Surg Br 77：645-648, 1995
9) De Bastiani G, et al：The treatment of fractures with dynamic axial fixator. J Bone Joint Surg Br 66：538-545, 1984
10) Jarvinen M, et al：The effect of early mobilization and immobilization on the healing process following muscle injuries. Sports Med 15：78-89, 1993
11) Trudel G, et al：Contractures secondary to immobility：Is the restriction articular or muscular? An experimental longitudinal study in the rat knee. Arch Phys Med Rehabil 81：6-13, 2000
12) Okita M, et al：Effects of reduced joint mobility on sarcomere length, collagen fibril arrangement in the endomysium, and hyaluronan in rat soleus muscle. J Muscle Res Cell Motil 25：159-166, 2004
13) Hunt TK, et al：Role of oxygen in repair processes. Acta Chir Scand 138：109-110, 1972
14) Noyes FR：Functional properties of knee ligaments and alterations induced by immobilization：a correlative biomechanical and histological study in primates. Clin Orthop Relat Res 123：210-242, 1977
15) Amiel D, et al：The effect of immobilization on collagen turnover in connective tissue：A biochemical-biomecanical correlation. Acta Orthop Scand 53：325-332, 1982
16) Hagen KB, et al：Bed rest for acute low-back pain and sciatica (Review). Cochrane Database Syst Rev 18：CD001254, 2004
17) Chou R, et al：Diagnosis and treatment of low back pain：A joint clinical practice guideline from the American College of Physicians and the American Pain Society. Ann Intern Med 147：478-491, 2007
18) Hubbard TJ, et al：Does Cryothrapy Hasten Return to Participation? A Systematic Review. J Athl Train 39：88-94, 2004
19) Knight KL：Cryotherapy in Sport Injury Management, 田淵健一監修, Book House HD, 東京, 73-90, 1997
20) Tomchuk D, et al：The magnitude of tissue cooling during cryotherapy with varied types of compression. J Athl Train 45：230-237, 2010
21) Oosterveld FGJ, et al：The effects of local heat and cold therapy on the intraarticular and skin surface temperature of the knee. Arth Rheum 35：146-151, 1992
22) Meeusen S, et al：The use of cryotherapy in sports injuries. Sports Med 3：398-414, 1986
23) Daanen HA：Finger cold-induced vasodilation：a review. Eur J Appl Physiol 89：411-426, 2003
24) Mac Auley DC：Ice therapy：how good is the evidence? Int J Sports Med 22：379-384, 2001
25) Schaser KD, et al：Local cooling restores microcirculatory hemodynamics after closed soft-tissue trauma in rats. J Trauma 61：642-649, 2006
26) Nordstrom CH, et al：Reduction of cerebral blood flow and oxgen consumption with combination of barbituate anesthesia and induced hypothermia in the rat. Acta Anesthesiol Scand 22：7-12, 1978
27) Halar EM, et al：Nerve conduction velocity relationship of skin, subcutaneous intramuscular temperatures. Arch Phys Med Rehabil 61：199-203, 1980
28) Algafly AA, et al：The effect of cryotherapy on nerve conduction velocity, pain threshold and pain tolerance. Br J Sports Med 41：365-369, 2007
29) McMeeken J, et al：Effects of cooling with simulated ice on skin temperature and nerve conduction velocity. Aust J Physiother 30：111-114, 1984
30) Bugaj R：The cooling, analgesic, and rewarming effects of ice massage on localized skin. Phys Ther 55：11-19, 1975
31) Saito N, et al：Continuous local cooling for pain relief following total hip arthroplasty. J Arthroplasty 19：334-337, 2004
32) Schaser KD, et al：Prolonged superficial local cryotherapy attenuates microcirculatory impairment, regional inflammation, and muscle necrosis after closed soft tissue injury in rats. Am J Sports Med 35：93-102, 2007
33) Matsen FA 3rd, et al：The effect of local cooling on postfracture swelling. A controlled study. Clin Orthop Relat Res 109：201-206, 1975
34) 加賀谷善教：寒冷療法．理学療法学 32：265-268, 2005

35) Clarke RSJ, et al：The duration of sustained contractions of the human forearm at different muscle temperatures. J Physiol 143：454-473, 1958
36) Wassinger CA, et al：Proprioception and throwing accuracy in the dominant shoulder after cryotherapy. J Athl Train 42：84-89, 2007
37) Clendenin M, et al：Influence of cutaneous ice application on single motor units in humans. Phys Ther 51：166-175, 1971
38) Park K, et al：Comparison of the effects of local cryotherapy and passive cross-body stretch on extensibility in subjects with posterior shoulder tightness. J Sports Sci Med 13：84-90, 2014
39) Brodowicz G, et al：Comparison of stretching with ice, stretching with heat, or stretching alone on hamstring flexibility. J Athl Train 31：324-327, 1996
40) Sigel B, et al：Type of compression for reducing venous stasis. A study of lower extremities during inactive recumbency. Arch Surg 110：171-175, 1975
41) Nicolaides AN, et al：Prevention of venous thromboembolism. Int Angiol 20：1-37, 2001
42) Elliott CG, et al：Calf-thigh sequential pneumatic compression to prevent deep-vein thrombosis after non-lower extremity trauma. J Trauma 47：25-32, 1999
43) Airaksinen O, et al：Elastic bandages and intermittent pneumatic compression for treatment of acute ankle sprains. Arch Phys Med Rehabil 71：380-383, 1990
44) van den Bekerom MPJ, et al：What is the evidence for Rest, Ice, Compression, and Elevation therapy in the treatment of ankle sprains in adults? J Athl Train 47：435-443, 2012
45) Björkman G, et al：Acute improvement of contralateral hand function after deafferentation. Neuroreport 16：517-519, 2005
46) Lundborg G, et al：Hargens nerve compression in the carpal tunnel-functional response to experimentally induced controlled pressure. J Hand Surg Am 7：252-259, 1982
47) Grieveson S：Intermittent pneumatic compression pump settings for the optimum reduction of oedema. J Tissue Viability 13：98-100, 102, 104 passim, 2003
48) Neilsen HV：Arterial pressure-blood flow relationships during limb elevation in man. Acta Physiol Scand 118：405-413, 1983
49) Markenson D, et al：2010 American Heart Association and American Red Cross Guidelines for First Aid. Circulation 122 (suppl 3)：S934-S946, 2010
50) Rucinski TJ, et al：The effects of intermittant compression on edema in postacute ankle sprains. J Orthop Sports Phys Ther 14：65-69, 1991
51) 加賀谷善教：炎症症状の抑制を目的とした寒冷療法の実践方法と臨床効果. 理学療法 29：987-993, 2012
52) 加賀谷善教：スポーツ障害に対するアイシングの効果. 臨スポーツ医 32：488-492, 2015
53) Bleakley C, et al：The use of ice in the treatment of acute soft-tissue injury. Am J Sports Med 32：251-261, 2004
54) Mancuso MA, et al：Effects of prior physical activity on skin surface temperature response of the ankle during and after a 30-minute ice pack application. J Athl Train 27：242-249, 1992
55) Dykstra JH, et al：Comparisons of cubed ice, crushed ice, and wetted ice on intramuscular and surface temperature changes. J Athl Train 44：136-141, 2009

# III

# 急性期における部位・病態別理学療法のポイント

# Ⅲ 急性期における部位・病態別理学療法のポイント

# 1 体幹

## 1）頭頚部−外傷

吉村直心

### Essence

- スポーツにおける頭頚部外傷は，コンタクト，転倒，飛び込み，頭部の回転などがある競技種目に多く生じる．
- 急性期の対応が不適切であると重篤な障害につながる危険性があり，スポーツ現場での評価方法，応急処置，医師との連携を準備しておく必要がある．
- 頭頚部外傷の急性期の治療は，症状改善のために行われる．医師と連携しながら，段階的なリハビリテーションが行われる．
- 脳震盪，バーナー症候群を再発する選手は多く，スキル上の問題が関与している．急性期においても動作イメージの改善などできることから行っていく．

## 1 頭頚部外傷の基本的な考え方

　スポーツにおける頭部および頚部の外傷は，重篤な後遺障害や生命にかかわる危険性を有しているため，適切な判断のもとで慎重に扱われる必要がある．一般的に理学療法士やトレーナーが頭部および頚部外傷の急性期にかかわることは少ないが，スポーツ現場においてはそれらの外傷にもかかわることがある．そのほとんどが頭部打撲，脳震盪，バーナー症候群，頚椎捻挫など比較的軽症なものである．しかしながら対応によっては重症例に発展することがあるので注意しなければならない．本稿では，スポーツ現場において理学療法士やトレーナーがかかわることが多い頭部および頚部外傷の脳震盪とバーナー症候群に焦点を当てて説明していく．

## 1 脳震盪の疾患概念

　2012年に開催された第4回スポーツにおける脳震盪に関する国際会議において，脳震盪とは生体力学的作用によりもたらされた脳組織への影響を及ぼす複雑な病態，生理学的プロセスであると定義づけられた．すなわち，頭蓋骨に対する直達外力や急激な回転加速度が生じるような介達外力によって，脳にひずみが生じ，脳機能が低下し精神活動が障害されるというものである（図1）[1]．その特徴は以下の4点にまとめられている．

1．脳震盪は頭部・顔面・頚部への直接的な打撃もしくは頭部へ伝達する他の身体部位への衝撃でも生じうる．
2．脳震盪は自然に解消する短期間の神経機能の障害が急激に発生する．しかし，場合によっては数分か数時間かけて進行する場合もある．
3．脳震盪は神経病理学的変化を脳内に生じているかもしれないが，急性の臨床症状は主に機

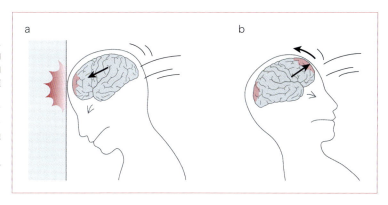

**図1** 脳震盪受傷メカニズム
a：直達外力による受傷．コンタクト時に頭部に加わった衝撃により，硬膜と脳が内部でぶつかってひずみが生じる．また脳内部で瞬間的にズレが生じて血管や神経線維が損傷する．
b：急激な回転加速度による受傷．急激な回転加速度により，頭蓋骨が急速に移動して脳とのズレが生じ，血管や神経線維が損傷する．また頭部の移動と反対方向で脳と硬膜がぶつかることにより脳にひずみが生じる．
（文献1より引用）

能的障害を反映しており，一般的な画像検査において解剖学的障害のような異常所見を認めない．

4．脳震盪は意識の消失の有無のような一連の臨床症状によって重症度が決定される．臨床症状や認知機能などは典型的には一連の流れに沿って軽快するが，場合によっては脳震盪の症状が長引くことに留意する必要がある[2]．

脳震盪は時間経過とともに変化し，多彩な症状を呈するため，現場での判断は容易ではない．特徴的な症状は「意識がなくなる」「ボーっとする」「試合前後のことが思い出せない」「頭が痛い」「ふらつく」「めまいがする」などである．大半は7～10日で回復するが，症状の回復に比べ認知機能の回復は若干の遅れをとることが多い．

脳震盪を何度も繰り返すと軽い衝撃だけでもクラクラしたり，頭痛を起こしやすくなったりする．このような「繰り返し脳震盪」により，頭痛やめまいなどの症状が長期間持続する後遺症に悩まされることも少なくない．さらに脳震盪は，神経細胞の脱落ひいては脳萎縮により永続的な認知機能障害につながることがあり，長期的には認知症やParkinson病に至ることがある．

脳震盪は意識障害の有無や脳震盪症状の有無，残存時間を基に3段階にグレード分けされている（表1）[3]．アメリカ神経学会は，意識消失はないが一時的に不鮮明になり脳震盪症状が15分以内に消失するものをgrade 1とし，意識消失はないが一時的に不鮮明になり脳震盪症状が15分以上続くものをgrade 2とし，短時間あるいは長

**表1** 脳震盪の重症度分類とプレー復帰（アメリカ神経学会の提言）

|  | grade 1 | grade 2 | grade 3 |
|---|---|---|---|
| 意識消失 | なし | なし | あり |
| 一時的な意識不鮮明 | あり | あり | あり |
| 症状の持続 | 15分以内に消失 | 15分以上続く |  |
| 試合復帰 | 可 | 不可 | 不可 |

（文献3より引用）

時間の意識消失があるものをgrade 3として分類している．

脳震盪と思われる症状であっても，経過とともに重篤な状態になる脳損傷が隠れていることがある．急性硬膜下血腫は，脳の架橋静脈が切断されて徐々に出血が続き，硬膜と脳組織の間に血腫が形成されて，頭蓋内圧亢進症状を呈する重篤な脳損傷で，外傷後24時間くらいは発症するリスクがある（図2）．最終的には脳ヘルニアとなり，意識障害，呼吸停止となる．急性硬膜下血腫の量が少ないうちは無症状であるが，血腫量がある程度多くなると頭痛や吐き気などの何らかの症状が現れるので，見逃さないように注意することが重要である．脳震盪と急性硬膜下血腫は同じような受傷機転であるため，脳震盪として軽視すると対応が遅れ，重傷事故や死亡事故につながることがある．

また脳震盪を発症したにもかかわらず練習を続行し，再度脳に衝撃を受けると，それがたとえ軽くても，致命的な脳浮腫を惹き起こす場合がある．

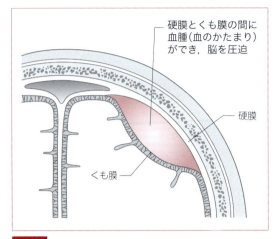

**図2　急性硬膜下血腫**
架橋静脈の損傷により硬膜とくも膜間に血腫が形成され，徐々に脳を圧迫する．
（文献1より引用改変）

いわゆるセカンドインパクトシンドロームである．セカンドインパクトシンドロームと急性硬膜下血腫の判別は難しいが，いずれにせよダメージが完全に回復しない状態で，再度頭部に外力が加わることは絶対に避けなければいけない．

本邦における脳震盪による死亡事故は欧米に比べて極端に多い[4]．その原因は，指導者の認識不足や医学的な対策の遅延であるということは否定できない．近年では重傷事故や後遺症を防ぐためにさまざまな対策がとられるようになってきた．

World Rugbyでは頭部外傷後，何らかの症状があればプレーを中止させ，すべての症状が消失するまで安静にすることを推奨している．とくに脳震盪の疑いが生じた後にプレーを続行することは禁じている．

脳震盪の正しい知識と適切な対応をスポーツ界に広めていくことは，医師・理学療法士・トレーナーの重要な役割であると考える．

## 2　バーナー症候群の疾患概念

ラグビーやアメリカンフットボールなどのコンタクトスポーツでは，頭部，頚部，肩への衝突により，一過性の「灼けるような痛み」や「電気が走ったような痛み」が頚部から肩，上腕，前腕，手指にかけて生じることがある．このような症状を有する頚部外傷は，バーナー症候群と呼ばれている．

バーナー症候群はタックルやブロックなどのコンタクト局面で受傷することがほとんどである．頚肩部のコンタクトにより，頭と肩が引き離され腕神経叢が過伸展することで発症するケースや頚椎が反対側へ側屈強制されて神経根のインピンジメントが生じ発症するケースが多い．さらにホッケーやラクロスのスティックによる直達外傷で損傷されるケースもある（3）．

症状の範囲や持続時間は患者によってさまざまであるが，大半は3～6週間以内に回復する．しかし損傷を繰り返すと，回復までに数ヵ月を要することもある．

バーナー症候群の病態は，腕神経叢の一過性神経伝導障害または軸索断裂であることが多い（図4）．一過性神経伝導障害は脱髄などにより神経の伝導が脱髄部より末梢に伝導されない状態であるが，脱髄が改善すると症状は消失する．軸索断裂は断裂部位より末梢に神経伝導されない状態であるが，神経幹の連続性が保たれているので圧迫などの原因がなくなると徐々に回復する．しかし原因が除去されない時間が長いと神経は変性し（Waller変性），機能の改善を得ることは困難になる．

バーナー症候群は再発率が高い疾患で[5]，損傷を繰り返すことは，髄鞘や軸索の修復が遅延するだけでなく，神経変性につながりやすい．しかし実際のコンタクトスポーツ現場では，バーナー症状残存のままでプレーを続行していることが多く，選手やコーチの認識不足は否めない．また神経根障害，脊髄障害を惹き起こす頚椎椎間板ヘルニア，椎間孔狭窄，脊柱管狭窄などを合併していることがあるため，専門医による診断は必要不可欠である[6]．

## 3　スポーツ現場での対応

試合や練習中に選手が倒れたら，速やかに駆けつけて声をかけ，意識の有無，呼吸の有無，出

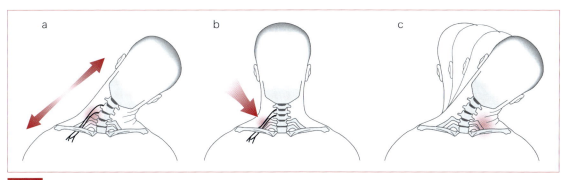

**図3** バーナー症候群の受傷メカニズム
a：腕神経叢が伸張されて受傷する．
b：腕神経叢が直接打撃を受けて受傷する．
c：神経根が椎間関節で圧迫されて受傷する．

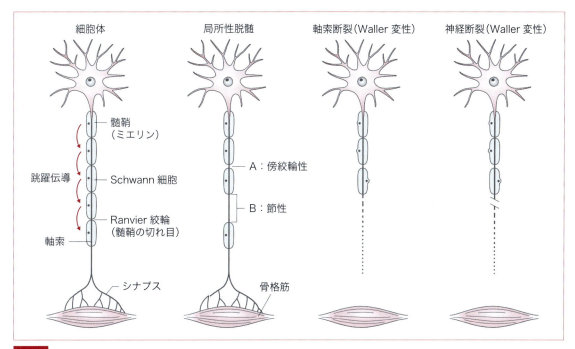

**図4** 神経損傷の分類（Seddon の分類）
バーナー症候群の病態は，局所性脱髄による一過性神経伝導障害や軸索断裂であることが多い．

血・変形の有無などを確認する．意識がはっきりしない場合は，選手の手を握り「聞こえたら手を握って」と呼びかけ，手を握り返してきたら意識があると判断する．手を握り返してこない場合，まばたきするように指示し，それができたら脊髄損傷の可能性を疑う．意識がない場合は，できるだけ回復体位をとらせるが，頸髄損傷が合併している可能性があるため，体位変換，搬送には細心の注意を払って行う．頸髄損傷が疑われる場合は，身体に危険が及ぶ場合を除き原則は動かさないが，移動する必要がある場合は必ず頸部を固定してからスパインボードに乗せて移動する．人数が何人いるかを確認し，5人なら log roll 法，8人なら lift and slide 法を選択する（**図5**）[1]．

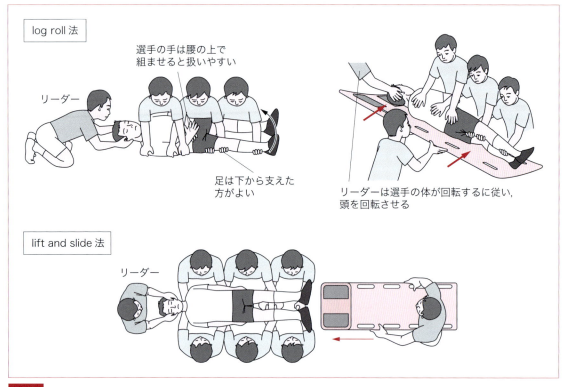

**図5** 倒れている選手の搬送方法

log roll 法：頚椎の保護係がリーダーとなり，他の3人が胸・腰・足のところに並ぶ．頚と体が捻れないようにリーダーのかけ声で選手の体を回転させる．残りの1人が選手の背中にボードを当てたらゆっくりとあお向けに戻す．
lift and slide 法：頚椎の安定に優れている搬送方法で，頚椎保護係がリーダーとなり，そのかけ声で体を持ち上げ，ボードを足側から入れ，体を戻す．
（文献1より引用改変）

　現場で脳震盪を疑う場合は，ポケット脳震盪認識ツール（図6）を用いてスクリーニングする．脳震盪の症状があった場合は，速やかに競技を中止させて看視する．アメリカ神経学会は，脳震盪のグレードごとの管理法に関するガイドラインを提言しており[7]（表2），スポーツ現場で活用されている．5分ごとに症状の経過をチェックし，持続するあるいは急激に悪化する意識障害，手足の麻痺，言語障害，けいれん，繰り返す嘔吐，瞳孔不同，呼吸障害などの症状がみられる場合は救急車で病院に搬送する．

　意識障害がなく，肩や上肢に焼けるような痛みやしびれを訴える場合は頚椎の外傷を考える．上肢の筋力をチェックし，速やかにアイシングを行う．著明な筋力低下がみられる場合や痛みの軽減がみられない場合は競技を中止させる．

## 理学療法の目標

 脳震盪の急性期治療のゴール

　脳震盪における急性期治療のゴールは，症状の消失と脳のダメージの回復である．症状改善の評価ツールとして，SCAT 3（Sports Concussion Assessment Tool 3）が有効である．その内容は，受傷した選手への質問や機能評価テストによって，自覚症状，認知機能，頚部評価，平衡機能，協調

## スポーツ現場における脳震盪の評価

以下の症状や身体所見がひとつでも見られる場合には，脳震盪を疑います．

### 1．自覚症状
以下の障害や症状は脳震盪を思わせます．

| | |
|---|---|
| 意識消失 | 素早く動けない |
| けいれん | 霧の中にいる感じ |
| 健忘 | 何かおかしい |
| 頭痛 | 集中できない |
| 頭部圧迫感 | 思い出せない |
| 頸部痛 | 疲労・力が出ない |
| 嘔気・嘔吐 | 混乱している |
| めまい | 眠い |
| ぼやけてみえる | 感情的 |
| ふらつき | いらいらする |
| 光に敏感 | 悲しい |
| 音に敏感 | 不安・心配 |

### 2．記憶
以下の質問（競技種目によって多少変更してもかまいません）に全て正しく答えられない場合には，脳震盪の可能性があります．

「今いる競技場はどこですか？」
「今は前半ですか？後半ですか？」
「最後に得点を挙げたのは誰（どちらのチーム）ですか？」
「先週（最近）の試合の対戦相手は？」
「先週（最近）の試合は勝ちましたか？」

### 3．バランステスト

「利き足を前におき，そのかかとに反対の足のつま先をつけて立ちます．体重は両方の足に均等にかけます．両手は腰において目を閉じ，20秒のあいだその姿勢を保ってください．よろけて姿勢が乱れたら，目を開いて最初の姿勢に戻り，テストを続けてください．」

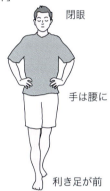

閉眼
手は腰に
利き足が前

目を開ける，手が腰から離れる，よろける，倒れるなどのエラーが20秒間に6回以上ある場合や，開始の姿勢を5秒以上保持できない場合には，脳震盪を疑います．

**脳震盪疑いの選手は直ちに競技をやめ，専門家の評価を受けましょう．
ひとりで過ごすことは避け，運転はしないでください．**

Pocket SCAT2（Concussion in Sports Group, 2009）を一部改変
監修：日本脳神経外傷学会　日本臨床スポーツ医学会

**図6　ポケット脳震盪認識ツール**
スポーツ現場での脳震盪のスクリーニングにポケット脳震盪認識ツールは使われている．
（文献1より引用）

**表2　脳震盪の管理法（アメリカ神経学会の提言）**

grade 1：
1. 試合から退場
2. 受傷直後から5分間ごとに症状の経過をチェックする
3. あらゆる症状が受傷後15分以内に消失すれば試合に戻ってもよい
4. 同じ試合中にgrade 1の脳震盪をもう1度繰り返した場合にはその日のプレーは中止し，1週間，安静時および運動時の症状が現れなければ練習に復帰してよい

grade 2：
1. 試合から退場させる
2. 受傷直後から5分間ごとに症状の経過をチェックする
3. 翌日専門医の診察を受けなければならない
4. 練習に復帰するには無症状の期間が1週間経った後，専門医による神経学的検査を受ける
5. 頭痛やそれに付随する症状が悪化したり1週間以上続く場合は必ずCT, MRI検査を受けることが望ましい
6. grade 2の脳震盪をもう1度繰り返した場合には，安静時および運動時に無症状の期間が2週間以上経たなければ練習に復帰させない
7. もし，脳のCT, MRI所見で脳腫脹，脳挫傷などの頭蓋内損傷を疑う所見があれば，そのシーズンはプレーをさせない

grade 3：
1. もし意識消失が続いたり心配な症状がみられる場合は救急車で病院へ搬送する
2. grade 3を短時間（秒単位）経験した選手は，安静時，運動時に無症状の期間が1週間経つまでプレーに復帰できない
3. grade 3を長時間（分単位）経験した選手は，安静時，運動時に無症状の期間が2週間以上経つまでプレーに復帰できない
4. CTやMRI検査で脳腫脹，脳挫傷，その他の頭蓋内病変が疑われる所見があれば，そのシーズンはプレーに復帰させない．また選手と真剣に話し合い，今後もプレーをやめさせるべきである

（文献7より引用）

## 表3 段階的競技復帰プロトコル（GRTP）

| stage | rehabilitation stage | exercise allowed | objective |
|---|---|---|---|
| 1 | minimum rest period | complete body and brain rest without symptoms | recovery |
| 2 | light aerobic exercise | light jogging for 10〜15 minutes, swimming or stationary cycling at low to moderate intensity<br>no resistance training<br>symptom-free during full 24-hour period | increase heart rate |
| 3 | sport-specific exercise | running drills<br>no head impact activities | add movement |
| 4 | non-contact training drills | progression to more complex training drills, e.g. passing drills<br>may start progressive resistance training | exercise, coordination, and cognitive load |
| 5 | full contact practice | normal training activities | restore confidence and assess functional skills by coaching staff |
| 6 | return to play | player rehabilitated | fully recovered |

Each stage of the GRTP protocol is a minimum of 24 hours.

運動，遅延想起などを100点満点で点数化するものである．また子供が受傷した場合は，5〜12歳までの子供を対象に開発されたChild SCAT 3で行うことが推奨されている．

SCAT 3の使用は，繰り返し脳震盪やセカンドインパクトシンドロームの予防に有効であるが，この結果だけで回復を判断するべきではなく，CTやMRIなどの評価も併用し，医師と相談しながら段階的な運動プログラムを行っていくのが望ましい．

### バーナー症候群の急性期治療のゴール

バーナー症候群は一過性の灼熱痛に代表される神経症状であり，その症状の早期改善が最優先となる．受傷早期には頚部の安静を保つことが優先され，頚椎カラーやポリネックなどが用いられることもある．リハビリテーションは症状の回復・再発予防のために行われるが，症状が強い時期は胸郭拡張エクササイズ，胸椎伸展可動域エクササイズなどの患部外エクササイズを中心に行う．

## 競技復帰への影響

### 脳震盪の段階的リハビリテーションと再発予防

脳震盪は繰り返しやすい傷害であるため，復帰マネジメントが非常に重要である．

World Rugbyは脳震盪あるいは脳震盪が疑われた場合の段階的な復帰ガイドライン（GRTP）（表3）を推進している．重要なことは，症状が完全に消失するまで心身ともに安静を保つように管理し，その後段階的に負荷を加えていくことである．第一段階は十分な休息で，脳震盪症状が完全に消失するまで安静を保つ．医師により管理される場合は，受傷後最低24時間，その他の場合は受傷後最低14日間の安静とする．子どもや18歳以下の青年はさらに長い「絶対安静期間」が推奨され，症状消失後2週間は練習を休むことが推奨されている．第二段階は軽いジョギング，水泳，エルゴメーターなどの軽度な有酸素運動を10〜15分行う．第三段階は競技に関連したランニングドリルなどを頭部に回転などのストレスが加わらない範囲で行う．第四段階はコンタクトプ

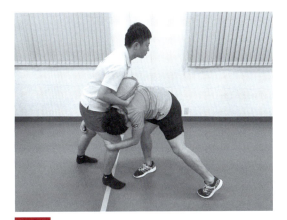

**図7** ヘッドダウンタックル

頭からコンタクトするヘッドダウンタックルは頭頸部外傷の危険性を高める.

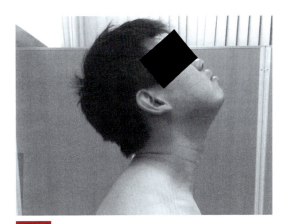

**図8** バーナー症候群を繰り返す選手の頸椎伸展運動の特徴

バーナー症候群を繰り返す選手の頸椎伸展運動は，下部頸椎および上部胸椎の動きがほとんどなく，一部分の頸椎の動きが増加していることが多い.

レーのない練習を行う．筋力トレーニングなどのレジスタンストレーニングも許可する．第五段階では医師によるメディカルチェックを受けた後，フルコンタクトが許可される．そして第六段階で医師の許可を得て競技に復帰する．それぞれの段階の運動後，24時間症状が出なければ次の段階に進む．症状が再発した場合は，その前の段階に戻る．GRTPは医師が有資格のヘルスケア専門家の助力を受け管理されることが望ましく，手順に沿って無症候で推移すれば，最短で6日目後の競技復帰が可能である．

脳震盪の再発はコンタクトスキルとも関連している．ラグビーにおける脳震盪の受傷機転の多くはタックル局面であり，頭からコンタクトするヘッドダウンタックルや逆ヘッドタックルによる受傷が多いとされている（図7）．したがってタックルスキル向上が脳震盪再発予防においては重要である．ヘッドダウンタックルは敵との間合いを十分に詰め切れず，早いタイミングで飛び込んでしまうことで生じるため，敵を追い詰めるトラッキングスキルの向上が脳震盪の再発予防のために重要である．ラグビーに限らずそれぞれの競技において，受傷しやすい動作を回避するトレーニングと頸部周囲筋の筋力トレーニングとを段階的に行っていくことが脳震盪の再発予防につながると思われる．

**Point**
**トラッキングスキル**
狭い範囲でジョギングレベルから行うとよい．立ち位置，ランニングコース，ランニングスピードを確認しながら徐々にスピードを上げていく．

## 2 バーナー症候群の段階的リハビリテーションと再発予防

急性期の痛みやしびれなどの症状は安静により軽減していくが，再発予防のためのリハビリテーションを段階的に行っていくことが重要である．リハビリテーションは頸椎可動域の改善，頸部周囲筋の筋力強化，コンタクトスキルの向上を目的に行う．

バーナー症候群を繰り返す選手は，頸椎の伸展運動における下部頸椎の動きが極端に減少していることがある（図8）．このような例は胸郭の拡張制限・胸椎の伸展制限がある選手に多い．胸郭・胸椎の可動域制限が残存していると，運動制限のある頸椎と過剰に動く頸椎のアンバランスな運動により，伸展・側屈時に神経根のインピンジメントが生じ再発リスクが高まることが考えられ

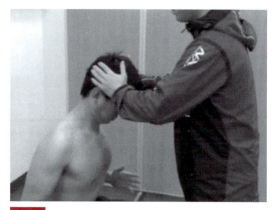

**図9** 頚部周囲筋の筋力強化
前方を見て胸を張り，軽く脇を締めて頚椎を固定する．この姿勢は頚部筋と体幹筋の協調性収縮が得られやすく，外力に対して強い抵抗力を発揮することができる．

る．そのため症状軽減とともに胸椎，胸郭，頚椎の可動域を改善していく必要がある．

　頚部周囲筋の筋力トレーニングは，症状の軽減に合わせて行っていく．頚椎の動きの正常化が得られていない状態での動的な等張性筋力トレーニングはリスクを伴うため，最初は等尺性運動から始める．徐々に動的な等張性運動を行い，さまざまな肢位での動的安定性を改善する．コンタクト局面では，「関節を動かす」というよりも「肢位を固定し安定させる」という使い方が多いため，競技動作に近い肢位でのトレーニングを導入している（図9）．またコンタクトの瞬間に頚肩部を固定するトレーニングも有効である．

### MEMO

　コンタクト時にヘッドアップしすぎると頚椎伸展力が低下するため前方からのコンタクトに対抗する力は弱くなる．筆者は軽く顎を引いて相手を上目づかい見る程度で頚椎を伸展させるようにしている．

　ラグビーでは脳震盪と同様にヘッドダウンタックルで再発リスクが高まるため，その予防対策としてトラッキングスキルとコンタクトスキルの向上を目指したリハビリテーションを行う必要がある．

**文献**
1) 日本臨床スポーツ医学会学術委員会脳神経外科部会：頭部外傷10か条の提言，第2版，1-39, 2015
2) 大伴茉奈ほか：第4回スポーツにおける脳震盪に関する国際会議：解説と翻訳の抜粋．臨スポーツ医 31：202-211, 2014
3) 阿部　均：頭頚部・脊椎外傷時の救急処置．公認アスレティックトレーナー専門科目テキスト8巻 救急処置，文光堂，東京，87, 2013
4) 野地雅人：スポーツでの頭部外傷．日臨スポーツ医会誌 21：442-443, 2013
5) 下條仁士：バーナー症候群．臨スポーツ医 15：1015-1019, 1998
6) 金岡恒治：頚椎頚髄損傷予防の考え方．臨スポーツ医 31：216-220, 2014
7) 黒澤　尚：コンタクトスポーツにおける頭部外傷に対する現場での対処法．スポーツ外傷学Ⅱ 頭頚部・体幹，医歯薬出版，東京，21-24, 2000

## Ⅲ 急性期における部位・病態別理学療法のポイント

# 1 体幹

## 2）脊椎脊柱—ヘルニア・腰椎分離症

成田崇矢

### Essence

- 腰椎椎間板ヘルニア，腰椎分離症ともに，病態の理解が重要となる．病態を理解したうえで評価，理学療法を展開する．
- 腰椎椎間板ヘルニア，腰椎分離症ともに，原因動作の追求が競技復帰，再発予防において重要となる．
- 評価で認めた機能不全と障害に至ったスポーツ動作との関連を考えることが重要である．

### 脊椎脊柱—ヘルニア・腰椎分離症の基本的な考え方

他のスポーツ傷害と同様に，病態の理解，身体の機能不全の影響を理解することが理学療法を成功させる鍵となる．

そこで，急性期における腰椎椎間板ヘルニア，腰椎分離症の病態，脊椎機能やその他の部位（特に股関節）が腰椎へ及ぼす影響に関して整理する．

#### 1 急性期における腰椎椎間板ヘルニア

腰椎椎間板ヘルニアは，スポーツ活動における繰り返し負荷や椎間板の退行変性に伴う脆弱な線維輪から髄核が突出し，硬膜管や神経根を圧迫し，腰痛や下肢痛を生じるものをいう（図1）．病変部位は，ヘルニアそれ自体とヘルニアより圧迫された神経根である．ヘルニアを病変部位とする痛みが椎間板性疼痛，神経根を病変部位とする痛みが神経根性疼痛と区別され[1]，2つの痛みの機序を考慮する必要がある．

髄核には正常状態では，神経線維は存在しない

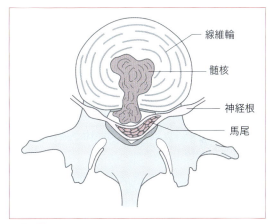

**図1** 椎間板ヘルニア
髄核の突出により神経根，馬尾を圧迫している．

が，変性髄核には神経終末が侵入し，痛みの原因となる[2]．急性期の疼痛は，この髄核（椎間板）に損傷が生じた際の炎症反応が主な原因である．ヘルニアの炎症性疼痛は，椎間板内圧の上昇，ヘルニア部分の線維輪の伸張などにより惹起される[1]．病期が進むと腰椎伸展動作により，椎間孔での神経根の圧迫などでの痛み，つまり神経根性疼痛が主原因になっていく．

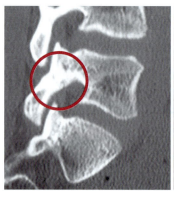
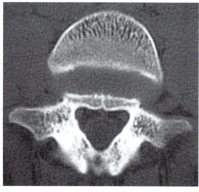

**図2** CTによるL5両側分離初期像

左図は矢状断像(右側)：分離症は尾側から発症する.
右図は水平断像：明瞭な骨折線はなく、骨吸収を部分的に認める.
(金岡恒治先生のご厚意による)

## 2 急性期における腰椎分離症

腰椎分離症は，椎弓の関節突起間部に発生する疲労骨折であり，発育期のスポーツ選手に好発する[3]（図2）。急性期の発症初期から進行期の痛みは、疲労骨折の痛みであり、終末期の痛みは偽関節の滑膜炎である．急性期では，腰痛は伸展位で増強する．発症初期では，癒合率が高く，2〜3ヵ月で癒合する可能性が高いことから，スポーツを休止し骨癒合を目指す治療を行うことが多い[4]．進行期では，癒合率は高いが癒合に半年以上の時間を要するので，骨癒合を目指した治療はデメリットも多く，治療は患者の状況を考慮し決定することが望ましい．

## 3 脊椎（胸椎）機能やその他の部位（特に股関節）が腰部へ及ぼす影響

腰椎の挙動は，椎間関節の形態により，運動方向が決まっている．前後屈は優れているが，回旋可動域は少ない．しかし，腰部への負荷を考えた場合，腰椎挙動のみならず脊椎全体での挙動を考慮する必要がある．胸椎の可動性が低い場合，腰部へのストレスは増大する．

また，股関節が最大可動域以上の動きを要求されると仙腸関節，腰椎の動きが起こる[5]ことやオーバーヘッドスポーツを行う際，肩関節の屈曲可動性が低いと腰椎伸展動作で代償すると報告[6]されている．このことから，腰部への負荷は他部位の影響を受けていることを考慮し，理学療法を施行する必要がある．

## 2 理学療法の目標

### 1 急性期における腰椎椎間板ヘルニアに対する理学療法の目標

前述したように，急性期には，損傷が生じた際の炎症反応が起こっている．この炎症反応を助長せず，炎症性疼痛を改善することが，急性期における腰椎椎間板ヘルニアに対する理学療法の目標（ゴール）となる．このため，アセトアミノフェン，NSAIDsなどの消炎薬[1]を併用しながら，椎間板内圧の上昇（図3）[7]，ヘルニア部分の線維輪の伸張が起こらないように，特に前屈動作の制限をしながら理学療法を展開する．

### 2 急性期における腰椎分離症に対する理学療法の目標

分離症は，疲労骨折に至る動作（over useもしくは，誤動作）が必ず存在することから，原因動作を究明し，改善することが，理学療法の目標（ゴール）となる．問診により，腰痛が発生した時期に，練習量や練習内容の変更の有無を確認し，どの動作により分離症に至ったか仮説を立てることが重要となる．

また，スポーツを休止し骨癒合を目指す治療を選択した場合，椎弓部には，回旋，伸展動作により負荷が大きくかかる（図4）[8]ことから，腰椎の回旋，伸展動作を制限する硬性体幹装具を2～3ヵ月使用し，スポーツ活動を中止する．しかし，スポーツや運動禁止期間が長いため，選手は理学療法のモチベーションを維持することが困難になることが多い．固定期間中のモチベーションを維持することが理学療法の一つの目標になる．

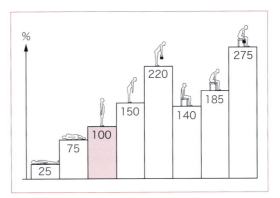

**図3 姿勢による椎間板内圧の変化**

立位時の椎間板内圧を100としたときの，各肢位の値．姿勢による椎間板内圧の変化を考慮しながら理学療法を展開する必要がある．
（文献7より引用）

 **Point**

スポーツ活動を中止し，疼痛誘発動作を行わなければ，疼痛は改善することが多い．このため，スポーツ休止期間も長いことから，選手の判断で運動を再開してしまうことが多い．分離に至った原因動作を改善することをパフォーマンスの向上に結びつけて説明すると選手の理解が得やすい．例えば，バッティング動作で腰部の回旋が大きい選手に軸足股関節の内旋運動を促す際に，内角の球も打ちやすくなると説明すると選手の納得が得やすくなる．

## 3 競技復帰への影響

病態に応じた評価や病態を助長している機能不全に対する評価が必要になる．これらを踏まえたうえで，各スポーツ動作における問題点への対応が，競技復帰後の再発予防のためにも重要である．ここでは，腰椎椎間板ヘルニア，腰椎分離症のそれぞれの病態に対する評価，理学療法，競技復帰に対するポイントを説明する．

 **① 急性期における腰椎椎間板ヘルニア，腰椎分離症に対する評価**

### (1) 問診と疼痛部位評価 [9,10]

椎間板ヘルニアは，病期によって症状が変わる．病期をイメージしながら病歴（いつから痛みがあるのか？　その変化は？）を確認する必要がある．また，病期により疼痛メカニズムも変化をする．このため，症状の詳細な部位，症状の変化（疼痛誘発動作や軽減動作を詳細に聴取し，疼痛にかかわるメカニカルストレスを推定する），障害程度（活動制限の程度）を明らかにする．急性期には，咳・くしゃみ・いきみで腰痛が誘発され，座位保持がつらく立位で軽減し，屈曲負荷や軸回旋によって増悪するという訴えが多い．また，ヘルニアによる神経根の圧迫・絞扼などによる神経根症状や炎症による癒着などで神経の可動性が低下した滑走性障害による下肢の痺れや異常感覚，筋力低下を訴える．これらは急性期の症状が軽減した時期に訴えが強くなるが，急性期においても確認する必要がある．

腰椎分離症は，立位や柔らかいベッドでの仰臥位で腰椎前弯が増すときに腰痛が増強し，伸展や回旋動作，側屈，屈曲位から起き上がりなどで痛みが誘発されるという訴えが多い．特に，急性期には，MRIやCTなどの画像では所見が明らかでないこともあり，成長期の選手が伸展，回旋挙動で痛みが誘発されるという訴えがあり，棘突起の圧痛を認める場合は，分離症の可能性を考えた方がよい．また，多くの場合，腰痛が発生した時期に，練習量の増加や練習内容が変更され，腰部に

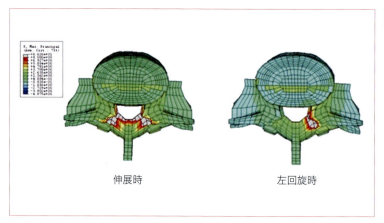

**図4** 腰椎関節突起間部に発生する応力

伸展時には，関節突起間部両側，左回旋にて右関節突起間部に応力がかかっている．分離が両側にあれば，伸展運動，片側のみであれば，回旋運動が主因である可能性が高い．分離症に至った原因動作の仮説を立てる際の一つのヒントとなる．
（文献8より引用）

**表1** 下肢筋の識別筋

|  | 識別筋：key muscle |
|---|---|
| L2　股関節屈曲 | （大）腰筋 |
| L3　股関節内転 | 股関節内転筋群 |
| L4　膝関節伸展，足関節背屈 | 大腿四頭筋・前脛骨筋 |
| L5　母趾伸展，足趾伸展 | 長母趾伸筋・長短趾伸筋 |
| S1　足関節底屈，外返し | 下腿三頭筋・腓骨筋 |
| S2　足趾屈曲 | 長趾屈筋 |

どの筋に筋力低下が起こっているか評価することにより，障害分節を知ることが可能となる．

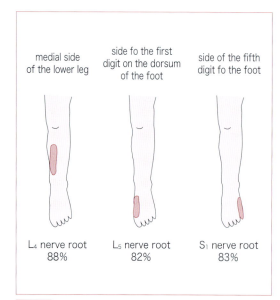

**図5** 下肢表在覚

障害されることが多い表在覚の支配分布が示されている．
（文献11より引用）

負荷がかかる動作を行っている．再発予防や練習の復帰には，その動作の改善が必須のことから，どの動作により分離症に至ったか仮説を立てることが重要となる．

**（2）自動運動**

自動運動（腰椎の屈曲，伸展，側屈，回旋）時の症状（疼痛）の誘発，可動性，運動の質を評価する．症状が出現した場合，同じ動作を再度行い，症状の再現，主訴と一致した症状かを確認する．特に，急性期の椎間板ヘルニアでは，前屈時に疼痛，症状が誘発され，腰椎分離症では，伸展や回旋動作で疼痛が誘発される．ヘルニアにより椎間孔の狭小化が起こり，末梢神経を圧迫している場合は，伸展，側屈により下肢症状が誘発される．また，坐骨神経（L4-S3）の滑走性障害があると前屈時に疼痛が出現し，可動性低下．大腿神経（L2-L4）の滑走性障害があると伸展時に疼痛誘発，可動性低下が起こる．

問診で得た情報に，自動運動時の疼痛誘発状況を加えて病態を推察する．自動運動時の症状（疼痛）が，徒手介入や運動療法効果の根拠となるので必ずこの評価を行う．

**（3）神経学的テスト**

ヘルニアによる神経根の圧迫・絞扼がある場合，末梢神経機能の伝導性が障害される．このため，どの分節にそのような病態が出現しているか理解するためにも MMT（表1），触覚検査（図5）[11]，腱反射を評価する．

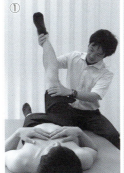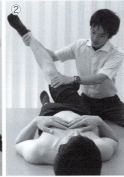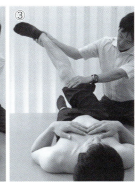

**図6** 坐骨神経伸張疼痛誘発テスト

SLRに股関節内転，股関節内旋を段階的に加えて，痛み・可動域・抵抗感を評価する．

### （4）神経伸張疼痛誘発テスト

坐骨神経（L4-S3）の滑走性障害がある場合，坐骨神経伸張疼痛誘発テスト：SLR＋股関節内転＋内旋（図6）が陽性となる．また，大腿神経（L2-L4）の滑走性障害がある場合，大腿神経伸張疼痛誘発テスト：股関節伸展＋膝関節屈曲（図7）にて陽性となる．

**Point**

神経の滑走性障害による可動域の低下がスポーツ活動復帰の際に，問題となることがある．可動域低下の一要因に神経の滑走障害があると理解すると，理学療法の幅が広くなる．

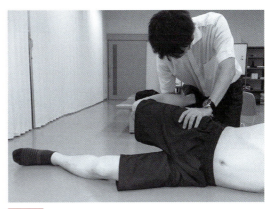

**図7** 大腿神経伸張疼痛誘発テスト

股関節伸展，膝関節屈曲を段階的に加えて，痛み・可動域・抵抗感を評価する．

### （5）股関節機能評価

腰部だけでなく，隣接する関節の機能不全が腰部に負荷をかけていることもある．そこで，それらの機能評価（可動域，体幹安定性を含めた筋機能）を行う必要がある．股関節屈曲，伸展，回旋の自動運動を体幹の安定性を含め評価し，その後，他動運動にて評価をする．椎間板ヘルニアの場合は，股関節屈曲機能，腰椎分離症の場合，股関節伸展，回旋機能を特に評価する．ただし，これらの機能不全が必ずしも障害原因となったスポーツ動作と関連があるとは限らない．これらの機能不全がスポーツ動作とどのように結びついているかを検討することも理学療法を成功させる鍵となる．

## 2 急性期における腰椎椎間板ヘルニアに対する理学療法の実際

画像所見，機能評価により病態を理解した後，理学療法を展開する．急性期は前屈動作で疼痛誘発が大きく，痛みのため競技が行えないことが多い．この時期は，この痛みを緩解することが理学療法の目的となる．

日本理学療法士協会や日本整形外科学会など，さまざまな腰椎椎間板ヘルニア診療ガイドラインにおいて，急性期に有効な徒手療法や運動療法は紹介されていない．この時期は安静と薬物療法が中心のアプローチとなる．

椎間板内圧の減弱を目的とした腰椎の分節的な

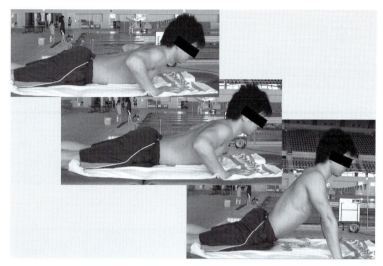

図8 腰椎の分節的伸展運動

各椎間関節を支点とし椎間を開大するように脊柱を伸展させる．多裂筋の賦活化による脊椎の機能改善も考慮し，脊椎の各分節的な運動を強調しながら，胸椎から痛みや症状を確認し，順番に分節的伸展動作を行わせる．

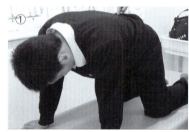
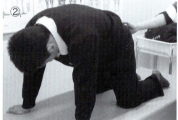
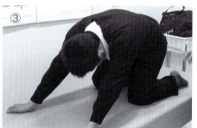

図9 椎間孔を拡大する運動療法

①四つ這い位→②脊椎後弯→③脊椎を後弯しながら骨盤後傾（正座をする）
写真の選手は，この方法で下肢症状が軽減するも骨盤後傾が強くなると痛みが出現し，正座まで行えない．このため，痛みの出現しない範囲で行うように指導を行った．

伸展運動（図8）は，経験上最も有効であり，この運動直後に痛みが軽減する場合は推奨している．

**Point**
急性期の椎間板ヘルニアの選手に，徒手療法（Mulligan コンセプトや神経モビライゼーション）を行うと痛みの減少を認めることを経験する．しかし，当初の痛み10が7になる程度であり，これは炎症症状が痛みの原因であることを裏づけていると考える．

急性期の炎症症状に対する対応以外に，下肢症状に対しても考慮する必要がある．下肢症状はヘルニアにより神経根を椎間孔で圧迫することが，原因であることから椎間孔を広げることを目的とした運動療法を提示する（図9）．

股関節屈曲機能（可動性）の改善も必要である．そこで，椎間板内圧を上昇させないように，腰椎の前弯を保ちながらの大腿後面のストレッチ（図10）を指導する．

身体機能を改善する運動療法を行っていても，原因動作を改善しなければ，再発や運動を開始しても全力プレーになかなか入れないスポーツ選手は多い．特に痛みが出現する動作は改善が必要な動きであることが多く，病態を考慮しながら，動作の変容を促す必要がある．よく認める例は，骨盤後傾でのプレーであり，椎間板への負荷を考えるとこの動作を変更する必要がある（図11）．

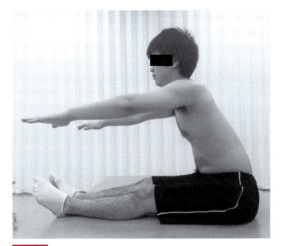

図10　骨盤前傾位での大腿後面（ハムストリングス）のストレッチ

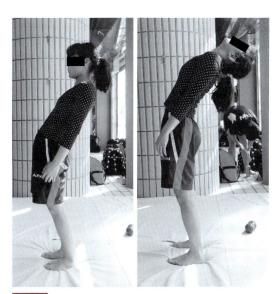

図12　分離症飛込選手の伸展動作（左が指導前，右が指導後）

よく認める分離症選手の伸展動作．胸椎部を伸展せずに腰椎のみが伸展し，腰部がヒンジ様の挙動をする．この動作の繰り返しが分離症の一要因と考えるため，この動作の改善が一つの目標となる．

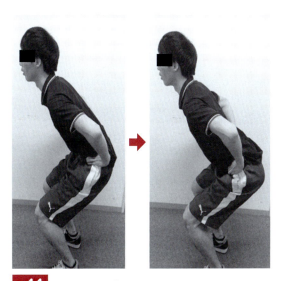

図11　スクワットポジションの変容

左図は骨盤後傾位となっており，このようなポジションで着地動作を繰り返していると椎間板への負荷は大きくなる．このため，骨盤前傾でのプレーに変更する必要がある．

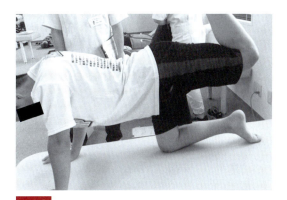

図13　分離症選手の四つ這い位での股関節伸展動作

体幹を腹筋群で安定できない場合，股関節伸展挙動に伴い，骨盤前傾，腰椎前弯が強くなる．

## 3　急性期における腰椎分離症に対する理学療法の実際

画像所見により初期の分離を認めた場合，骨癒合を目指した治療を行うのか，骨癒合を目指さずプレーを継続するのか判断をする必要がある．どちらにおいても分離に至った原因動作の改善（図12），機能不全の改善が目標になる．

また，股関節伸展機能の低下が分離症に至る一要因になることが多い．四つ這い位で確認（図13）をすると体幹安定性機能なども確認できるため確認が必要である．これらの動きが腹筋群機能，動作の誤学習，股関節前面筋のタイトネスなど，どんな機能不全が原因か見極め，改善する．また，

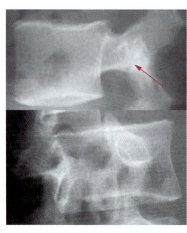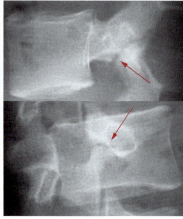

**図14** スピードスケート選手のX線写真

CTにてL4分離症進行期と診断を受けるも，中学3年生で進路も考慮し，固定による保存療法は選択せず，競技を継続．右は3ヵ月後のX線写真で分離部の進行を認める．
（金岡恒治先生のご厚意による）

機能不全＝分離症に至った原因ではないため，スポーツ動作の確認は必要となる．

腰椎分離症は，腰痛要因にならない[12]という報告もあるように慢性期には問題にならないことが多い．また，急性期の分離症の疲労骨折の痛みは，スポーツの休止，硬性コルセットの使用により軽減する．しかしながら，痛みが軽減したという理由でスポーツに早期に復帰し，分離部の拡大（図14）やすべり症に至るケースもある．そのようなリスクも考え，競技復帰を検討する必要がある．

**文献**

1) 高橋　弦：腰椎椎間板ヘルニア．脊椎脊髄 25：295-304, 2012
2) 高橋和久：椎間板性腰痛に関する基礎研究．日本腰痛会誌 14：45-49, 2008
3) Sakai T, et al：Incidence and etiology of lumbar spondylolysis；review of the literature. J Orthop Sci 15：281-288, 2010
4) 西良浩一ほか：腰椎分離症における腰痛．脊椎脊髄 25：335-344, 2012
5) Kapanji JI：下肢．カパンディ関節の生理学，第5版，荻島秀男監訳，医歯薬出版，東京，2-65, 1995
6) Narita T, et al：The prevention of low back disorders in divers. Sports Injuries and Prevention, Kanosue K ed, Springer Japan, Tokyo, 383-393, 2015
7) Nachemson AL：The lumbar spine, an orthopaedic challenge. Spine 1：59-69, 1976
8) Sairyo K, et al：Spondylolysis fracture angle in children and adolescents on CT indicates the facture producing force vector—A biomechanical rationale. Internet J Spine Surg 1：583-590, 2005
9) 金岡恒治ほか：腰痛がスーッと消える，学研パブリッシング，東京，2014
10) 金岡恒治ほか：金岡・成田式 腰痛さよなら体操〜たった一ヵ月で二度と痛くならない！，宝島社，東京，2015
11) Nitta H, et al：Study on dermatomes by means of selective lumbar spinal nerve block. Spine 18：1782-1786, 1993
12) Beulter WJ, et al：The natural history of spondylolysis and spondylolisthesis-45-year follow-up evaluation. Spine 28：1027-1035, 2003

# III 急性期における部位・病態別理学療法のポイント

# 1 体幹

## 3) 脊椎脊柱－機能性腰痛

小泉圭介

### Essence

- スポーツ動作によって生じる腰痛に対しては，急性期であっても隣接領域の機能不全に対してアプローチすることで症状を軽減緩和することが期待できる．
- 選手は少なからず腰部に既往を有しているため，機能不全を改善することでその症状の増悪を予防することが可能となる．
- 仮に患部に器質的問題がある場合はその医学的対応が必要であり，炎症症状などある場合は抗炎症対応が不可欠である．
- 早期の競技復帰と将来の再発予防のためにも，さらなる機能的な改善が求められる．

## 機能性腰痛の基本的な考え方

### 1 機能性腰痛の概念

一般に，スポーツ動作は日常生活活動と比較してより大きな可動域や強度の高い負荷が生じる．よって，腰部基礎疾患の既往の有無にかかわらず，腰部にストレスが集中することによって急性腰痛を発症することが少なくない．本稿では，スポーツ傷害としての機能性腰痛として，以下の2つの状態を概説する．

① 医師の診断により腰部に器質的問題が確認されないにもかかわらずスポーツ動作によって腰痛症状が認められる状態．
② 医師の診断において腰部に器質的問題が確認されるものの，想定される腰痛症状に対し実際のスポーツ動作での症状が著明である状態．

## 2 急性期の初期対応のための評価

上記①②いずれの場合においても，スポーツ現場において腰痛が発症した場合，医師の診断を受ける前に初期対応のため理学療法士やアスレティックトレーナーが評価を行う必要がある（表1）．

まず問診によって既往の有無を確認し，基礎疾患を有していた場合は器質的問題が誘因である可能性を第一に考え患部の状況を確認しなければならない．その際，特に神経症状が認められる場合は不可逆的な変化に至る可能性があり，速やかな医療機関への搬送を必要とする．

一方，上記の症状が認められない場合は，隣接領域の機能不全が症状悪化の誘因となっていることが想定されるため，症状軽減のための機能評価を実施する．

## 3 急性期症状軽減のための評価（表2）

スポーツ現場では，競技復帰を目的として腰痛

### 表1　急性期対応のための評価事項例

| 評価項目 | 評価内容 |
|---|---|
| 問診 | 既往歴，発症時のコンディション，受傷機転 |
| 運動時痛の確認 | 前屈・後屈・回旋運動（可能であれば） |
| 視診・触診 | 患部周辺の炎症，圧痛の確認，感覚検査 |
| 神経学的検査 | SLRテスト，FNSテスト |
| スペシャルテスト | Patrickテスト，Kempテスト |

### 表2　機能性腰痛の分類

| | 関連疾患 | 機能不全 |
|---|---|---|
| 屈曲型 | 椎間板ヘルニア 椎間関節炎 | ・股関節屈曲制限（大殿筋，外旋六筋，ハムストリングスなどの短縮）<br>・足関節背屈制限（下腿三頭筋などの短縮，関節拘縮）<br>・胸椎屈曲制限 |
| 伸張型 | 腰椎分離症 椎間関節炎 | ・股関節伸張制限（腸腰筋，大腿直筋，縫工筋などの短縮）<br>・腹筋群による固定性低下 |
| 回旋型 | 椎間関節炎 仙腸関節炎 | ・腹筋群による安定性低下<br>・腹斜筋の左右差<br>・股関節回旋可動域低下 |

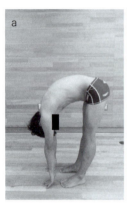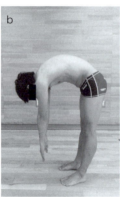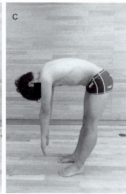

**図1　屈曲型腰痛：前屈姿勢評価**
a：正常例
b：股関節屈曲制限，骨盤後傾・腰椎屈曲強制
c：胸椎屈曲制限，足関節背屈制限

の症状軽減が求められるため，初期評価として症候による腰痛分類が有効である[1]．選手が自ら体動可能な場合は，疼痛発生動作と発痛部位を確定するために，状況に合わせて症状発生状況を再現する．

#### （1）屈曲型腰痛（図1）

このタイプでは，殿筋群やハムストリングスの短縮による股関節屈曲制限・骨盤前傾制限，また上背部筋群の伸張性低下による胸椎の屈曲制限などにより，腰背部の筋に伸張ストレスを生じる．症状としては急性の筋・筋膜性腰痛症状や椎間関節捻挫，また腰椎椎間板ヘルニア症状の増悪を起こすことがある．

実際の立位前屈姿勢では，さまざまなパターンがみられる．胸椎が制限因子となる場合，立位体前屈において上下肢の距離の拡大が確認できる．また，足関節の背屈制限を有している場合も同様の姿勢となる．一方，大殿筋など股関節伸筋群の短縮が原因である場合は腰椎屈曲・骨盤後傾を伴った前屈姿勢となり，特にハムストリングスの短縮が著明である場合は膝関節の屈曲を伴う．

#### （2）伸展型腰痛（図2）

腸腰筋や大腿直筋など股関節屈筋の短縮があり，股関節伸展制限され骨盤後傾の減少が認められ疼痛が増悪する．また，胸椎の伸展制限によって頭部後屈運動が認められず，腰椎伸展で代償する場合もある．これら腰椎過伸展姿勢は，慢性腰痛としての腰椎分離症・すべり症の原因となる姿勢であるが，急性腰痛として椎間関節捻挫や腰椎分離症状の増悪を認める場合も多い．

このとき，脊柱-骨盤-股関節複合体の動的な安定性が低下すること，つまり腹筋群による胸郭-骨盤間の連結作用が低下することによっても伸展運動を困難にする．よって，腹筋群による固定作用も重要である．

1．体幹

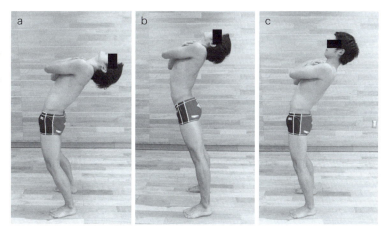

**図2** 伸展型腰痛：後屈姿勢評価
a：正常例
b：股関節伸展制限，骨盤前傾・腰椎過伸展
c：胸椎伸展制限，頚部後屈低下，腹筋安定性低下

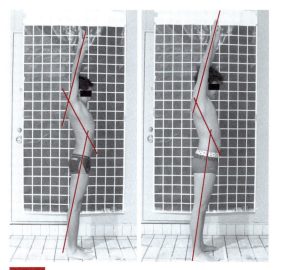

**図3** 腰椎過伸展を伴う上肢挙上
胸椎伸展低下，腰椎過前弯．

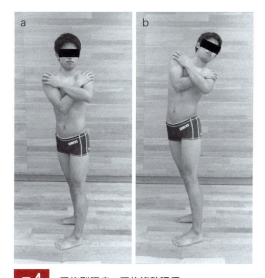

**図4** 回旋型腰痛：回旋姿勢評価
a：正常例
b：腹筋群安定性低下，腹斜筋活動左右差，股関節内旋制限

### Point ▼

overhead sportsにおいては，上肢挙上に伴い腰椎の過伸展を生じ伸展型腰痛が発症する選手を散見する．水泳選手の上肢挙上姿勢を例に挙げると，胸郭可動性低下に伴う代償動作としての腰椎過伸展が認められる．これらの場合，伸展型腰痛症状が確認され体幹筋の機能改善を試みるが，それだけで症状改善は困難であり，胸郭可動性改善と腰椎中間位での上肢挙上の再獲得を目指さなければならない（図3）．

### （3）回旋型腰痛（図4）

回旋を伴うスポーツ動作は投動作・打動作，蹴動作など非常に多く，この回旋動作によって急性腰痛を発症する場合は少なくない．回旋時，腹筋群の活動低下または左右差が生じている場合，腰椎の伸展を伴った回旋となる．このとき椎間関節の回旋軸も後方に偏位することで椎間関節面が衝突し椎間関節への圧迫ストレスが生じる[2]．また回旋側の股関節内旋が制限されている場合，骨盤にも回旋ストレスが生じ仙腸関節炎の原因となる．

これら矢状面上の問題のみならず，前額面上の

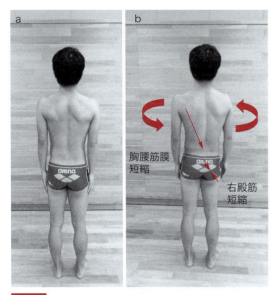

**図5** 前額面上：姿勢評価
a：正常例，b：左回旋位

姿勢の左右差が生じることによっても結果として水平面上の回旋を生じることになる．例えば，右殿筋と胸腰筋膜に短縮が認められる場合，肩甲帯から骨盤帯までの左回旋を呈する姿勢となる（**図5**）．この姿勢で伸展動作を行うと，腰椎椎間関節には Kemp テストと同様のストレスを生じることになり，捻挫など急性腰痛を発症することになる．

これらの姿勢評価では，急性症状を伴う場合，最終可動域までの運動は不可能であるが，運動が制限されている部位に先行して腰椎の動きが確認されることが多い．もちろん，選手の疼痛に考慮しつつ過剰な負担を強いることにならないように留意しなければならないが，しかし機能不全と代償動作を再現し，骨盤や脊柱など触診をしつつその動きを細かく観察することは重要な情報である．

##  理学療法の目標

###  急性期症状の軽減・消失

前述のように，機能不全が症状悪化の本態であるかないかのいかんにかかわらず，症状が患部に認められる以上何らかの問題，特に炎症症状がそこにあることは否定できない．よって，患部に対して抗炎症対応することは不可欠であり，物理療法などを実施して疼痛の軽減・緩和を目指す必要がある．

### 2 隣接領域（胸郭・股関節）可動域改善

機能的腰痛症では，隣接領域の機能不全が症状悪化を引き起こすということは前述の通りであり，急性症状に対しても患部外の機能不全に対するアプローチによって患部の症状が軽減するという経験が少なくない．その際，腰部に隣り合う胸椎・胸郭と骨盤・股関節の可動域の不全がある場合，まずその改善を優先することが効果的である．

**（1）股関節後面ストレッチ**（図6）

屈曲型腰痛を惹起する股関節屈曲制限因子として大殿筋・深層外旋六筋の短縮が著明な場合は股関節内旋制限が確認されることが多く（**図7**），その対策として股関節屈曲外旋ストレッチが有効である．しかし，外旋六筋が関節中心に近い深層筋であるため，ストレッチ感そのものを感じにくい場合が少なくない．この場合，徒手的に短縮部位を弛緩することでその後のストレッチが有効になることがあり，ストレッチの前処置としてマッサージボールを使用したセルフマッサージが有効である．

一方，大腿後面の短縮が著明な場合はハムストリングスのストレッチが必要となるが，特に多関節筋であるハムストリングスをストレッチすることは同時に腰部に対する屈曲ストレスとして作用することも忘れてはならない．急性期であれば，

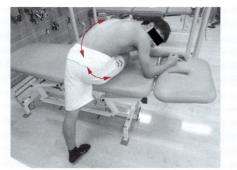

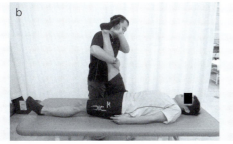

**図6** 関節後面ストレッチ

a:外旋六筋・大殿筋・広背筋.股関節屈曲・内転・外旋.
b:ハムストリングス・下腿三頭筋.股関節屈曲・膝関節伸展・足関節背屈.

より愛護的に神経症状などに配慮しつつストレッチすることが重要であり,患部へのリスクが少なければ逆に症状軽減の効果は大きいと考えられる.

> **MEMO**
>
> 屈曲型腰痛で,殿筋群による屈曲制限であるのか,ハムストリングスによる屈曲制限であるのかの判別はセルフエクササイズ(図8)を処方するうえで重要になる.同様に,一言でハムストリングスのストレッチといっても長座位体前屈を選択するか下肢伸展挙上(SLR)を選択するかで条件が異なる.
>
> 高橋らはさまざまな競技のトップレベル選手について柔軟性を比較し,水泳選手では長座位体前屈が柔らかいにもかかわらずSLRが固いと報告している[3].これは,腰椎可動性と下腿後面の短縮の差を示していると考えられ,水泳選手は腰椎の過屈曲による屈曲型腰痛症の発症リスクを有しているとも考えられる.実際,筆者は水泳選手がハムストリングスのセルフストレッチとして長座位体前屈を頑張り過ぎ,その結果として急性腰痛を発症したという症例を経験した.選手の身体特性は競技特異性が高いため,さまざまな因子を考慮する必要があると考えている.

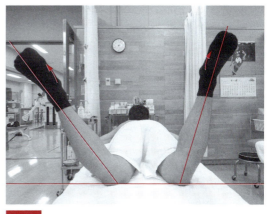

**図7** 股関節内旋制限

外旋六筋による制限:内旋制限.
縫工筋による制限:屈曲を伴った内旋制限.

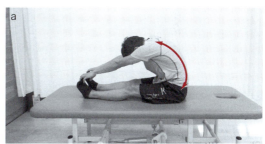

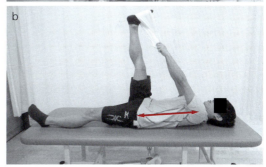

**図8** ハムストリングスセルフストレッチ

a:長座位体前屈,b:セルフSLR.長座位体前屈で骨盤前傾が困難な選手は,骨盤後傾位となり腰椎に屈曲ストレスを生じることになる.このような場合は,タオルなどを用いた背臥位でのセルフSLRを選択する方が望ましいと考えられる.

### (2) 股関節前面ストレッチ(図9)

股関節前面の筋群である腸腰筋,大腿直筋,縫工筋の短縮により骨盤後傾が制限される場合は股関節前面のストレッチが必要である.

特に,前述の股関節内旋可動域評価において,

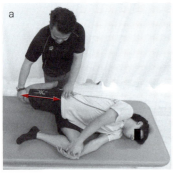
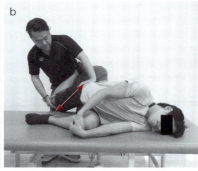

**図9** 股関節前面ストレッチ

a：大腿直筋，b：縫工筋．一般に，股関節伸展にて大腿直筋がストレッチされるが，このとき股関節内転・内旋を加えることで縫工筋にストレッチを加えることになる．

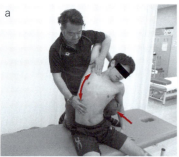
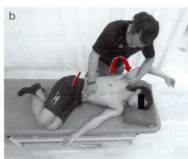

**図10** 胸郭前面ストレッチ

a：パートナーストレッチ．右胸郭肋間拡大．伸展・左側屈・左回旋．
b：徒手による胸郭前面肋間離開．胸郭下縁の浮上を抑制しながら胸椎伸展し肋間を拡大．

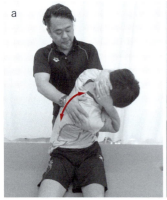
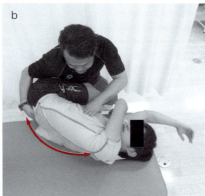

**図11** 胸椎・腰部ストレッチ，腸肋筋・最長筋・多裂筋ストレッチ（IDストレッチ）

a：上部線維，b：下部線維

股関節屈曲を伴った内旋制限を呈する場合，股関節外旋筋としての縫工筋の短縮の可能性が示唆される．この場合は，股関節伸展・内転・内旋方向のストレッチを実施することによって内旋可動域の改善と伸展の可動性改善が期待できる．

### （3）胸郭前面ストレッチ（図10）

胸郭前壁の短縮は，上肢挙上時や後屈時，胸郭の固定化による肩甲骨の可動制限と腰椎の過伸展を生じる要因とによって，胸郭の前面，特に肋間の短縮が著明である場合，徒手的に肋間の拡大を試みる必要がある．

まず胸郭のストレッチを実施し，可動性が低下している場合には支点を規定して分節的な動きを再獲得する．さらに，上肢挙上位にて下部胸郭を固定し胸郭下縁の浮上を抑制，その状態で下位肋間から上位肋間に向けて順番に下部肋骨と上部肋骨を離開することが有効である．

### （4）胸椎・腰部ストレッチ（図11）[4,5]

脊柱の屈曲制限は，脊柱の分節的な屈曲が制限され剛体としての運動を余儀なくされていると解

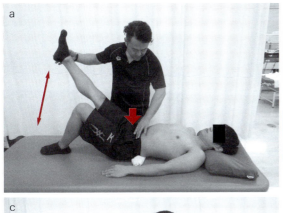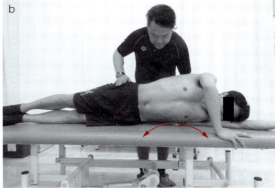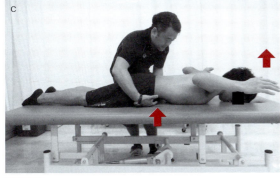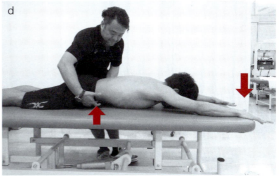

**図12** 体幹筋エクササイズ：急性期
a：骨盤固定＋SLR，b：side trunk arch，c：腹筋収縮＋上肢挙上，d：腹筋収縮＋上肢挙上位 push

釈すべきである．よって，胸椎・腰椎に直接付着するローカルマッスル・靱帯などの軟部組織に対し柔軟性の再獲得を行うことが必要である．

胸椎，腰部に対して分節的な可動性を確保する手段の一つとして，IDストレッチの実施が有効であると考えている．疼痛発生部位以外の選択的なストレッチが可能であり，ローカル筋が効果的にストレッチ可能であるため，急性期からのアプローチが可能であると考えている．

 **胸郭-腹部-股関節の連動性改善**

### （1）体幹筋エクササイズ：急性期（図12）

急性腰痛においても，体幹筋の機能低下による症状の増悪が確認できる場合には，患部にストレスをかけない状態での体幹筋エクササイズが必要であると考えている．よって，まずは深部体幹筋による腰椎の安定性確保が必要であり，腰椎骨盤部を固定した状態での上下肢自動運動エクササイズにより，深部体幹筋の上下肢に対する先行収縮（feed forward）の再学習を試みることが必要である．

しかし，体幹は分節的な可動性も必要であり，剛体としての固定能力だけでは機能的に不十分である．またこの可動性は他動的可動域が確保されたのみでは不十分であり，自動運動による可動性がスポーツ動作では必要となる．よって，ローカル筋の活性化を目的とし，低閾値による分節的な運動を促す必要がある．

選択的な収縮が可能になるためには，胸椎・股関節の可動性がまず不可欠である．

### （2）上下肢-体幹連動

ローカル筋による体幹の固定と分節的運動が可能になった段階から，スポーツ動作に復帰するためにはさらにダイナミックな動作における上下肢と体幹の連動を獲得する必要がある．特に，前述のoverhead sportsで上肢挙上位での体幹安定性

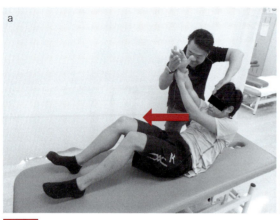
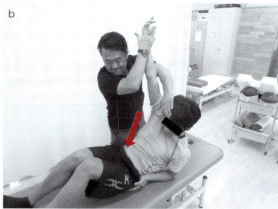

**図13** 上肢-体幹連動
a：右回旋，b：左回旋．PNFチョッピングパターンを利用した徒手抵抗体幹エクササイズ．

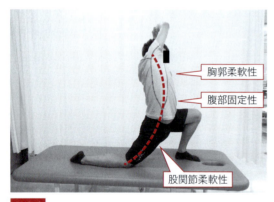

**図14** 胸郭-腹部-股関節連動エクササイズ：full arc stretch

低下が著明な場合，上肢と体幹筋の連動を上肢挙上位での体幹トレーニングによって促す必要がある．本稿では上肢と体幹の連動を促すエクササイズとして，PNFのチョッピングパターンを利用した2種類を例に挙げる（図13）．上肢に徒手的な抵抗を加え，体幹筋への連動を促しながら上体を起こしていく．このとき，前述のfeed forwardが学習されていれば上肢筋の活動に先行して体幹筋が活動し，スムーズに上体が起きてくる．しかし体幹の運動に上肢の運動が先行する場合，体幹筋の活動に遅延が認められることになる．

### （3）full arc stretch（図14）

腰部に隣接する胸郭・胸椎と骨盤・股関節，そして体幹筋の機能不全の回復を試みた後，胸郭-腹部-股関節の連動を促すエクササイズを行うことで一体化した機能連携を確認する．もし胸郭と股関節の柔軟性と，腹筋による固定性が獲得されていれば症状が消失・軽減し，一体化した機能としてのエクササイズが可能となるが，このいずれかが不十分であると，腰部にストレスが生じ腰痛症状が再発することになる．

## 3 競技復帰への影響

### 1 競技復帰に向けた機能評価（図15，16）

投げる・打つ・蹴るなど，多くのスポーツ動作では上下肢に対して大きなストレス（外力）が加わる．そして，この外力を体幹筋でコントロールできないときに急性腰痛を発症することになる．よって，急性期症状が日常生活動作において軽減されたとしても，スポーツ動作で軽減するかは未知数である．そこで，スポーツ現場では競技復帰に向け簡便な方法でシミュレーションを行う必要

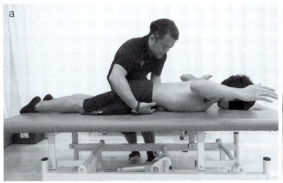 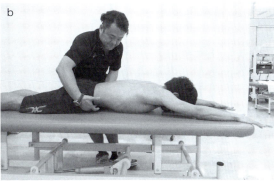

**図15** 上肢-体幹筋評価
a：腹部固定～上肢挙上．上肢挙上時，腰椎過伸展を抑制するための腹筋群の活動が維持されているか？
b：腹部固定～上肢挙上位にてプッシュ．上肢挙上位にて床を押した際，腹直筋だけでなく腹側部の筋も連動して活動しているか？

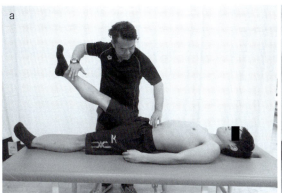 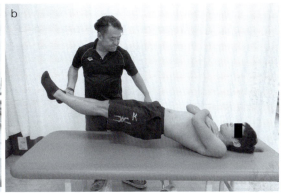

**図16** 下肢-体幹筋評価
a：腹部固定～下肢挙上．下肢挙上時，骨盤を固定するための腹筋群の活動が先行しているか？
b：腹部固定～殿筋収縮．殿筋収縮時，骨盤を固定するための腹筋群の活動が先行しているか？胸腰筋膜を介して背筋群まで収縮が連動するか？

がある．

ここでは上下肢と体幹機能の確認の例として4例を示す．いずれの場合も，上下肢と体幹との連動がしっかり確保されているかを確認する．

 **長期的な影響**

機能性腰痛は，スポーツ動作の力源となる上下肢の筋群と，その機能的連結部である体幹筋群との連動不全とも考えられる．我々が可能となる急性期の主たる対応は，過剰に活動している上下肢の機能を抑制することであり，体幹筋の機能改善も初期は腰椎の可動性を抑制する比較的静的なエクササイズが有効である．しかし，長期的な機能改善を考慮した場合，さらに強度と難易度の高い全身的トレーニングが不可欠であり，急性症状が軽快した段階から速やかに取り組む必要がある．

文献
1) 蒲田和芳ほか：腰痛の評価．アスレティックトレーナーテキスト1，日本体育協会，東京，253-257, 2002
2) 松田直樹：スポーツ復帰に向けたエクササイズ．スポーツと腰痛，金原出版，東京，113-120, 2011
3) 高橋佐江子ほか：わが国のトップレベル選手におけるタイトネスについて．日整外スポーツ医会誌 30：84-91, 2013
4) 鈴木重行：IDストレッチング，三輪書店，東京，32-33, 1999
5) 鈴木重行：IDストレッチング，三輪書店，東京，112-113, 1999

III 急性期における部位・病態別理学療法のポイント

# 2 上肢

## 1) 肩関節―外傷

鈴木 智・平田大地

### Essence

- 肩関節外傷の急性期治療では，解剖学的・機能的問題点の把握が極めて重要であり，医師と連携を図りながら病態に応じた理学療法を展開する．
- 理学療法は「急性期症状の消失・軽減」，「二次的な組織損傷と機能低下の抑制」，「身体機能異常の是正と残存機能向上」の3点を目的として実施する．
- 腱板断裂，肩鎖関節脱臼，肩関節脱臼・亜脱臼は一般的に多く見られる疾患であり，各病態を適切に理解し，個々のニーズに合わせた治療アプローチを選択することが，競技復帰には必要不可欠である．

## 1 肩関節―外傷の基本的な考え方

**Point**
肩関節外傷における急性期の理学療法を進めるにあたり，スポーツ競技動作の中止，再開の指示が重要となるため，医師と強固に連携しながら解剖学的，機能的に再開基準を設定していくことが大切である．

### 1) 肩関節の外傷

スポーツ選手の肩関節傷害には，ラグビーやアメリカンフットボールなどに代表される衝突や転倒といった外力による外傷と，投球障害肩などに代表されるオーバーヘッド動作が繰り返されることで生じる微小外力による障害の2つに大きく分類することができる．

本項ではスポーツによる肩関節外傷で日常遭遇する機会の多い肩鎖関節脱臼（亜脱臼），肩関節前方不安定症（脱臼・亜脱臼），外傷性腱板断裂について急性期における理学療法のポイントを述べる．

### 2) 急性期対応に必要な医学的情報

肩関節の外傷における急性期対応では，損傷が生じている解剖学的部位と病態を把握するための情報収集が極めて重要となる．一般的にスポーツ傷害の診療にあたる整形外科医は，損傷部位や受傷機転から診断に必要ないくつもの仮説を構築し，理学所見をとり必要に応じて画像検査による単純X線や超音波，MR関節造影が行われ炎症の程度や病変部位が特定され診断がつけられる．画像上異常を認める場合は，その画像所見と局所症状との関連性について十分に考察し，安静期間，投薬，リハビリテーション，手術などの治療方針が決定

される.

　急性期対応にあたる理学療法士は，どのような経緯で保存療法（理学療法）が選択されたのか，理学療法を実施するうえでの医学的制限を十分に理解すること，さらには保存療法における限界についてなど医師との双方向のコミュニケーションが重要となる.

 **急性期治療に必要な評価の進め方**

### （1）問診

　問診では，受傷からどの程度経過しているのか，疼痛・身体機能において現在までどのように経時的変化したかなど，受傷部位の身体機能異常について仮説を立てるだけでなく，外傷の程度や身体機能異常を助長しうる受傷部位以外の二次的要因も含めて注意深く病歴を聴取していく．問診において最も重要なポイントは選手本人のニーズを明確化することである．ニーズの明確化はすなわち理学療法のゴール設定に極めて重要な役割を果たすことになる.「どのような期間までに」「どのようなレベルで」競技復帰を果たしたいのかを可能な限り時間をかけて聴取することを心がける．

・スポーツ競技に関する内容

　競技種目と競技レベル（レクリエーション，学生スポーツ，社会人・プロなど）の確認を行う．競技特性を踏まえて聴取することで肩関節に加わる機械的ストレスを推測していくことが重要である．さらに競技歴やポジション，練習頻度や1日の練習量などを把握し，同時に，ウォーミングアップやクールダウン，定期的なトレーニング内容が適切に実施できているかも確認しておくことが望ましい．また，競技復帰の目標を設定するうえでも，年間スケジュールは把握しておきたい項目である[1]．

・受傷機転の聴取

　受傷に至った経緯についての詳細を十分に聴取しなければならない．転倒や打撲など明らかな外力によるものなどでは，どのようなポジションでどの方向からどの程度の外力かなど受傷機転を明確にする必要がある．特に競技動作中の転倒受傷例では，自分自身でもどのような経緯で受傷したのかがわからない選手も少なくない．その際は選手とともに受傷時のシチュエーションから受傷機転を推察していくことが重要となる．肩関節外傷例では明確な自覚所見を認めない場合でも，肩鎖関節や胸鎖関節，頚椎由来の症状（脱力感・しびれなど）などについても聴取を行っていく．

### （2）複合損傷や合併損傷の有無の確認

　通常，スポーツ活動時の外力による損傷では，骨折や筋・靱帯損傷など単一損傷だけでなく肩峰下滑液包や関節唇・関節包複合体などの複数部位を同時に損傷している可能性も少なくない．そのため，問診による自覚症状の経時的変化を注意深く記録しておくことが望ましい．特に外傷性腱板損傷，外傷後拘縮や肩関節脱臼後の腋窩神経麻痺などは，徐々に上肢挙上障害を引き起こすともあることを事前に理解しておくべきである．

 **急性期治療に必要な検査・測定項目と手順**

　特に外傷による急性期の検査・測定では，著しい疼痛や腫脹を起因とした可動域制限や筋力低下を認める場合が多く，真の機能障害を判断することは容易ではない．そのため急性期治療の際は，炎症や解剖学的破綻の程度を把握する目的に加えて，患部の機能異常を助長しうる患部外機能についても注意深く検査を進めていく．

### （1）姿勢アライメント

　姿勢アライメントでは前額面・矢状面から頭部から胸腰椎，骨盤から下肢にかけての相対的位置関係を考慮しながら観察を行っていく．全身の姿勢アライメントが患部となる肩関節にどのような影響を与えているのかを推測することが重要となる．また外傷急性期では，目の前の姿勢が，疼痛回避のため意図的な姿勢制御の結果として表出されているものなのか，さまざまな機能障害により無意識に生じた不良姿勢としての結果なのかを正確に解釈していく必要がある（図1）．

### （2）視診・触診

　前方より胸鎖関節・鎖骨・肩鎖関節を観察しながら左右差に注意しながら触診していく．烏口突

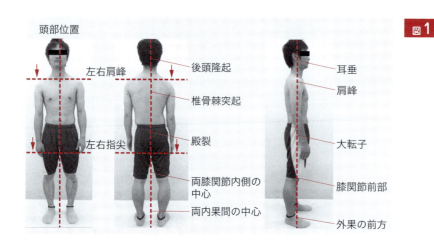

図1 肩関節疾患における姿勢アライメント確認

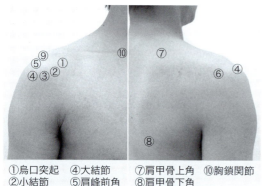

① 烏口突起　④ 大結節　⑦ 肩甲骨上角　⑩ 胸鎖関節
② 小結節　⑤ 肩峰前角　⑧ 肩甲骨下角
③ 結節間溝　⑥ 肩峰後角　⑨ 肩鎖関節

図2 肩関節周囲の視診・触診

起，前方関節裂隙から小結節・結節間溝・大結節，肩峰前角〜後角の順に触診を進め変形や圧痛の程度を確認していく．また，前方から三角筋や上腕二頭筋長頭・腱板付着部，後方より肩甲挙筋や僧帽筋，菱形筋など筋の形態を確認しながら筋萎縮の有無，さらには触診することで筋硬結の程度についても含めて検査を実施する．特に肩関節外傷では関節周辺の腫脹や神経障害に伴うしびれや異常感覚も出現しやすいため，感覚障害を含めて注意深く検査を進めていく（図2）．

**（3）上肢自動運動テスト（疼痛誘発・再現テスト）**

選手自身に可能な範囲で上肢の自動挙上運動を指示し，肩甲上腕リズムや各関節の動きや筋収縮のタイミング，疼痛の有無などを観察することが重要となる．肩関節自動運動の際は体幹の関与を最小にするため左右同時挙上から行うのが望ましいと考えている．炎症による著しい関節の腫脹や骨折・脱臼のように明らかな解剖学的破綻を認める症例では自動挙上が不能となる場合も少なくない．

自動挙上が可能な場合には，上肢全体のスムーズな連動，上腕骨・肩甲骨・脊柱の可動性，明らかな左右差の有無，体幹や肩甲帯を使った代償運動を認めないかを確認していく．運動中に明確な疼痛の訴えがある際には，その疼痛部出現位と関節角度から疼痛発生要因のいくつもの仮説を立案していく．疼痛の有無にかかわらず，運動制限を認めた場合には，自動運動に引き続き他動運動を行い運動制限の原因を探索していく．ただし，理学療法評価における病態確認のための疼痛誘発・再現テストは患部保護や症状悪化の危険性もはらんでいるため必要最低限にとどめておくことが望ましい[2]．

**（4）関節可動域・柔軟性の検査**

肩関節は関節複合体として運動を遂行しているため，肩甲上腕関節のみならず肩甲骨や脊柱など上肢運動に関与するすべての部位について測定を実施していく．外傷後の肩関節可動域制限や柔軟性低下は，関節拘縮以外にも腱板機能や肩甲胸郭関節機能の異常により上腕骨頭と関節窩における適合不全すなわち求心位が保持できないことが原因となるケースも少なくない．

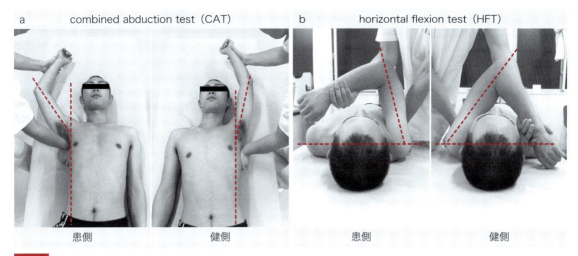

| a combined abduction test (CAT) | b horizontal flexion test (HFT) |
| 患側　健側 | 患側　健側 |

**図3** 肩甲帯の柔軟性検査

　実際には肩甲上腕関節では通常の可動域測定に加え，肩甲骨を固定しながらCAT（combined abduction test，図3a），HFT（horizontal flexion test，図3b），90°外転位での回旋可動域などを検査していく[3]．実際の検査では，各運動方向と肩甲骨など固定点を変化させることで軟部組織の伸張性を評価することにより制限因子を特定していく．特に肩甲骨固定による90°外転位における内旋可動域の制限では，後方軟部組織である棘下筋や小円筋に筋スパズムや筋短縮を認めることが多い．また，肩甲骨の明らかな可動性低下を認める場合には，肩鎖関節や胸鎖関節の機能異常を有している可能性があり，胸郭を含めた脊柱可動性の検査を進めていく．

### MEMO

　オーバーヘッドスポーツでは全身の運動連鎖の障害と捉えたうえで体幹や股関節を含めた下肢の柔軟性や関節可動域など．ラグビーや格闘技などコリジョンスポーツでは頸椎や手・肘関節可動域など．各スポーツにおける競技特性や傷害特性に応じて検査部位を追加していく．

### （5）腱板機能検査

　腱板機能検査では，棘上筋・棘下筋・小円筋・肩甲下筋それぞれに対する筋力テストを利用しながら機能障害を選択的に検証していく．特に腱板の中でも回旋要素を有する棘下筋・小円筋と肩甲下筋は，上肢の挙上角度により主に活動する部位が異なるため，さまざまな挙上角度での確認が必要となる．腱板完全断裂では，外転や外旋をはじめ各運動方向に明らかな筋出力低下を認めることが多いが，不全断裂ではわずかな筋力低下にとどまる場合がほとんどであるため，徒手抵抗の量や運動方向には細心の注意が必要となる．また，疼痛による見かけ上の筋力低下もみられるため疼痛の有無を考慮する必要がある．

　一方で腱板には，空間上で適切に上腕骨頭を関節窩に適合させる「動的安定化機構」・「求心位保持機能」が求められる．上肢自動運動時の肩関節不安定感やひっかかり感なども腱板機能低下を疑う所見となる．

### （6）肩甲骨周囲筋テスト

　肩関節外傷では肩甲骨周囲の疼痛や打撲により，一時的に前鋸筋や菱形筋の筋力低下を認め，肩甲骨が不安定な状況に陥り，二次的な腱板機能不全を引き起こす原因となる場合がある．さらに肩甲骨フォースカップルを構成する僧帽筋（上部・中部・下部）の筋力低下により，肩甲骨の外旋や後傾・上方回旋が制限されることで，肩甲上腕関節の過剰運動を引き起こし，肩峰下インピンジメン

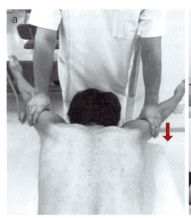
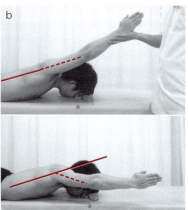

**図4** 肩甲骨周囲筋テスト

a：両側同時挙上での検査．両側同時挙上において健側では肩甲骨の後傾・内転を伴う上肢挙上が可能となるが，患側では十分な肩甲骨運動が認められない．
b：他動最大挙上と自動最大挙上の差．特に上肢挙上が必要なスポーツ競技では，体幹機能を含めた能動的な最大挙上が必要となる．他動最大挙上と自動最大挙上を比較することで，僧帽筋を含めた機能不全を確認できる．

トや internal impingement などを引き起こす大きな要因となる．

特に僧帽筋中部・下部線維や前鋸筋における測定では通常の筋力測定のほか，体幹回旋などの代償を抑制した両側同時挙上（図4a）や他動的な最大可動域と自動最大可動域の差を確認することが重要であると考えている（図4b）．

## 理学療法の目標

スポーツ選手の肩関節外傷―急性期に対する理学療法―は，以下の3項目を目的とする．

### 「肩関節の急性期症状の消失・軽減」

急性期の理学療法では病態の改善を最優先とし，炎症を起こしている肩関節に過渡の機械的刺激を与えないことが最も重要となる．実際には，日常生活における疼痛消失・運動機能の改善が主であり，スポーツ活動においては練習中止や限定された練習参加にとどまる．特に夜間痛や不特定方向での関節運動に強い痛みを訴える場合には，就寝時のポジショニング指導（図5a），補装具の利用（図5b）を含め，局所の安静に対して十分な理解が得られるよう努めていく．リハビリテーションでは，肩関節周囲筋の過緊張に対して徒手的操作による筋緊張の正常化やリラクセーション，物理療法（アイシング・超音波など）を積極的に活用する．

### 「二次的な組織損傷・機能低下を抑制すること」

外傷急性期では，特に肩関節の保護を意識するあまり頚椎をはじめ肘関節や手関節に至るまで不動を強いていることが少なくない．患部に負担をかけない範囲であれば積極的に患部外エクササイズを指導し，早期から肩関節運動制限の要因となりうる患部外の影響に対して選手自身に理解を促していく．特にスポーツ選手では体力要素の低下を最小限にとどめる目的で患部への影響を最大限に考慮したうえで，スクワットなどの基礎的エクササイズやエルゴメータなど有酸素運動を開始していく．

### 「身体機能異常の是正と残存機能向上」

炎症症状の鎮静化に伴い，疼痛が出現しない範囲において肩関節の日常生活動作における基本的な上肢運動の獲得に努めていく．この時期においても不良姿勢の改善やポジショニング指導を継続しつつ，病態の改善や疼痛の鎮静化にあわせて，関節可動域や筋力向上に伴う肩甲上腕リズムの正常化，さらに強化された各機能を一連の動作として連結させることが重要となる．各種スポーツ動

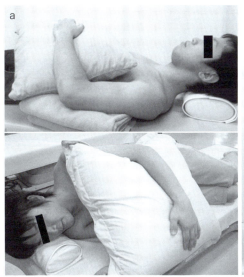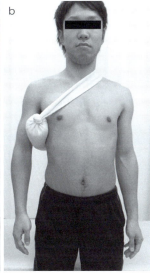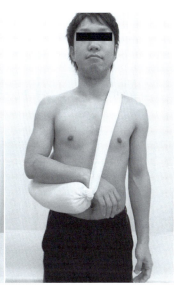

**図5** 外傷急性期における理学療法アプローチ例
a：就寝時のポジショニング指導．就寝時のポジショニング指導では肩関節に負荷される上肢全体の重さを軽減できるようクッションなどを利用して接触面積を多くすることが重要である．
b：補装具の利用．手製補装具を使用することで肩甲骨下制を防ぎ，肩関節軽度外転位を保持する．左図は腋窩から肩甲骨を引き上げることで肩甲骨下制を防ぐ．右図は前腕を支持することで上肢全体の重みを軽減することができる．

作を踏まえた筋収縮様式（遠心性収縮，静止性収縮，求心性収縮）での運動学習や重力環境を考慮したさまざまな肢位・スピードでの運動学習を促すことが重要となる．

## 各疾患における競技復帰への影響

### 1　外傷性腱板断裂

スポーツ選手の外傷性腱板断裂は，ほぼ1回の強力な外力により腱板が完全断裂を起こすもので他の選手との衝突や転倒により生じる．コリジョンスポーツやスキーやスノーボードに多いのが特徴であり，脱臼に伴う腱板断裂も認められる．また，Zanettiらは外傷性腱板断裂部位の特徴として，58％に棘上筋腱，54％に肩甲下筋腱断裂を認めたと報告している[4]．同様に肩甲下筋腱断裂の多くは外傷によって発生しているとの報告も多い[5,6]．肩甲下筋腱断裂の多くは過伸展，および外転外旋で発生すると報告しており[6]．肩外転外旋は前方脱臼を誘発する肢位であるため肩関節脱臼と肩甲下筋腱断裂の関連を示唆する報告もある[7]．肩甲下筋腱を含む3腱断裂は，求心位を維持することが困難なため著しい機能低下に陥ることが多く手術適応となることが多い[8]．腱板断裂に対し保存療法で損傷部位の炎症を鎮静化することで，疼痛軽減や肩関節機能の向上を図ることは可能である．しかし，スポーツ選手においては，パフォーマンスレベルの低下や競技完全復帰の遷延化も十分に考慮しなければならず，解剖学的破綻が大きく保存療法が無効の場合やスポーツ復帰に必要な上肢機能の維持が困難な場合には手術療法が適応となる．

〈急性期理学療法のポイント〉

腱板の断裂部位や肩峰下滑液包など炎症を起こしている肩関節に過度の機械的刺激を与えないことが最も重要となる．安静時痛や夜間痛対策としてポジショニング指導やテーピング（図6a）も有効な手段となる[2]．特に夜間痛が強く睡眠が十分

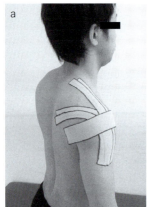
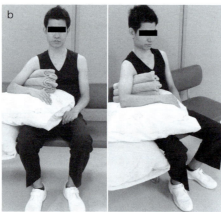

**図6** 腱板損傷急性期における理学療法

a：テーピングの実際．テーピングは腱板の各線維に沿って実施し，上腕骨を引き上げることで肩甲上腕関節への牽引ストレス軽減を図る．
b：座位での就寝指導．著しい夜間痛など臥位での就寝が困難な場合には座位での就寝方法の指導を行う．肩関節は良肢位を維持したままで背もたれを利用することで十分なリラクセーションの獲得を図る．

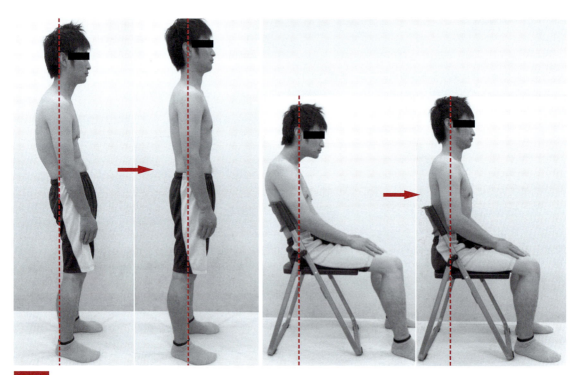

**図7** 日常的な不良姿勢の改善指導

に得られない場合には座位での就寝方法も指導しておくことが重要なポイントとなる（図6b）．

また残存腱板が効果的に活動しやすい身体環境を整えるために，肩甲骨周囲筋の過剰な緊張や不良姿勢に対して優先的に機能改善を図っていくことが必要である（図7）．軟部組織の柔軟性や伸張性向上を目的として物理療法を併用しながら，肩甲骨の自動可動域の拡大，不良姿勢改善を目的とした体幹部・骨盤帯柔軟性改善トレーニングを指導していく．これらの運動は損傷腱板への負担が少ない運動であるため早期からホームエクササイズとして継続してもらうよう指導していく．

残存腱板機能の向上を目的とした低負荷エクササイズでは，徒手誘導による自動介助運動から開始し，正確に各腱板筋が活動しているか触知しながら実施していく（図8）．徐々に自動運動や輪

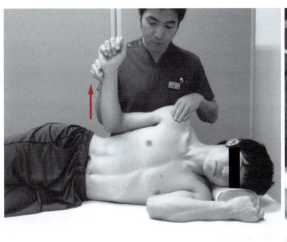
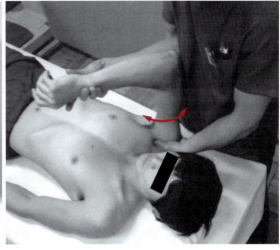

**図8** 残存腱板の低負荷エクササイズ

残存腱板機能の向上を目的とした低負荷エクササイズでは，徒手誘導による自動介助運動から開始し，正確に各腱板筋が活動しているか触知しながら実施していく．安易なセルフエクササイズ指導のみでは正確な運動や筋活動を得られないばかりでなく，損傷腱板に過度のストレスを与える可能性が高い．腱板のセルフエクササイズは確実な運動が習得できてからが望ましい．

ゴムを用いた低負荷での筋活動の向上を獲得していく．棘上筋・棘下筋・小円筋・肩甲下筋の選択的なエクササイズから開始し，個々の機能向上にあわせて上肢運動パターンの改善を目的とした複合動作としての上肢挙上運動の獲得を目指していく．

**Point**
強すぎる強度での関節可動域エクササイズや腱板エクササイズは，損傷した腱板や肩峰下滑液包への過度なストレスとなり炎症再燃につながり，結果として機能回復や競技復帰が長期化する可能性があることを十分に理解しておく必要がある．

## 2 肩鎖関節脱臼

肩鎖関節脱臼は肩関節外傷の約10％を占め，比較的遭遇することの多い外傷である[9]．スポーツにおける受傷は柔道の受け身，ラグビーのタックルなどのコンタクトスポーツに多い一方，野球におけるダイビングヘッドなどオーバーヘッドスポーツなどでもみられることがある[10]．上肢の挙上運動には肩甲骨の動きが大きな役割を果たしており，肩鎖関節は胸郭上の肩甲骨に安定性を与えていると考えられている[11]．したがって肩鎖関節脱臼によって肩甲胸郭機能不全が生じ，スポーツ競技復帰の阻害要因となりうる肩鎖関節脱臼に対する治療はRockwood分類[12] type Ⅰ（捻挫），type Ⅱ（亜脱臼）に対しては保存的治療の適応とされtype Ⅳ（後方脱臼），type Ⅴ（三角筋損傷を伴う高度脱臼），type Ⅵ（烏口突起下脱臼）は整復が不可能であるため手術的治療の適応とされている[13]．type Ⅲに対しては保存療法と手術療法の議論が分かれるところである（図9）．

〈急性期理学療法のポイント〉

受傷後数日間は肩鎖関節部を中心とした激しい疼痛が出現する．この期間は三角巾や肩装具を用いて局所の安静を第一とする．その際，日常生活でのリラクセーションの方法や就寝時の良好なポジショニングを指導する．安静時痛の軽減に伴い肩鎖関節部に負担をかけない範囲（屈曲・外転90°まで）での運動療法が開始される．特に肩関節拘縮を予防するためには，肩鎖関節に負荷の少ない肩関節内外旋運動を積極的に行うことが重要と考えている．内外旋運動は上肢下垂位から開始

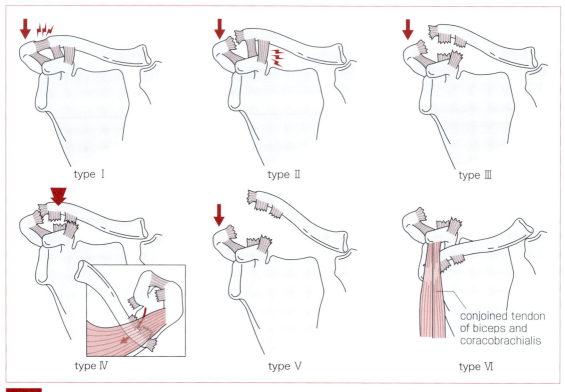

**図9** Rockwood 分類

type Ⅰ：肩鎖関節の捻挫．鎖骨の脱臼は認めない．
type Ⅱ：肩鎖靱帯・烏口鎖骨靱帯の部分断裂．肩鎖関節の亜脱臼．
type Ⅲ：肩鎖靱帯・烏口鎖骨靱帯の完全断裂．肩鎖関節の脱臼（正常の烏口突起-鎖骨間距離の 25〜100％まで）．
type Ⅳ：鎖骨の後方脱臼．
type Ⅴ：正常の烏口突起-鎖骨間距離の 2 倍以上の転位のある著明な上方脱臼．
type Ⅵ：鎖骨の下方脱臼．烏口突起の下に鎖骨遠位端がもぐり込む．

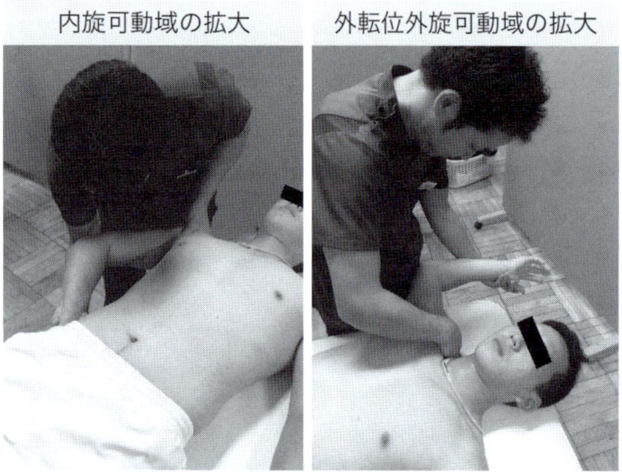

し屈曲・外転 90°までの範囲で角度を拡大しながら実施していく（図10）．その後，医師の指示のもと制限なしでの可動域エクササイズが開始される．比較的鋭い疼痛が残存しやすい上肢最終挙上（屈曲・外転）・水平屈曲最終域の獲得では，肩鎖関節を運動軸とした肩甲骨可動性獲得が重要ポイントとなる（図11）．

## 3 外傷性肩関節脱臼・亜脱臼

外傷性肩関節脱臼・亜脱臼は，肩関節に加わる外力により前方，後方，下方などさまざまな方向への脱臼を認める．特にスポーツ動作を含めたさまざまな動作では肩関節前方脱臼が圧倒的に多く，

**図10** 肩鎖関節を触知しながら回旋可動域の獲得

内外旋運動は上肢下垂位から開始し屈曲・外転 90°までの範囲で角度を拡大しながら実施していく．特に屈曲・外転位で実施する際は肩鎖関節の関節適合性を触知しながら実施することが望ましい．

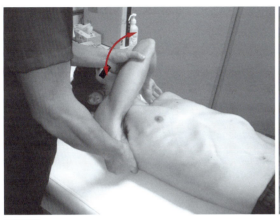 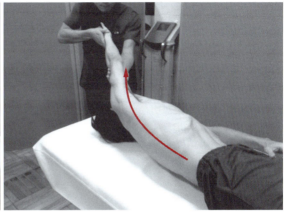

**図11** 上肢最大挙上・水平屈曲可動性の獲得

肩鎖関節脱臼（不安定症）後では，上肢最大挙上位ならびに水平屈曲最終域で肩鎖関節部に鋭い疼痛が出現しやすい．リハビリテーションの最終段階として肩鎖関節を運動軸とした肩甲骨可動性の向上に伴い疼痛消失・可動域制限なしの状況がスポーツ競技復帰には重要となる．

　肩関節の外転・外旋・水平外転方向への大きな強制力が加わることで上腕骨頭が関節窩前下縁をのりこえ肩関節脱臼が生じる．その病態は関節窩から前下方関節包・関節唇，下関節上腕靱帯が剝離するBankart lesionや関節窩前縁と上腕骨頭後外側が衝突して骨頭骨欠損が生じるHill-Sachs lesionなどがある．近年，外傷性肩関節脱臼後の下垂位外旋位固定により保存的治療成績の向上が報告されている[14]．一方で若年スポーツ選手の保存療法では外固定期間の厳守や後療法の管理の難しさも指摘されている[15]．

### MEMO

　当院でも原則として初回脱臼・亜脱臼後は理学療法を中心とした保存療法が行われる．しかし，若年者の初回完全脱臼では再発率が高く，多くの症例で反復性肩関節脱臼に移行することになり手術療法が必要となる場合が多い[16]．

〈急性期理学療法のポイント〉

　当院では選手の希望により整復後3週間の下垂位外旋位固定もしくは安静目的に三角巾などを用いて内旋位での固定を行っている．

　整復後2ヵ月で日常生活における疼痛・不安定感なし，肩機能改善や再脱臼への恐怖感消失となる3～4ヵ月以降でスポーツ復帰を目標とする．

　局所の痛みが鎮静化する約3週後に理学療法が開始されるが，初期段階では正常な上肢運動パターンの獲得に主眼を置いたエクササイズが主となる．肩関節周辺の過剰な筋緊張を除去し，肩甲骨アライメントの正常化から開始し，抗重力位での肩甲骨の正常な自動運動の獲得を図る．肩甲骨の自動運動は，自分自身では正確に行うことが困難であるため，姿勢を変化させながらセラピストによる適切な補助や鏡の利用が有効な手段となる（図12）．肩関節前方脱臼・亜脱臼では前方支持組織である肩甲下筋などの機能低下をきたしている場合も少なくない．徒手操作で確実に筋活動を触知しながら段階的に等尺性収縮から求心性収縮，遠心性収縮へと筋活動を高めていくことが望ましい．

　初期段階では，前方の関節唇や関節包の解剖学的破綻部への力学的ストレスには十分な配慮が必要となり，特に肩関節外転・外旋方向の他動運動などは極めて慎重に実施すべきである．

　個々の関節機能の正常化に伴い肩関節の複合的な上肢運動の獲得が必要となる（図13）．日常生活動作の獲得にあわせ，各スポーツで必要とされる肩甲上腕関節・肩甲胸郭関節・体幹・骨盤帯・下肢と一連の動作として完成させていく．

側臥位での肩甲骨可動性向上エクササイズ

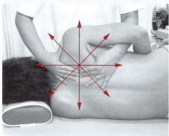
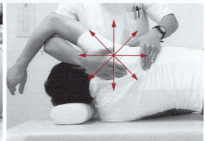

**図12** 肩甲胸郭関節の可動性・動的安定性

座位での肩甲骨動的安定性向上エクササイズ

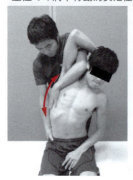
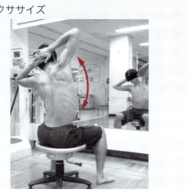

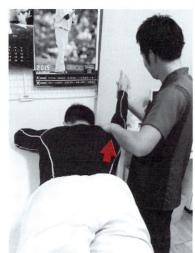
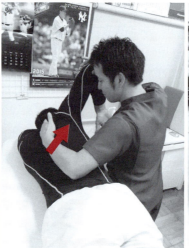
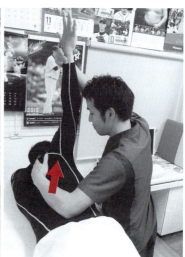

**図13** 肩関節の複合的な上肢運動の獲得
肩関節前方脱臼・亜脱臼の場合には，やはり最終挙上位ならびに水平外転位での外旋運など恐怖感や関節不安定感が残存している場合が多い．複合的な上肢運動では肩甲骨が上腕骨運動をしっかりと追従することができる可動性と安定性獲得が重要となる．矢印が肩甲骨関節窩の方向を表す．

### Point

肩関節前方脱臼では上腕骨頭が肩関節前下方に脱臼することで腋窩神経が牽引され神経損傷を伴うことがある．安静固定のため急性期には三角筋の筋力測定ができず，整復後しばらくしてから腋窩神経損傷を発見されることが多い．早期から腋窩神経の固有知覚領域である肩関節外側部の感覚障害を確認することが重要である．

### 文献

1) 鈴木 智：肩のスポーツ障害に対する理学療法の実際．肩と肘のスポーツ障害 診断と治療のテクニック，菅谷啓之編，中外医学社，東京，144-157，2012
2) 鈴木 智ほか：肩腱板損傷のリハビリテーション．上肢急性外傷におけるリハビリテーションとリコンディショニング，宮下浩二編，文光堂，東京，123-139，2011
3) 鈴木 智：上肢筋骨格系障害への挑戦 遠位部．臨床思考を踏まえる理学療法プラクティス―新人若手理学療法士のための最新知見臨床応用ガイダンス―，嶋田智明ほか常任編集，文光堂，東京，126-140，2013
4) Zanetti M, et al：MR imaging for traumatic tears of the rotator cuff；High prevalence of greater tuberosity fractures and subscapularis tendon tears. AJR Am J Roentgenol 172：463-467, 1999
5) Bartl C, et al：Open repair of isolated traumatic subscapularis tendon tears. Am J Sports Med 39：490-496, 2011
6) Deutsch A, et al：Traumatic tears of the subscapularis tendon. Clinical diagnosis, magnetic resonance imaging findings, and operative treatment. Am J Sports Med 25：13-22, 1997
7) 望月智之：肩腱板損傷の病態・リスクと治療．上肢急性外傷におけるリハビリテーションとリコンディショニング，文光堂，東京，31-38，2011
8) 澤野靖之ほか：肩腱板損傷の発生メカニズム．理学療法 32：214-221, 2015
9) Mazzoca AD, et al：Evaluation and treatment of acromioclavicular joint injuries. Am J Sports Med 35：316-329, 2007
10) Meister K：Injuries to the shoulder in the throwing athlete, Part two：Evaluation/Treatment. Am J Sports Med 28：587-601, 2000
11) 近藤 司ほか：肩鎖関節脱臼例における追跡動作について．肩関節 10：30-32, 1986
12) Rockwood CA：Disorders of the acromioclavicular joint. The Shoulder, Rockwood CA ed, Saunders, Philadelphia, 413-476, 1990
13) 富士川恭輔ほか：骨折脱臼．南山堂，東京，514-518, 2008
14) Itoi E, et al：Immobilization in external rotation after shoulder dislocation reduces the risk of recurrence；a randomized controlled trial. J Bone Joint Surg Am 89：2124-2131, 2007
15) 青柳孝彦ほか：若年スポーツ選手の肩関節初回脱臼例に対する保存療法と手術療法による機能回復の差異．肩関節 36：337-341, 2012
16) Hovelius L, et al：Primary anterior dislocation of the shoulder in young patients. A ten-year prospective study. J Bone Joint Surg Am 78：1677-1684, 1996

# III 急性期における部位・病態別理学療法のポイント

## 2 上肢

### 2）肘関節－外傷

坂田 淳

### Essence

- 肘外傷後の理学療法で最も注意すべきものは，肘屈曲拘縮である．
- 固定期間中の理学療法は，患部の腫脹と疼痛の減弱に努め，物理療法を中心とした肘周囲筋タイトネスの改善に努める．加えて，固定による脊柱や肩甲骨の不良姿勢を予防する．
- 固定オフ後より，肘の動的外反アライメントを改善させながら，積極的に肘伸展可動域を改善させる．
- 合併損傷している可能性がある筋の収縮時痛消失後は，肘外反制動機能を有する筋のトレーニングを行い，急性期以降のスポーツ動作に向けた準備を進める．

## 1 肘関節—外傷の基本的な考え方

　肘関節の外傷で最も代表的なものとして，肘関節脱臼が挙げられる．10歳代で最も多く発生し，男子ではコンタクトスポーツで，女子では体操競技やスケートで発生率が高いとされる[1]．人と人との接触や転倒時に手を地面についたときに損傷し[2]，病態は2つに大別され，損傷パターンにより，損傷組織が異なる（表1）．

　肘関節脱臼の治療の第一選択は保存療法である．脱臼の整復が困難なものや，整復後30～45°以上の伸展制限をつけなければ再脱臼するもの，鉤状突起や橈骨頭骨折の転位が大きいものには観血的療法が選択される．

　肘関節外傷後の理学療法で最も注意すべきものは拘縮である．外傷後は特に屈曲拘縮が起こりやすく，関節包の線維化による軟部組織由来と異所性骨化による骨性由来がある[4]．関節包の線維化は固定期間と関連があり，骨折を伴わない肘関節

### 表1 肘関節脱臼の病態

| 損傷パターン | 後方脱臼（過伸展損傷） | 後外側脱臼 |
|---|---|---|
| 発生頻度 | 多い | 比較的まれ |
| 多い受傷場面 | 人との接触や落下，転倒時に肘を伸ばしたまま手をつく | 落下や転倒時に肘軽度屈曲位・前腕回外位で手を前方につく[3] |
| 発生メカニズム | 肘頭が肘頭窩に衝突してテコとなり，鉤状突起が上腕骨滑車を乗り越え，後方に脱臼 | 上腕骨が内旋しながら橈骨頭の前方にすべり，尺骨が回外・外反強制され，後外側に脱臼 |
| 損傷組織 | 尺側側副靱帯（UCL）・前方関節包・円回内筋＞外側側副靱帯損傷（LCL） | LCL・前方関節包＞UCL |
| 合併損傷 | 尺骨鉤状突起骨折 | 橈骨頭骨折 |

脱臼では，2週間以内の固定が推奨される[5]．受傷直後からの早期の可動域訓練開始が推奨されるが，疼痛を伴う他動可動域訓練は異所性骨化を生じさせるため禁忌である[6]．特に，上腕筋-前方関節包周囲の異所性骨化は著明な可動域制限を形成する．

本稿では，肘関節の外傷の中で発生頻度の高い，肘後方脱臼を例に挙げ，肘屈曲拘縮を予防するために必要な，急性期における理学療法のポイントをまとめる．

### MEMO

肘関節脱臼後の固定期間について．骨折を伴わない場合，3週以上の固定は屈曲拘縮の原因となるという報告がある[7,8]．骨折を伴う場合でも，4週以上の固定は治療成績も低下するといわれており[9]，1ヵ月以上の固定は避けるべきである．一方，固定期間は医師の指示によるため，医師と積極的にコミュニケーションをとり，固定期間についての共通理解を得ておく必要がある．

## 2 理学療法の目標

急性期の治療のゴールは肘関節の完全伸展可動域の獲得である．拘縮を予防するだけでなく，肘完全伸展可動域を得ることで肘関節における骨性の安定性が得られ，尺側側副靱帯（UCL）を含む軟部組織へのストレスを減少させることができる．靱帯のヒーリングプロセスを考慮しながら，段階ごとに可動域訓練を行っていく．併せて，上腕三頭筋を含めた肘関節周囲筋機能の改善と肩甲骨安定性の獲得により，手を着いた際などの上肢の固定性を向上させ，再損傷のリスクを軽減させる．

###  外傷発生時のフィールドでの対応

肘関節の外傷，特に肘脱臼時の対応において最も重要なことは，速やかな固定と医療機関への搬送である．視診による肘変形の有無を確認した後，選手に前腕遠位部を把持してもらいながら，三角巾にて固定する．固定肢位は屈曲位が望ましいが，骨折の合併の可能性や疼痛による運動困難な場合がほとんどのため，無理に動かすことは絶対に避ける．固定後，手指のしびれがないことを確認し，三角巾内に氷嚢を入れ，除痛を図る．そのまま，医療機関へ搬送する．

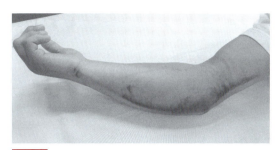

**図1** 前腕部の血腫（肘後方脱臼受傷後3日）
上腕内側から前腕内側にかけ，血腫がみられる．

## 2 炎症期（固定期間）

### （1）課題
① 患部の熱感が強く，疼痛と腫脹による著明な可動域制限に加え，前腕部に血腫がみられる（図1）．
② 上腕二頭筋や腕橈骨筋，前腕伸筋に防御性収縮とみられる筋緊張の亢進と，それに付随した筋タイトネスがみられる．
③ 三角巾・シーネ固定の影響により円背姿勢（頚部屈曲・胸椎後弯）や肩甲骨内旋（外転）アライメントを呈しやすい．

### （2）理学療法
① 微弱電流をUCLに当てながらアイシングを行い，患部周囲の腫脹を軽減させる．肘の屈伸運動は自動運動のみとし，疼痛の出ない範囲にとどめる．
② 上腕二頭筋や腕橈骨筋，前腕伸筋に超音波療法（温熱）を行い，筋タイトネスを改善，予防する（図2）．
③ 斜角筋や大胸筋のストレッチを行い，頚部伸展・肩甲骨外旋（内転）可動域を確保する（図3）．

### Point
受傷直後は固定のみとせず，患部に対する炎症処置を積極的に行うことが重要である．それにより，肘運動時痛が軽減され，周囲筋の防御性収縮

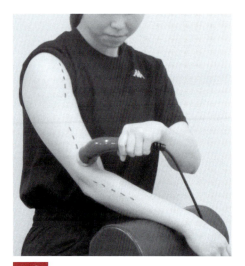

**図2　超音波を用いた上腕二頭筋・腕橈骨筋・前腕伸筋の柔軟性改善**

上腕二頭筋近位部，腕橈骨筋，前腕伸筋に温熱効果のある超音波療法（3 MHz, 1.2 W/cm, 100％）を行い，柔軟性を改善する．

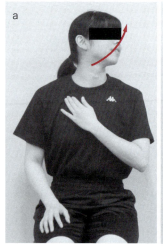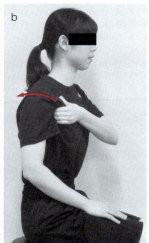

**図3　頚部伸展・肩甲骨可動性の改善**

a：斜角筋のストレッチ．鎖骨下に手を当て，斜め上を見るように頚部を伸展・対側回旋させ，頚部前面をストレッチする．
b：大胸筋のストレッチ．大胸筋を把持し，肩甲骨を外旋させ，胸部をストレッチする．

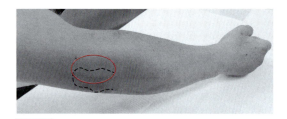

**図4　肘頭周囲に観察される関節内の腫脹**

肘頭（破線）の輪郭が見にくくなり，関節内の腫脹は特に肘頭外側（実線）に観察される．

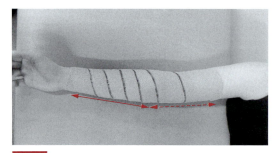

**図5　交代浴による前腕部浮腫の改善**

前腕遠位部より内側上顆まで弾性包帯の2/3を重ねて巻き（実線），内側上顆から近位は1/2を重ねて巻く（破線）．そのまま，交代浴を行う．

が起こりにくくなる．結果，固定期間が短縮され，固定オフ後のスムーズな可動域改善が得られやすくなる．

## 3　修復期前半（受傷後1週以降，固定オフ前後）

### （1）課題

① 患部の熱感が落ち着くものの，肘頭周囲に観察される関節内の腫脹と前腕の浮腫が残存し（図4），肘運動時痛も残存する．
② UCL損傷と腕橈骨筋タイトネスにより，肘伸展時の過度な動的外反アライメントが形成される．
③ 肘伸展制限と上腕二頭筋タイトネスにより，上肢下垂位での肩甲骨前傾，上腕骨頭前方偏位（肩伸展），肘屈曲位の姿勢を呈する．

### （2）理学療法

① 前腕を弾性包帯で圧迫した状態で交代浴を実施し，前腕部に浮腫・血腫が溜まることを防ぐ（図5）．また，後方関節包に付着部を

## 図6 肘の動的外反アライメント・肘伸展制限の改善

a：腕橈骨筋のストレッチ．上腕二頭筋-腕橈骨筋間に指を入れ，肘の屈曲伸展を繰り返す．
b：前腕伸筋のストレッチ．前腕伸筋を把持し，前腕の回内外を繰り返す．

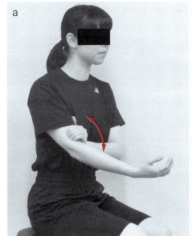
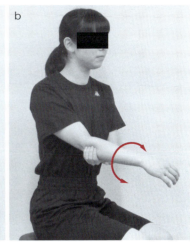

## 図7 上腕骨頭アライメント改善と肩甲骨良肢位の獲得

a：上腕二頭筋近位部のストレッチ．結節間溝遠位部より，上腕二頭筋を把持し，肩内外旋を繰り返す．
b：上腕三頭筋セッティング．肩甲骨を外旋させ，肘関節を伸展し，タオルをつぶすようにして上腕三頭筋を収縮させる．

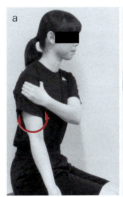
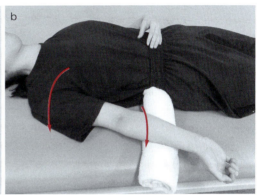

持つ肘筋に電気刺激を行いながらアイシングをすることで，関節内の腫脹を軽減させる．
② 腕橈骨筋や前腕伸筋のストレッチを行い，肘の動的外反アライメントを改善させつつ，伸展可動域を改善させる（図6）．他動運動による可動域訓練は引き続き禁忌である．
③ 上腕二頭筋近位部のストレッチを行い，上腕骨頭の位置を正常に保つ（図7a）．また，仰臥位で肩甲骨を内転させながら，上腕三頭筋の等尺性収縮を行わせ（図7b），肩甲骨外旋・肘伸展位の良姿勢を保ちやすくする．

### Point
UCLの治癒を促進するためにも，肘の過外反アライメントの改善が重要である．肘の過外反が起こり，慢性的なUCLへの伸張ストレスが加わると，UCL周囲の疼痛を長引かせる可能性がある．

### MEMO
UCLは内側上顆前部から尺骨鉤状突起内側部に付着する前斜走線維，内側上顆後部から肘頭内縁に付着する後斜走線維，肘頭から尺骨鉤状突起に付着する横走線維に分かれる．
前斜走線維は屈曲角にかかわらず，その靱帯長が変わらないのに対し，後斜走線維は屈曲に伴い伸張されるといわれている[10]．近年，前斜走線維をさらに前部線維と後部線維に分け，その特性について調べた報告[11, 12]が散見さ

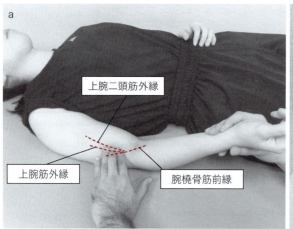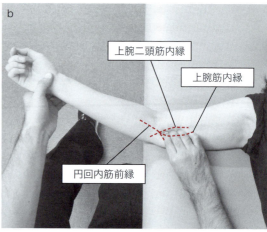

**図8** 上腕筋と周辺組織の滑走性改善
a：上腕筋外側へのアプローチ．肘軽度屈曲位とし，腕橈骨筋前縁近位部の腹側より上腕筋の背側（前方関節包との間）に指を滑り込ませ，滑走性を改善する．また上腕二頭筋外縁の背側（上腕筋との間）に指を滑り込ませ，滑走性を改善する．
b：上腕筋内側へのアプローチ．円回内筋前縁近位部の腹側より上腕筋の背側（前方関節包の間）に指を滑り込ませ，滑走性を改善する．また上腕筋内側前縁の背側（上腕筋との間）に指を滑り込ませ，滑走性を改善する．

れる．それによると，前部線維は肘の屈曲角によらず，靱帯長は一定であるのに対し，後部線維は屈曲角の増大に伴い伸張される．肘後方脱臼では，UCLの前斜走線維の中でも特に前部線維から損傷する．前部線維は肘屈曲角による影響を受けないことからも，早期に肘伸展可動域の獲得を目指すことのデメリットは少ないと考えられる．

 **修復期後半（受傷後3週以降）**

**（1）課題**
① 関節内の腫脹や浮腫が減少するも，上腕部の"つっぱり感"や肘後方の"つまり感"による肘伸展制限が残存する．
② 前腕回外制限や肘屈曲制限が残存する．
③ 円回内筋など損傷した筋の治癒が進み，収縮時痛などが消失する一方，肘周囲筋（上腕三頭筋内側頭や回内屈筋群）の筋萎縮がみられる．

**（2）理学療法**
① 上腕筋や肘頭周囲の異所性骨化がないことを確認し，上腕筋と周辺組織（上腕二頭筋や前方関節包）の滑走性を改善する（図8）．
また上腕三頭筋のストレッチ（図9a，b）や肘頭モビライゼーション（図9c）を行い，腕尺関節の圧を減弱させる．
② 円回内筋のストレッチ（図10a）や前腕回外位での肘屈曲運動（図10b）を行い，前腕回外・肘屈曲可動域を改善させる．
③ 浅指屈筋や尺側手根屈筋，上腕三頭筋のトレーニング（図11）を行い，肘外反制動機能を改善させる．また，チューブを用い肩甲骨周囲筋の開放性運動連鎖（OKC）でのトレーニングも行い，再構築期以降の閉鎖性運動連鎖（CKC）トレーニングへの移行をスムーズにさせる．

**Point**
UCLや円回内筋，前方関節包が損傷すると，治癒の中で周辺組織と癒着が起こる．前方関節包や円回内筋に隣接する上腕筋の滑走性が低下することで，肘伸展制限が起こりやすくなる．

2. 上肢　123

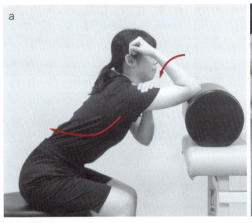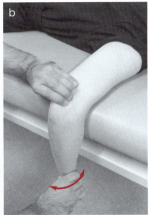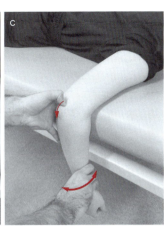

**図9**　腕尺関節の除圧
a：上腕三頭筋長頭のストレッチ：肘屈曲位で枕の上に肘を置き，肩を屈曲させるように身体を後方に引く．
b：上腕三頭筋外側頭のストレッチ．上腕三頭筋長頭-外側頭間に指を入れ，肘の屈伸を繰り返す．
c：肘頭のモビライゼーション．肘頭-肘頭窩間に指を入れ，肘頭を遠位に引きながら，肘の屈伸を繰り返す．

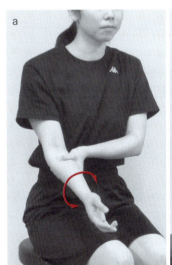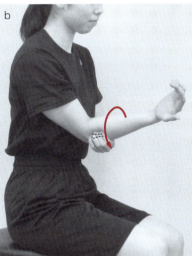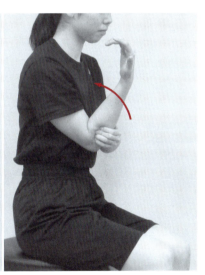

**図10**　前腕回外・肘屈曲可動域の改善
a：円回内筋のストレッチ．円回内筋付着部を把持し，前腕回内外を繰り返す．
b：前腕回外・屈曲運動．肘屈曲位にて，橈骨頭腹側に指を入れて把持し前腕を回外させる．橈骨頭を背側に引っ張りながら，前腕を回外させつつ，肘を屈曲させる．

## 再構築期（受傷後5週以降）

　炎症所見もほぼ消失し，UCLの治癒も進むことで，肘外反不安定性が減少する．肘伸展0°以上獲得していることが望ましい．理学療法は，上肢に徐々に荷重をかけ，上腕三頭筋の収縮と肩甲骨の安定性を獲得する．また，手をつく動作を含めたスポーツ動作に徐々に移行し，競技への復帰を目指していく．

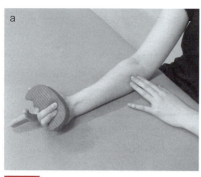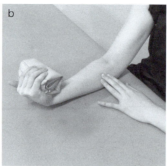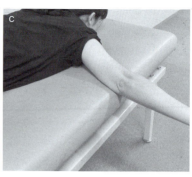

**図11** 肘外反制動機能の改善
a：浅指屈筋トレーニング．ゴムボールなどを握り，環指・小指のPIP屈曲抵抗運動を行う．
b：尺側手根屈筋トレーニング．重錘を把持し，回外位を維持しながら尺側より掌屈する．
c：上腕三頭筋トレーニング．伏臥位でダンベルを把持し，前腕回外位で肘伸展を行う．

> **Point**
> 肘後方脱臼患者の外反不安定性について，徒手検査や超音波機器を用いて経時的に追うと，5週前後でその改善が収束に向かう．5週までは上肢への荷重や，肘が外反方向に向かう可能性がある運動は避ける方がよい．

**MEMO**

不安定性，動揺性，弛緩性の言葉について，混同することが多い．弛緩性はlaxityであり，関節の緩みを示し，病的な意味合いや疼痛の要素を含まない．一方，不安定性はinstabilityであり，関節にストレスを加えたときの病的な弛緩性を示すだけでなく，選手が感じる疼痛や恐怖感といった症状を含めたものと理解される．加えて近年，超音波を用い，肘に外反ストレスを加えた際の関節裂隙の開大幅を測定する方法が考案された[13]．これに対し，病的な意味も含めた動揺性という言葉が使用される場合や，あくまで緩さを示す弛緩性という言葉が使われる場合がある．

## 3 競技復帰への影響

### 1 肘伸展制限の残存

前述のように，肘外傷後は特に屈曲拘縮が起こりやすく，不可逆的なものになる可能性が高い．肘伸展可動域の不足は手をついた際の肘の不安感が増大するほか，スポーツ復帰後の上腕周囲筋の易疲労性の訴えや前腕屈筋をはじめとする筋炎にもつながる．

### 2 骨折の合併による固定期間の延長

骨折を伴う場合には，骨癒合を目指し固定期間が延長されるため，肘屈曲のリスクが増大する．前述の通り，骨折を伴う場合でも，1ヵ月以内の固定が望ましい．加えて，関節運動を伴わないよう物理療法を使用し，少しでも拘縮を防ぐ工夫が必要である．

また橈骨頭や尺骨鉤状突起骨折を伴う肘関節脱臼では異所性骨化が起こりやすいこともわかっており，注意が必要となる[14]．

### 3 異所性骨化の出現

選手が上腕易疲労性を訴える場合や，理学療法後に可動域が改善せず，徐々に制限が強まっていく場合には，異所性骨化を疑う．異所性骨化がみられた場合には，骨化部位に圧痛や運動時痛の有無を確認する．症状に現れておらず，可動域制限にも関連がなければ，注意して理学療法を進める．症状が出現する場合や，骨化の範囲が広がる場合

は，関節運動を伴う可動域訓練は休止し，関節運動を伴わない物理療法主体とした治療に切り替える．X線や超音波検査において，骨化部位の周辺硬化像が観察されたら，関節運動を伴う可動域訓練を再開する．異所性骨化が起こると，結果として，競技復帰までの期間を延長させることになることが多い．

### MEMO

異所性骨化の出現率は，骨折を伴わない肘後方脱臼であっても，微小な骨化も含めると55％に出現したとの報告もある[7]．骨化が微小な場合には，可動域に影響しない結果となっており，さらに早期に可動域訓練を行った方が，大きな異所性骨化の出現が少ないとも報告されている[7]．ほかにも，可動域制限との関連について，否定的な論文も存在することから[15]，あくまで異所性骨化が症状や可動域制限と関連しているのかを評価し，対応を決定していく必要がある．

### 文献

1) Stoneback JW, et al：Incidence of elbow dislocations in the United States population. J Bone Joint Surg Am 94：240-245, 2012
2) Dizdarevic I, et al：Epidemiology of elbow dislocations in high school athletes. Am J Sports Med 44：202-208, 2016
3) O'Driscoll SW, et al：Elbow subluxation and dislocation. A spectrum of instability. Clin Orthop Relat Res 280：186-197, 1992
4) Lindenhovius AL, et al：The posttraumatic stiff elbow：a review of the literature. J Hand Surg Am 32：1605-1623, 2007
5) Mehlhoff TL, et al：Simple dislocation of the elbow in the adult. Results after closed treatment. J Bone Joint Surg Am 70：244-249, 1988
6) Michelsson JE, et al：Pathogenesis of experimental heterotopic bone formation following temporary forcible exercising of immobilized limbs. Clin Orthop Relat Res 176：265-272, 1983
7) Iordens GI, et al：Early mobilisation versus plaster immobilisation of simple elbow dislocations：results of the FuncSiE multicentre randomised clinical trial. Br J Sports Med：Epub 2015
8) Ross G, et al：Treatment of simple elbow dislocation using an immediate motion protocol. Am J Sports Med 27：308-311, 1999
9) Broberg MA, et al：Results of treatment of fracture-dislocations of the elbow. Clin Orthop Relat Res 216：109-119, 1987
10) Morrey BF, et al：Functional anatomy of the ligaments of the elbow. Clin Orthop Relat Res 201：84-90, 1985
11) Jackson TJ, et al：Biomechanical differences of the anterior and posterior bands of the ulnar collateral ligament of the elbow. Knee Surg Sports Traumatol Arthrosc 24：2319-2323, 2016
12) Ciccotti MG, et al：Comparison of the biomechanical profile of the intact ulnar collateral ligament with the modified Jobe and the Docking reconstructed elbow：an in vitro study. Am J Sports Med 37：974-981, 2009
13) Sasaki J, et al：Ultrasonographic assessment of the ulnar collateral ligament and medial elbow laxity in college baseball players. J Bone Joint Surg Am 84：525-531, 2002
14) Evans PJ, et al：Prevention and treatment of elbow stiffness. J Hand Surg Am 34：769-778, 2009
15) Kesmezacar H, et al：The results of conservatively treated simple elbow dislocations. Acta Orthop Traumatol Turc 44：199-205, 2010

Ⅲ 急性期における部位・病態別理学療法のポイント

# 2 上肢

## 3）手関節−外傷

齊藤　翔・岡田　亨

### Essence

- スポーツにおける手関節外傷へのアプローチは各競技の特性を考慮した対応が必要である．
- スポーツに発生する手関節外傷は，その実施競技の特徴を反映した特殊な受傷機転を有するため，対応する競技の受傷機転についても十分に理解しておくことが重要である．
- スポーツにおける手関節外傷は，その競技特性に合わせた身体連鎖機能の再獲得が重要となる．

## 1 手関節-外傷の基本的な考え方

### 1　手関節の急性外傷

　一般に，橈骨手根関節および手根中央関節を併せた関節部が，手関節として捉えられているが，スポーツ選手への対応を検討するにあたり，ここでは遠位橈尺関節ならびに手根中手関節を含めて手関節と捉えることとする．

　手関節の急性外傷はスポーツ界において，膝関節や足関節に比べ傷害の発生頻度が比較的低い印象があるといってよいと考えるが，問題は選手の競技活動にとどまらず，個別的な日常生活場面においてさまざまな影響を及ぼすため，外傷発生時の迅速かつ適切な対応による重症化予防と，受傷後急性期から回復期にかけての丁寧な管理が重要となる．

　また，各競技における外傷発生機転は競技特性における特殊性があり，スポーツ現場における手関節急性外傷への対応を行うためには，競技特有の外傷発生場面やその競技ならではというような，受傷機転などを理解しておく必要性がある．

　当院におけるスポーツ選手の受診数は毎年，年間約5万件あり，2013年1月から2015年12月の過去3年間では155,105件のスポーツ傷害の受診があった．そのうち手関節の傷害の件数をみると1,493件で全体の0.96％であった．また，外傷・障害別の内訳をみると，外傷507件，障害986件であった．スポーツ選手の手関節外傷の診断名別内訳では手関節捻挫が最も多く，次いで橈骨遠位端骨折が認められた（図1a）．さらに手関節外傷の発生を競技別にみると，図1bに示すとおり，サッカー，野球，バスケットボール，体操競技という順に多いということを認めたが，これは競技人口や当院の受診傾向を考慮しなければならない．そこで各競技の受診選手数に対する手関節傷害の発生割合を調査してみると，それぞれの受診総数に対しサッカー0.68％，体操競技0.47％，バスケットボール0.38％，野球0.33％という状況であることが確認できた．

　キーパーの存在ということを加味しても，バスケットボールや野球，加えればバレーボールなどよりも，サッカー選手の手関節傷害を多く認める点は，当院の受診選手数の比率によると考察しなければならない．

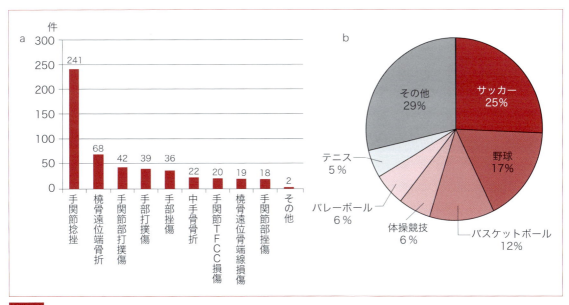

**図1** 手関節外傷件数（2013年1月から2015年12月までに手関節痛を主訴として受診したスポーツ選手の外傷件数）
a：診断名別手関節外傷件数（n＝507人　男女比7：3）
b：競技別手関節外傷発生件数（n＝507人　男女比7：3）

　当院の特徴ともいえる手関節傷害による受診が多い体操競技選手の受診総数は，上記期間の3年間に6,411件であり，その0.47％に手関節の問題での受診が行われている状況は，やはり体操競技の競技特性が反映された結果といえる．

 **手関節外傷の受傷機転と復帰への工夫**

　当院受診のサッカー選手にみられた手関節傷害のうち，外傷の受傷機転は，主にプレー中の転倒時に手をついたものであり，そのほかは，ボールや他のプレーヤーとの接触による手関節の背屈強制や打撲であった．野球においては，スライディングや捕球時の一過性の外傷受傷のほか，慢性外傷的要素ともいえるバットスイング時の手関節における尺屈しながらの回旋，特にインパクト時に起こる尺屈位での急激な圧迫ストレスが受傷機転になっているものが認められた．野球の打撃技術における手関節から手の疼痛発生が打撃の支障度と正の相関があるとされる報告もあり[1]，野球の競技特性としての理解が必要といえる．

　競技スポーツにおける手関節外傷は各スポーツの競技特性から，受傷後の復帰のタイミングはさまざまである．当院における傷害発生率トップのサッカーではキーパーを除けば，外傷受傷後の急性期管理を越え，患部が安定した状態となれば，リフティングなどのボールを使用した専門技術の部分的な練習参加が可能といえる．野球においても，受傷肢側の都合によって，捕球のみ，投球のみや場合によっては片手でのスイングなど，工夫を凝らすことで競技の離脱感を軽減することができるといえる．しかしながら，体操競技の場合，競技特性である上肢の使用，つまり手を着手して体の支持や器具種目の把持や懸垂が必要となるうえに，宙返りなどの空中の技の技術においても手関節部の作用は大きく，他の競技に比べ，部分的な練習参加や復帰に対して影響が大きいといえる．各種競技の特性への理解は不可欠といえる．

**3 体操競技にとっての手関節外傷の特殊性**

　体操競技の特徴は，上肢への荷重であり，上肢

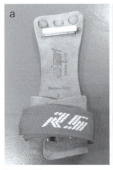 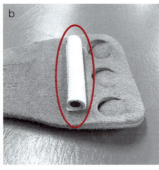 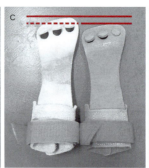 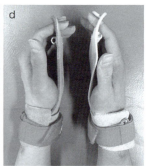

**図2** 体操競技に用いるプロテクター(鉄棒用)
a：未使用のプロテクター(商品の元々の長さ).
b：プロテクターの芯.
c：使用中のプロテクター(左)と未使用プロテクター(右)．使用中のものは革が伸びて長さが延長している．各選手の手になじませるためにある程度は革が伸びるのが一般．
d：装着時の未使用プロテクター(左)と使用中プロテクター(右)．使用中のものは選手の手になじみ手指が伸展し，かつプロテクターに余裕があるが，過度に伸びてしまうことが問題となる．

から手関節・手指にわたる使用頻度は高い．上肢の作用は，自身の体重の支持はもとより，器具種目からの反力を受け全身に伝える役割，そして技を実施する際の身体バランスの微調整を行う役割など多彩な能力が必要とされ，広義の手関節にとどまらず，手関節部を中心に手指部や前腕部の作用が重要といえる．さらに加えれば上肢でプライオメトリック的な動作が必要とされるため，その作用を肩甲上腕関節から肩甲胸郭関節部，ひいては上部体幹すべてを駆使し，選手は技を実施している．上肢による支持・つき手・把持・懸垂などの動作は，男女の種目すべてにおいて必要とされ，技によっては上肢全体を駆使した過回旋位が必要となるなど，きわめて複雑な競技特性を有している．

そうした体操では，技の実施タイミングのズレによる突き指の発生から，器具，例えば，あん馬の把手(ポメル)や平行棒，鉄棒のバーを掴み損ねて強制的な外力がかかり手関節の捻挫や骨折などを発生させている．さらには技の失敗による器具からの落下も外傷発生の大きな原因となっている．

## 4 体操における特殊な受傷機転

体操における特殊な傷害としては，男子鉄棒における橈尺骨骨折の急性外傷を認めることである．近年では発生率はだいぶ下がっている印象を持つが，時折発生する．

選手が鉄棒で使用するプロテクターの特徴として，器具のグリップを高めるためにプロテクターには，芯というものが取り付けられ，芯がバーに引っかかることで過度に握らずにぶら下がることができる(図2b 赤丸部)．このプロテクターは，おおむね牛皮革の素材であり，選手の使用状況により伸びてしまう(図2c, d)．通常は一定のペースでプロテクターを交換するが，交換を行わずに伸びたプロテクターの使用を継続していること，そして，その際に鉄棒の状態，つまりすべり止め(炭酸マグネシウムが使用されている)がこびり付き，摩擦度が高くなっている状況など残念な条件が整ってしまうと，プロテクターの引っかかりが強くなりすぎて鉄棒の握り手がスムーズに回転できず，手関節が固定され，体だけが鉄棒の周りを回転して手関節から前腕部にかけて鉄棒に絡みつくように巻き込まれ，橈尺骨を骨折してしまうのである．体操界では，俗に「巻きつき事故」と

呼ばれている外傷である．

> **MEMO**
> プロテクターは男子鉄棒，つり輪，女子段違い平行棒で使用されている．種目によって芯の太さに違いがあるほか，2ツ穴，3ツ穴，ベルトの種類に違いがあり，選手の好みによって選択される．

## 5 鉄棒の巻きつき外傷発生時の対応

「巻きつき事故」の発生時の対応は，第一に選手の手部を巻きついた鉄棒から救出することである．鉄棒の高さは，ジュニア選手用で275cm，成人用で280cmあり，台やはしごなど，使用できるものをすぐさま調達し，複数名の救出人員での対応が必要となる．万が一に備えて，巻きつきが発生した場合には，どのような手順で救護を行うか，事前に計画を立てておく必要がある．外傷発生時は速やかに選手を鉄棒から離し，疼痛部位を確認する．場合によっては大きく変形を認めたり，骨折端が皮膚を破り突出した複雑骨折であったりする場合がある．前腕部に大きな変形が外観上認められなくとも，特にジュニア選手の場合は，強い外力により前腕骨が弓状に弯曲してしまうなどの，急性塑性変形が発生している場合や，プロテクターで指先が固定されているために，手根骨や中手骨間の関節離開，靱帯損傷および脱臼が発生している場合がある．可及的速やかに医療機関の受診が必要な状況と考えるべきである．

加えて注意が必要な点は，橈骨手根関節周囲で発生した軟部組織または骨傷に起因する手根管部への圧迫など，二次的な損傷による神経・血管系の損傷の有無を慎重に確認するべきである．プロテクターで手指・手関節が固定され，鉄棒を中心に身体が一回転してしまうこの事故は，単なる骨折部への応急処置のみの発想ではなく，神経・血管系を含む軟部組織の損傷発生を想定しながら，救出，応急処置を行い，速やかに医療機関に搬送するべきといえる．

巻きつき外傷以外の外傷では，手関節捻挫や舟状骨骨折，橈尺骨骨折の発生を認めるが，その頻度はまれといえる．そうした外傷発生が疑われる場合は，むやみに触診や可動性の評価を行わず，まず視診において骨の変形や腫脹，発赤の部位を丁寧に確認すべきである．しかしながら，選手の手関節部は体操選手の身体的特徴ともいえるが，練習における遠位橈尺関節の離開や皮膚の胼胝（まめ）などがあり，もともとある腫れや変形なのか，外傷における変形なのかを見分けることがむずかしい場合もある．選手自身や周囲からの情報，受傷肢位などを総合的に判断して慎重に触診を行い，損傷部位を特定してその周辺の疼痛の程度や腫脹，熱感を評価し，圧迫や固定，冷却処置の範囲などを見極めることが必要となる．さらに現場の手関節外傷の発生時において最も注意すべき点は，手関節部もしくは前腕骨の遠位端の骨折や脱臼による明らかな変形を認めた場合，手根管をルートとする動静脈および神経組織への圧迫，さらに二次的な腫脹などによる圧迫が起こり得る状態かどうかを見極め，シーネ，三角巾を用いて迅速な安静位固定を行って救急搬送に努めることである．

## 6 治療に必要なX線評価

体操競技に限らず，スポーツ選手の手関節外傷発生後は，医療機関の受診および診断結果に基づき，その治療と復帰スケジュールが検討されるが，復帰をサポートする現場スポーツ医科学スタッフおよび担当する療法士（理学・作業，またはコメディカルスタッフ）間では，その傷害の程度や治療過程に対しコンセンサスを図っておくことが重要と考える．そのためには，X線やMRI，CTなどの画像診断結果などにより，可能な限り担当医師も交えて，① radial inclination，② palmar tilt，③ ulnar variance，④ radial length，⑤ 尺骨茎状突起骨折，遠位橈尺関節の離開，⑥ 近位手根骨列の離開の状況などについての理解と，その予後に対する共通認識を持っておくべきである（図3，表1）．

①～④はX線画像にて得られる値を治療に活用する．① radial inclinationは平均22°で10°以下

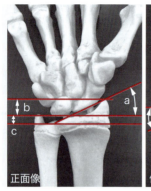
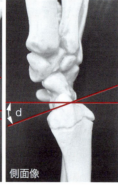

正面像　側面像

**図3** X線画像の見方

a：radial inclination, b：radial length, c：ulnar variance, d：palmar tilt

**表1** X線所見と予測される症状

| X線所見 | 予測される症状 |
| --- | --- |
| radial inclination | 減少すると橈尺屈制限 |
| palmar tilt | 減少すると掌屈可動域制限 |
| ulnar variance | plus variance（橈骨よりも尺骨が長い状態）で尺側部痛 |
| 尺骨茎状突起骨折 遠位橈尺関節の離開 | TFCC損傷などによる疼痛や回内外の制限 |
| 近位手根骨列の離開 | 手根不安定症による疼痛や拘縮 |

は予後不良因子, ② palmar tilt は平均11°で -20°以下で予後不良因子, ③ ulnar variance は 5 mm 以上の尺骨短縮で予後不良因子, ④ Radial length は平均12 mm で健側差4 mm 以上で予後不良因子となる[2].

受傷後のリハビリテーションやアスレティックリハビリテーションのプログラムの遂行のためには, 例えば画像上 palmar tilt の減少が認められる場合には, 掌屈可動域に対する治療を積極的に行っても, 可動域制限の残存が容易に推測できる. 掌屈位での動作は ADL 上必要になることが少ないとされているが, 復帰する専門競技にはどの程度影響が出るのか, 競技特性に合わせ, また選手個人の競技スタイルなどについて, あらかじめ現場スタッフと丁寧に相談を行うこと, 場合によっては医師との相談や情報伝達を十分に行い, 選手の改善のための治療手段の検討に加わることも必要である. 医学的または ADL 的な観点からのみの判断では気付かないようなことが, 競技の中にはたくさん隠されているのである. 画像上から得られる情報一つをとっても丁寧に選手および現場スタッフと情報交換を行い, 単なる骨折の有無やその癒合のための治療ではなく, いかに競技復帰への必要条件を整えることができるかを, 選手のために一丸となって検討することが重要といえる.

## 2 理学療法の目標

### 1 炎症症状の軽減・消失

ここからは特殊性の高い体操競技選手に対するアプローチにフォーカスして述べる. やはり, まずは急性外傷による炎症症状の軽減・改善を第一に優先する.

骨折における対応は医師による整復や観血的療法後に行われる固定（ギプスなど）から開始されるが, 固定期間中は患部の安静に努めるとともに患部周囲の循環を適切に確保しなければならない. 受傷初期や術後の炎症の改善に積極的に努め, 骨癒合の促進を図る生体環境を整えることが必要である.

医師の許可のもと, 固定の除去や部分的な固定解除が行われた段階から, リハビリテーションが加速される. 固定の除去後も, 患部周囲の熱感, 腫脹の残存を速やかに改善させることを優先させるべきである. 炎症症状の遷延化は循環不良状態の継続による骨癒合の遷延化を招くだけでなく, 複合性局所疼痛症候群（complex regional pain syndrome：CRPS）などの要因となりうるため, 十分な観察と適切な対応を行うべきである. 患部の状態によっては, 選手または保護者に対してもその注意点を丁寧に説明し, 本人や保護者の観察による早期発見の協力を得ておくこともリスク管理としては重要なことである. おおむねこの期間

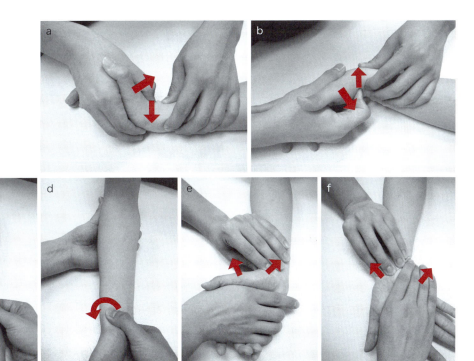

**図4** 手関節のROM運動
a, b：背屈・掌屈のROM運動．動きを出したい関節面の近位側の骨を把持し，他方の手で遠位側の骨を把持しながら背屈・掌屈運動を誘導する．
c, d：回内・回外のROM運動．橈骨の遠位部と近位部を把持し，回内時は橈骨遠位を回内方向へ，回外時は回外方向へ誘導する．
e, f：橈屈・尺屈のROM運動．手関節の橈屈と舟状骨の掌屈，尺屈と舟状骨の背屈の骨の動きを確認しながら行う．

に行われるアプローチは手指の運動と寒冷療法，または患部，創部の状態に合わせ，交代浴，超音波治療器などを用いて患部周囲の深・浅部の軟部組織の状態改善を促すことに努める．

 **手関節機能の改善**

手関節の機能回復を図る段階においては，動作時痛の残存，その運動方向や疼痛発生部位，さらに圧痛部位を明確に評価することが重要である．器質的回復が不十分であるのか，機能的問題が生じているのか，機械的ストレスつまり，関節内運動の異常，例えば筋・腱の作用不足による関節可動軸の異常なのか，運動パターンの狂いから生じているスパズムなどによるものであるのかを判断する．仮に，手根骨可動性の低下によって橈骨手根関節部周辺に動作時痛が生じている場合では，橈骨手根骨間での可動性低下であるとキネマティック的な判断にとどまらず，キネティック的に踏み込み，各手根骨間での可動性低下などが起きていないか，丁寧に評価・検討するべきであるといえる．

選手の早期復帰のためには，問題点を定め，その可動性の改善のためのアプローチを選択することが必要であるが，手関節可動性の改善においては，掌背屈，橈尺屈，および前腕回内外などの運動時に橈骨手根関節と手根骨および中手骨間の連動した可動性の再獲得が重要である．筆者は手関節運動を行いながら手根骨や中手骨などを誘導するアプローチを用いてその改善，機能再獲得に努めている（**図4**）．

体操以外で，上肢への影響をカバーできる競技においては亜急性期以降に患部の状態が良く，その保護が十分に可能であれば競技の部分復帰を許

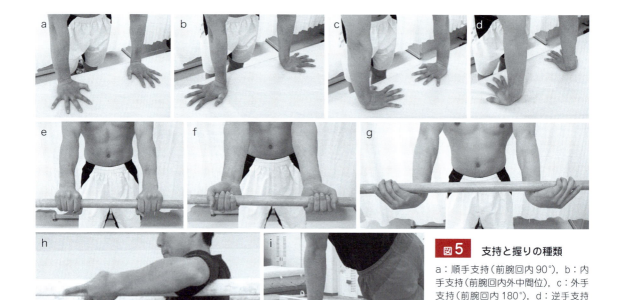

**図5　支持と握りの種類**
a：順手支持（前腕回内90°），b：内手支持（前腕回内外中間位），c：外手支持（前腕回内180°），d：逆手支持（前腕回外90°），e：順手握り，f：逆手握り，g：大逆手握り，h：腕支持での尺屈位全手掌握り，i：背屈荷重位・橈屈，前腕回外180°

可していくが，体操競技においては，手関節部への影響のない患部外の筋力トレーニングや柔軟性向上エクササイズの実施にとどめるべきである．

 **体操競技における手のつき方・握り方**

体操競技にみられる手掌部での荷重と器具の把持動作は，非常に複雑であり，競技復帰のためには，競技動作で必要とされる手のつき方・握り方を理解しておく必要がある（図5）．

体操に必要な手のつき方は，ゆか運動でみられる倒立のように手掌面で支持を行う「手掌支持」と，男子平行棒にみられる上腕部で受ける「腕支持」がある．手掌支持には回内外中間位の内手，回内90°の順手（じゅんて），回内180°の外手，回外90°の逆手（さかて）がある[3]．男子平行棒にみられる腕支持ではバーを握る手関節の肢位は尺屈位での全手掌握りとなる．あん馬においてはポメルといわれる2つの把手部と馬端部で行われる旋回技術での移動が行われるが，この時の手関節の状態は背屈荷重位で橈屈・尺屈や回旋動作が繰り返し行われる．技によっては背屈荷重位・橈屈，前腕回外180°で1側のポメルを握って行う技もある．また懸垂でみられる握り方は，男子鉄棒，女子段違い平行棒の後方車輪（いわゆる順手車輪）で必要な順手握りと，男女懸垂系種目の前方車輪（いわゆる逆手車輪）で必要な逆手握り，そして上肢全体から肩甲胸郭関節部によって複合的な回旋可動域を作り出し，上肢の過内旋位といえる肢位で器具を握る大逆手握りがある[3]．

ゆか運動では，前方1回半宙返りから直接手部をついて前転を行う技があるが，この際の手関節部は手掌ではなく手背部，つまり手の甲から床面に着手するのである．

 **競技動作に必要な動きの問題を改善する**

体操においては，手をつくということが競技復帰に直結するため，手関節機能の改善に合わせ，段階的に上肢における荷重機能の獲得を進めなけ

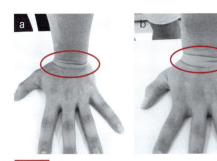 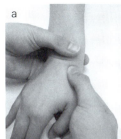 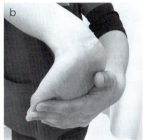

**図6** 支持時の手関節の皮膚のしわの評価
a：手関節背側にしわが深く入っている場合は，橈骨手根関節の可動性が保たれていると判断できる．
b：手関節背側のしわが深く入らない場合は，橈骨手根関節の可動性が低下していることが予測できる．

**図7** 背屈荷重時の痛みに対するアプローチ
a：橈骨舟状骨間の副運動の評価．
b：母指筋群を含めた前腕屈筋群のストレッチ．

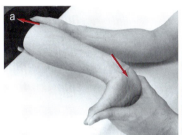 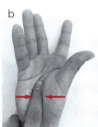 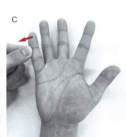 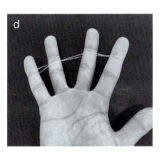

**図8** 背屈荷重時の尺側の痛みに対するアプローチ
a：尺側手根屈筋のストレッチ．b：小指対立運動．c：小指外転筋の強化．d：小指外転筋のセルフエクササイズ
aは尺骨遠位の掌側への可動性改善，b，c，dは豆状骨の遠位方向への安定性改善を目的に実施する．

ればならない．支持動作の再獲得は，おおむね四つ這い位での荷重から実施される．荷重時の疼痛があればその原因が，関節の機能改善の不十分さからであるのか，筋機能に不足があるのか，または支持姿勢による力学的作用が原因であるのかを検討し，選手が行えるエクササイズの姿勢，荷重コントロールや姿勢指導が行われなければならない．

背屈荷重時では，一つの評価のポイントとして，荷重時にできる手関節の皮膚のしわに注目することで，橈骨手根関節や手根中央関節の可動性を予測し評価する（図6）．加えて，母指の外転可動域の評価を行い，短母指外転筋，内転筋の柔軟性を確認する．体操の手掌支持は，手指をしっかりと開いて行われなければならないのである．さらには，荷重時に床面を指先で握るように荷重と手関節の背屈ができているかを確認する．床面を指先で握ることで，荷重量が手掌面に集中することが避けられるのである．支持動作時に橈骨手根関節側に疼痛の訴えがあれば，橈骨舟状骨間の副運動の評価と母指筋群を含めた前腕屈筋群のストレッチを実施し（図7），尺側部の疼痛には，尺側手根屈筋のストレッチや小指対立運動，小指外転筋の強化が有効といえる（図8）．

### MEMO

当院の関口らの研究によると，健常成人と手関節痛を有する体操競技選手の手関節背屈0～90°における各関節の運動比率をみると，一般成人の橈骨月状骨角の運動比率は41％，月状有頭骨角は53％，有頭第3中手骨角6％であったのに対し，体操競技選手では橈骨月状骨角31％，月状有頭骨60％，有頭第3中手骨角9％であったとしている．手関節痛を有する体操競技選手は，橈骨手根関節の可動性が低下しているとともに手根中央関節の過剰な可動性が生じていることを認め，さらに，一般成人，体操競技

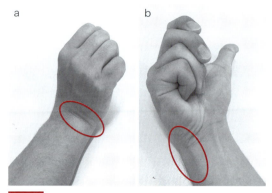

**図9** 懸垂時の尺側部痛に対するエクササイズ
a：背屈回内位での尺側手根伸筋のエクササイズ（尺側にしわが入るように背屈）．
b：橈屈回外位での尺側手根屈筋のエクササイズ（環指，小指の握りを強調させる）．
aは大逆手懸垂，bは逆手懸垂時における遠位橈尺関節の安定性獲得を目的に実施する．

選手ともに背屈柔軟性が低下している例ほど橈骨手根関節の可動性低下が認められたとしている[7]．以上の結果から，背屈柔軟性が手関節痛を及ぼす一要因となることが窺えるため，臨床においても背屈柔軟性の評価・アプローチが重要であることがわかる．

> **Point▼**
> 当院の関口の報告によると，重心動揺計を用いて背屈荷重の評価を行うと，指先を握らずに背屈荷重した場合，指先への荷重量が少なく，手掌全体の荷重量が増えることが観察できた．一方，床面を指先で握るように背屈荷重した場合，指先への荷重量が多く，手掌面の荷重部位は近位尺側にあることが観察できた[8]．この結果は，手関節へのストレスを軽減するための一つの工夫として重要であることがわかる．

## 5　体操競技における競技復帰に向けたエクササイズ

手関節周囲の機能改善に合わせ，体操に必要な握り動作の再獲得を進めていく．まず非荷重で，棒などの握りから始め，部分荷重，全荷重，つまり懸垂へ，さらに順手握りから逆手握りそして大逆手握りへと段階的に進め，最終的には片手での懸垂が可能となるようにする．逆手握りや大逆手握りの獲得の際には，尺側部の疼痛の残存に難渋することが少なくないが，これに対しては背屈回内位にて尺側手根伸筋の強化や橈屈回外位にて尺側手根屈筋の強化を実施する（図9）．

> **Point▼**
> piano key sign 陽性で，遠位橈尺関節に不安定性を認めると，尺側部痛を及ぼす因子となる．遠位橈尺関節の不安定性に対しては，前腕筋群の筋力評価を行い，機能低下を起こしている筋機能を向上させることで，安定性の再獲得を図ることができる．

## 6　支持機能向上に必要なエクササイズ

加えて，上肢による体重支持機能の再獲得および能力向上が行われる．荷重のエクササイズは，ストレスが加わった際の効果的な分散や衝撃の緩和を目的に，胸郭や上肢の可動性およびその連動性の確認を行っていく．胸郭，上肢の可動性とその連動性の評価は競技技術としての四つ這い肢位を用い，この姿勢での胸郭を屈曲しながら上肢内旋（いわゆるつり姿勢），反対に胸郭を伸展しながら上肢外旋（いわゆる落とし姿勢）する動きが十分に行えているかを丁寧に評価することである（図10）．評価のポイントは，上肢の回旋可動域の左右差や肩甲骨の可動性の左右差と十分な胸郭の動きである．疼痛なく四つ這い位での荷重で胸郭，上肢機能の十分な発揮が可能となったら，腕立て姿勢，足部を上げた支持姿勢，倒立へと移行して荷重量を増加させる．最終的には全荷重つまり片手での倒立まで実施しなければならない（図11）．

さらに選手個人の実施する技に必要な動きを再獲得させたのちに，競技復帰が行われるべきであると考えている．

2. 上肢

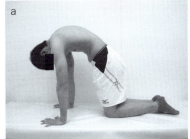
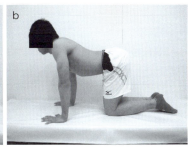

**図10** つり姿勢・落とし姿勢
a：胸郭屈曲・上肢内旋（つり姿勢），b：胸郭伸展・上肢外旋（落とし姿勢）

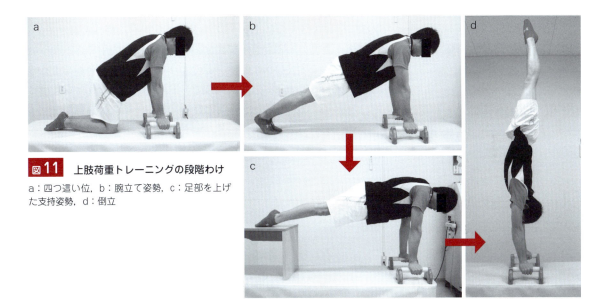

**図11** 上肢荷重トレーニングの段階わけ
a：四つ這い位，b：腕立て姿勢，c：足部を上げた支持姿勢，d：倒立

## 3 競技復帰に向けて

### 1 競技復帰と再発防止のための指導

受傷機転がどんな形であっても，急性外傷により炎症症状をきたしている場合には競技の休止が原則となる．可及的早期に炎症症状を軽減させることで，競技休止期間の延長化を防ぐことに努めるべきである．炎症症状改善後，手関節機能の改善を図りつつ受傷機転への不安感や恐怖心の改善も心がけた再発防止への対応が重要となる．

体操の巻きつき事故で受傷した場合，鉄棒（きわめてまれといえるが女子段違い平行棒）での再発予防として，バーを握って行われる手関節の「かえす」動作，つまり把持肢位での背屈動作，この動作には手関節における腱固定作用（テノデーシス作用）が機能することが重要である．腱固定作用をタイミングよく機能させるためには，単純にオープンでの背屈運動ができるだけでなく，体操をイメージしたエクササイズの実施が必要となる．選手に棒を把持させ，その棒を適度に牽引しつつ，上肢の肢位を競技姿勢に合わせて変化させながら手関節の背屈運動を行わせるのである．この時，棒は強く把持するのではなく軽く把持させ，手指で牽引に対抗するように指導することがポイントといえる（**図12**）．鉄棒や段違い平行棒ではバーを能動的に強く握り込むことはせず，プロテクターの芯や腱固定作用を利用して懸垂する受動的握力が多く発揮されるためである．棒を軽く把持しな

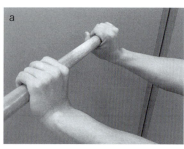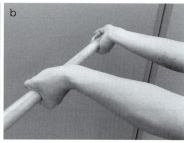

**図12** 棒を使用した手関節を「かえす」練習

棒を軽く把持して行う.肩の挙上角度を変化させながら行う.棒を牽引しながら行うことで,より懸垂に近い形で練習ができる.
a:順手握りのかえす動作練習.
b:逆手握りのかえす動作練習.

がら行うことが,鉄棒のバーを握った状態に近い形での手関節背屈のシミュレーションとなり,巻きつき事故の再発防止への意識づけとなると考える.

## 2 リハビリテーションにおける注意点

手関節の治療,特に骨折後の治療においてはリハビリテーション開始後も橈骨のアライメント変化を引き起こすことがあるため注意が必要である.特に観血的療法に比べ保存療法に多いため[2],治療方針などに合わせて丁寧な予後や起こりうるリスクの検討をしてアプローチが行われなければならない.疼痛を伴う過剰なROMや早期からの筋力強化や不良肢位でのエクササイズはアライメント変化に影響を及ぼす可能性がある.リハビリテーションによる骨のアライメント変化を防ぐためには,診察時の画像診断を基に医師とのディスカッションを丁寧に行い,少しでもアライメント変化が起きている時は,リハビリテーションの内容を再考する必要がある.

受傷時の対応から競技復帰に至るまで,選手は長期間にわたる休養を余儀なくされる.リハビリテーションにおいては炎症症状や骨のアライメントの把握といったリスク管理を徹底することが必要であるが,同時に選手の精神面のケアを並行して行うことも重要である.手が使用できないことで,トレーニングなども制限されることが多い.手が使用できない時,ある程度使用できるようになった時に,どのようなトレーニングができるのか,選手に対してアドバイスをすることもリハビリテーションとなる.トレーニング内容が変化していくことで,選手は復帰に近づいていることが実感できる.練習休養期間中,あらゆる面から選手をサポートし,早期復帰に貢献することが大切である.

### 文献
1) 丸山真博ほか:高校野球選手における体の各部位の痛みと野球の支障度との関係.日臨スポーツ医会誌 21:687-693, 2013
2) 関口貴博:橈骨遠位端骨折.整形外科リハビリテーション,神野哲也ほか編,羊土社,東京,156-168, 2012
3) 岡田 亨ほか:体操選手の傷害と理学療法.PTジャーナル 40:439-447, 2006
4) 岡田 亨:体操選手のコンディショニングと障害予防.臨スポーツ医 29:1237-1243, 2012
5) 桜庭景植:若年の体操選手における上肢障害―あん馬における手関節障害を中心に―.J Clin Rehab 15:568-573, 2006
6) 尼子雅敏ほか:手関節周辺部の機能解剖と診察法.骨・関節・靱帯 19:885-895, 2006
7) 関口貴博ほか:手関節痛を有する体操競技選手における手関節背屈時の手根骨動態解析―MRI画像による一般成人との比較,及び柔軟性の関連について―.日臨スポーツ医会誌 21:27-35, 2013
8) 関口貴博:体操競技による手関節障害に対する理学療法の考え方.臨スポーツ医 31(臨時増刊):159-163, 2014

(執筆協力者:藤原教弘)

Ⅲ　急性期における部位・病態別理学療法のポイント

# 2 上肢

## 4）上肢スポーツ障害

宮下浩二

### Essence

- スポーツ障害では早期から再発予防を含めた問題解決のために発症メカニズム（発生機序）の分析が必須となる．このメカニズム分析によって症状への対応策も導かれる．
- 症状の発生と機能の状態との因果関係を極力明らかにしていくことが，急性期対応での重要事項となる．
- 痛みの発生メカニズムを考察する際，投球動作分析は必要不可欠な項目となる．観察すべき位相を明確にしておおよその特徴を把握し，症状がある位相で患部にストレスを生じさせる問題を推測するが，問題を呈する位相のみでなく，その前の位相にも視点をもつことが重要である．
- 上肢スポーツ障害の中でも，急性期の初期対応時に重症への移行を念頭に対応すべき疾患もある．

## 1 上肢スポーツ障害（投球障害肩・肘）への対応の基本的な考え方

### 1) スポーツ障害の急性期

スポーツ障害（慢性外傷）は急性外傷とは異なり，急性期の捉え方が難しい．本稿では次の①，②を確認した後に，炎症や症状・徴候の訴えが強い時期をスポーツ障害の急性期と捉えて説明をしていく．

① 痛みや腫脹などの明らかな症状の発生
② いわゆる「違和感」「張り」「ひっかかり」などの症状の訴えもしくは徴候の確認

### 2) 急性期対応の原則

1-1)-①，②のいずれも，スポーツ障害はスポーツ現場で発生あるいは自覚されることが多いため，チームスタッフなど，関係している理学療法士やアスレティックトレーナーが初期対応をする．1-1)-①の場合は，医療機関の受診を急ぐことが原則である．1-1)-②の場合は，症状・徴候から障害を予測し，早期受診を勧める．特に成長期の野球選手の骨・軟骨障害には注意が必要であり[1,2]，肘後外側部の腕橈関節の圧痛がみられた場合，肘関節の離断性骨軟骨炎の進行が疑われる．これにより長期の投球禁止や手術の必要性，さらには予後の悪さもあり，急性期対応としては早期受診が必要となる．

一方，投手は通常練習においても投球数（量）や球速・変化球の程度など（質）により肩や肘にストレスを受け，軽度ではあるが上肢の各部位に炎症症状を呈する．投球後，肩や肘にアイシング（図1）する傾向にあるが，その必要性や効果，さらにはデメリットもあることを考慮し[3]，慣習的な実施は避けて，目的をもって実施する．

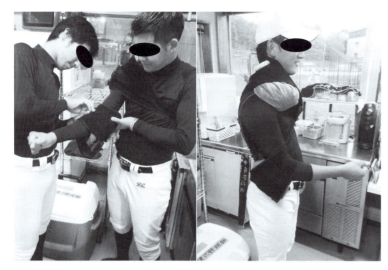

**図1** 練習後のアイシング

予防的には重要であるが，選手の中にはただ単に「冷やしておけばいい」と考えているものも少なくない．メリットとデメリットがあることを理解する必要がある．ただし，痛みが生じたときには原則として行う．その場合も選手任せにせずに，必要性や適切な方法を確認する．

### Point

アイシングは効果のみならず，注意すべき点もあることを理解しておく必要がある．症状がなく，「予防的に」アイシングを行う場合，選手によっては翌日，「肩や肘が硬い感じがする」と訴えることもある．「ただ，何となく行う」ことには注意が必要である．

**表1** 投球障害肩に関する問診・確認事項

| | |
|---|---|
| ●現病歴 | いつから，何をしていて，痛みを感じるようになったか？<br>痛み・腫れ・機能障害の変化<br>治療の有無・内容……その後の経過 |
| ●主訴 | スポーツ動作での問題（いつ，どこが痛いか？） |
| ●目標 | いつまでに，何を，どのようにしたいか？（すべきか？） |
| ●プロフィール | 年齢・性別・身長・体重<br>所属（レベル，チーム内での立場，など）・ポジション<br>競技歴・記録 |
| ●既往歴 | 現疾患との関係 |
| ●その他 | |

（文献5より引用）

##  3 急性期対応に必要な評価

1－1）－①で診断された後や②の対応策は，急性外傷の時とは重点項目が異なる．急性外傷ではRICE処置により痛みや腫れなどの急性症状を軽減させる対策が急務である．もちろん，スポーツ障害も，患部を主とした状態把握を行うことは急性外傷と同じである．急性外傷と同様に痛みや腫れなどの急性症状が確認されれば，RICE処置は急務であることは同じである．

ただし，スポーツ障害では早期から再発予防を含めた問題解決のために発症メカニズム（発生機序）の分析が必須となる．このメカニズム分析によって症状への対策も導かれる[4]．これには，問診から各種検査・測定や動作分析に至るまで評価を行い，問題点を抽出する．その問題が症状の発生要因となるため，この問題点の抽出が，急性期に実施すべき重要事項になる．

## 4 急性期治療に必要な評価の進め方

### （1）炎症の程度の評価，徴候の意味を考察

最初に問診で経過を確認することから始まる（表1）[5]．投球障害の発生メカニズム，発生要因を探るうえで最も重要な情報は，痛みや徴候が「どこに，いつ発生するか」ということである．痛みや徴候の解剖学的部位を聴取し，同時にそれが発生する投球の位相（図2）についても，可能であればシャドーピッチングなど動作を真似て，実際に上肢および全身の動きから確認する．

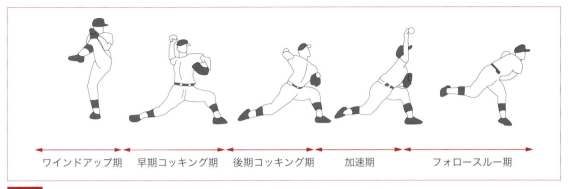

図2 投球の位相

　現病歴は必ず整理する．発生要因については選手自身が思い当たる内容も重要な情報となる．練習や試合での連投による投球の過多，投球動作の変更，無理な体勢からの送球など，投球に関するさまざまなことが要因となりうる．さらには「肘の痛みをかばって肩を痛めた」と選手自身が自覚していることもある．一方，既往歴についても必ず聴取する．ただし投球動作は全身運動であるため，例えば足関節捻挫など選手自身が認識していない既往外傷により投球動作を乱し，投球障害に至ることもある．

### （2）運動器機能の検査・測定

　発生メカニズムの考察には，患部周囲の機能評価が重要になる．特にスポーツ現場においては，症状発生時のリアルタイムな機能の状況が把握できるので意識しておく．医療機関を受診した際には，発症時よりも症状が悪化し，機能低下レベルも変化していることがある．例えば，我々の調査では，腱板筋力は投球時の肩の痛みを訴えた時点で低下していることは多くない[6]．このような症状の発生と機能の状態との因果関係を極力明らかにしていくことが，急性期対応での重要事項となる．

　投球障害に対する評価項目としては，肩関節，肘関節周囲に関しては，姿勢・アライメント，腱板筋力，肩甲上腕関節の可動域，肩甲骨の可動性および周囲筋群の筋力，関節動揺性・不安定性などがあげられる[7]．これらの問題は直接的に患部にストレスを加えるものであり，把握しておく．

　検査・測定の結果に対する評価が正しくなければ対応を誤ることになる．1例として，野球選手は症状の有無と関係なく，肩関節は内旋可動域が狭小化し，外旋可動域が拡大している．肩甲骨のアライメントも外転位を呈していることが多い（図3）．これらは競技種目特性に適応した結果と考えるべきであり，短絡的に症状発生との関係づけはできない．

　評価基準の一つとしては，機能改善に伴う症状の軽減・消失であろう．徒手的な操作やエクササイズなどにより一時的に症状の軽減が確認できれば，症状発生に影響している可能性は高い（図4）．

　もう一つの評価基準としては，投球動作と痛みの関係に関するものである．痛みの生じない程度のシャドーピッチングなどを行わせることによって得られる関節運動の問題点が，検査・測定でみられる機能変化，低下によって増悪する可能性がある場合，その機能変化には問題があると評価できる．エクササイズなどにより機能を高め，その結果として投球動作に伴う症状が一時的に緩和されれば，その機能低下と症状発生の関係を明らかにできる（図5）．

### （3）投球動作分析

　投球動作の問題は主な発症要因ともなるため，痛みの発生メカニズムを考察する際，投球動作分析は必要不可欠な項目となる．また，徴候としてみられる肩関節や肘関節の機能低下も投球動作の問題に起因して生じていることが多い．そのため，リスク管理を踏まえての投球動作分析は必須とな

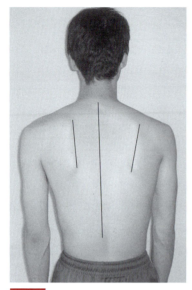

**図3 野球選手に多くみられる肩甲骨のアライメント**

野球選手は,障害を有していなくても投球側(右側)の肩甲骨は非投球側(左側)に比べて,外転,下方回旋位を呈していることが多い.

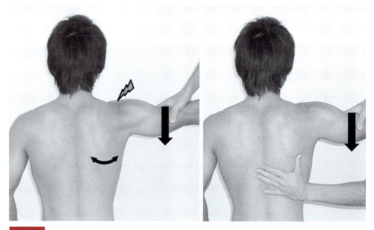

**図4 徒手的操作による肩関節外転筋力の変化**

上腕に抵抗を加えた際,肩甲骨下角が内・外側に変位したり,浮き上がることがあり,それに伴って痛みが生じることがある(左).
それに対して肩甲骨の徒手的な制動により筋力増加,痛みの減少が確認できることがある(右).

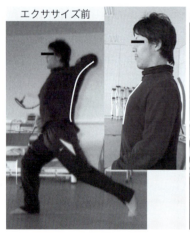
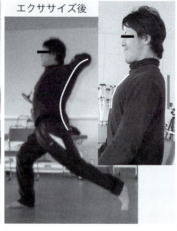

**図5 胸郭のエクササイズによる動作の変化と痛みの消失**

本選手は胸郭開大の可動性が低下しており,肩最大外旋時に肩峰前下方部に痛みがあった(左図).胸郭の可動性低下により,肩甲骨の運動も制限され,結果として肩甲上腕関節外旋運動が大きくなったと推察された.
胸郭開大のエクササイズ後には,投球(シャドーピッチング)時の肩最大外旋位における肩甲骨・胸郭の動きが拡大したことが観察(推察)され,痛みも消失した.

る[8].ただし,投球動作分析の際,症状が発生するほどの投球は,患部に悪影響を及ぼしてしまう.そのためシャドーピッチングや痛みのない投球により確認するが,このような分析でも十分に問題点を観察することは可能である.

投球での障害は主に後期コッキング期から加速期,およびフォロースルー期に生じる.観察すべき位相を明確にしておおよその特徴を把握し,症状がある位相で患部にストレスを生じさせる問題を推測するが,問題を呈する位相のみでなく,その前の位相にも視点をもつ.後期コッキング期や加速期での動作の問題の誘因はそれ以前の早期コッキング期での体重移動やワインドアップ期での片脚立位にみられることも多い.しかし前相で

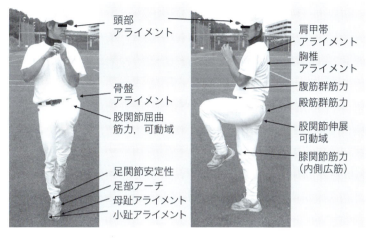

**図6** ワインドアップ期のチェックポイント

ワインドアップ期における各部位の問題が，その後の位相の動作に変化を及ぼす可能性がある．ただし，このすべてが必ず影響するわけではなく，「要因になりうる」ことを理解しておく必要がある．

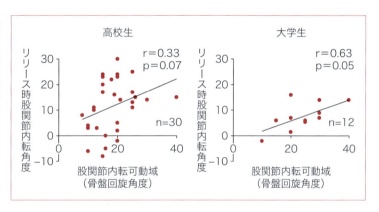

**図7** 投球時の股関節内転角度と股関節内転関節可動域の相関

縦軸は投球動作におけるリリース時の股関節内転角度（骨盤回旋角度）であり，横軸は股関節内転可動域である．股関節の角度は投球時の股関節肢位に近づけるために90°屈曲位での内転可動域とした．大学生は両者に有意な相関があるが，高校生は有意な相関がなく，関節機能を動作に反映できていない選手多い．

の問題は，「誘因の可能性」であるため必ずしも修正する要因ではない．例えばワインドアップ期でのチェックポイントを列挙すれば図6のようにあるが[5]，それぞれに問題がみられてもイコール誘因とは限らない．またこれらがすべて解決されれば「理想のフォーム」というわけでもない．

動作の特徴は年齢によっても違いがあることも考慮する．小学生，中学生などの成長期と高校や大学などで成熟段階に入った選手では運動器機能と動作の関係性は異なる（図7）．成長期では運動器機能が動作に反映されないことがある[9]．

急性期には，症状の誘因であることが推測される事項に試行的なアプローチを行い，トライアンドエラーを繰り返しながら問題点を明確にして，動作と機能の関係から発生メカニズムを考察する．

**Point**
シャドーピッチングにおける加速期以降の上肢の運動は，実際に投球した場合とは異なる傾向にあるが，ワインドアップ期から後期コッキング期での動きの分析には十分な情報を得ることができる．

# 2 理学療法の目標

スポーツ障害の急性期における理学療法の目標は，次の3項目で設定される．

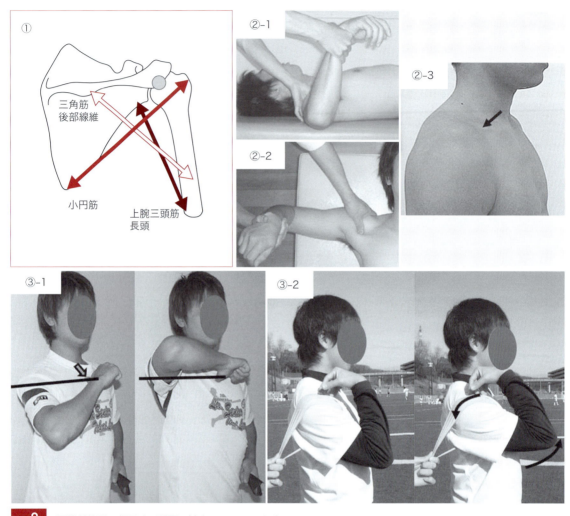

**図8** 肩後部筋群に起因する問題に対するエクササイズ

①は小円筋など内旋可動域制限の要因となる筋群を示す．これらの筋群は肩外転の軸より下方に位置することを示す．したがって，肩内旋可動域と同時に外転可動域制限を呈することも多い．内旋（②-1）は約10°であり，上腕骨頭のアライメント補正した外転（②-2）は肩甲上腕関節では90°にも達していない．このような場合，同時に上腕骨頭のアライメントが前方に変位していることも多く（②-3），肩甲上腕関節の関節不適合（maladjustment）も推察される．これらの問題に対して外転角度を獲得するエクササイズ（③-1）やアライメントを修正するエクササイズ（③-2）などが選択される．

## 1) 急性期症状を軽減・消失

急性期の炎症に伴う痛みについては，急性外傷と同様に軽減・消失を短期ゴールとする．一定期間，患部の安静を保ち，寒冷や電気刺激などの物理療法も使用する．

## 2) 運動器の機能低下の改善および患部の治癒を促進する

患部や周囲に運動器機能の問題が確認されたら，再発予防のためにもこれらの改善が目標となる．機能評価から得られた問題点のうち，症状の発生に関係すると推測される要因にエクササイズなどで対処する（図8）．発生要因となる問題を解消することは，急性期において患部へのストレスを

**図9** 軸脚股関節の外転・外旋筋力の影響

上図は股関節の外転・外旋筋群の機能低下（MMT 4）があるときの投球動作であり，下図はエクササイズ後に機能向上（MMT 5）した状況での投球動作である．ワインドアップ期（①）に上図に比べて下図では，軸脚（右脚）股関節内旋による骨盤右回旋運動により，いわゆる「タメ」をつくっている．上図はこの位相でタメがないため，②の早期コッキング期での体重移動時の stay back で反投球方向への体幹側屈を強めている．下図は①の続きで，右股関節内旋（骨盤右回旋）で stay back を行っており，体幹の側屈は少ない．その結果，③では上図では側屈の反動で投球方向への頭部の移動が下図に比べてわずかに大きくなっている．このようにいわゆる「上体が突っ込む」動作は投球障害の要因になりやすい．

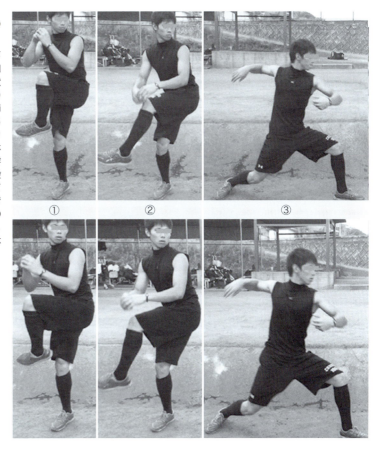

軽減させ，患部の治癒過程の促進を図ることにもつながる．図8の②-3のように上腕骨頭の前方への変位により患部へは常にストレスが加わり，治癒過程に移行できない．このアライメントを補正し，患部へのストレスを軽減・解消することで治癒過程を促進することができる．

###  動作上の問題を改善する

早期からの対応が対象者の意識付けにもなる．2）と並行して実施する．動作の問題は股関節，体幹などの機能改善を要することも多い（図9）．早期から好ましい動作を学習してもらうことも意識しておく．動作の改善は即時効果が得られることもあるが，中期的視点でのゴール設定が必要になることが一般的である．

## 3 スポーツ復帰に向けて

### 1) 悪循環への注意

1-1）-①はプレイの休止が原則になる．スポーツ障害では急性外傷後と異なり，症状の急激な悪化を呈することは少ない．しかしながら，前項の問題解決のための理学療法を提供しないと改善すべき問題が残存し，再発を繰り返すなどの状態に陥ってしまう．さらに患部を「かばって」プレイを続けることにより，他部位に二次的症状を誘発してしまうこともある．肩の症状が発生しないような代償動作での投球により，肘に症状が発生することなどがよくみられる例である．また，

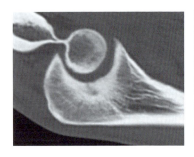
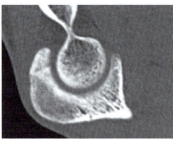

**図10**（上）右肘頭疲労骨折のCT画像
（高松晃医師提供）

**図11**（下）右肘頭疲労骨折のCT画像
（高松晃医師提供）

肘内側の痛みを避けるように投球することで肘外側に症状が現れるなど，同部位であっても痛みの部位が変化することもある．

1-1)-②については，プレイを継続するか否か判断が難しい．症状がプレイに支障をきたす程度のものでない場合，継続されることが多い．この際にも①と同様に問題点を絞り，プレイを継続しながらもエクササイズなどを実施し，改善をはかっていく．しかし，改善がみられなければ徴候から症状へ移行するリスクが危惧される．症状に至らなくてもパフォーマンスの低下を招くこともある．

## 2 注意を要する症状

選手の判断やさまざまな事情により，「無理してプレイする」こともみられる．症状が悪化して，結果的に予後が思わしくない例もある．この代表例として，成長期の肘関節の離断性骨軟骨炎や骨端線障害をあげることができ，骨障害の残存によりプレイが困難になることも多い．

重症に移行しやすい疾患として，成人期の肘頭疲労骨折をあげることができる．症状が明確でないことが多く，選手自身も状況が説明できないことがある．症状が明確になった時点ではすでに骨障害を生じ，ようやく診断できることがある（**図10**）．自験例では軽度の症状を確認してから2週間で疲労骨折に至った例もある（**図11**）．この例は，他覚的所見での痛みは強くなかったが，投球時の明確な痛みによって医療機関の受診に至った．初診時の画像診断では骨折線が確認された．

このように上肢スポーツ障害の中でも，急性期の初期対応時に重症への移行を念頭に対応すべき疾患もあることを理解していただきたい．

### MEMO

スポーツ現場において，肘周囲の痛みの部位が変化することは決して珍しいことではない．また肘頭の疲労骨折も痛みがはっきりせず，またその訴えの部位も日々変化することがある．さらには寛解と悪化を繰り返すことがあり，状態把握が非常に難しい疾患である．

### 文献

1) 菅谷啓之：投球障害治療の全体像．臨スポーツ医 32（臨時増刊）：114-119, 2015
2) 松浦哲也ほか：成長期野球肘の診断．復帰をめざすスポーツ整形外科，メジカルビュー社，東京，16-18, 2011
3) 宮下浩二ほか：スポーツ外傷に対する温熱・寒冷療法．整形外科MOOK5 物理療法，篠原英記ほか編，三輪書店，東京，40-47, 2000
4) 小林寛和：リハビリテーションとリコンディショニング総論．アスリートのリハビリテーションとリコンディショニング上巻 外傷学総論／検査・測定と評価―リスクマネジメントに基づいたアプローチ―，文光堂，東京，8-15, 2010
5) 宮下浩二：公認アスレティックトレーナー専門科目テキストワークブック7巻アスレティックリハビリテーション，文光堂，東京，144-153, 2011
6) 宮下浩二ほか：野球の現場における経時的な関節機能評価からみた大学野球投手の肩関節筋力と投球障害肩の発生の関係．体力科学 64：453-460, 2015
7) 宮下浩二：投球障害に対する競技現場でのリハビリテーションとリコンディショニングの実際．投球障害のリハビリテーションとリコンディショニング―リスクマネジメントに基づいたアプローチ―，文光堂，東京，187-202, 2010
8) 宮下浩二：外傷・障害予防を目的とした動きづくり④投動作．アスリートのリハビリテーションとリコンディショニング下巻 プログラミングの実際と手法の活用―リスクマネジメントに基づいたアプローチ―，文光堂，東京，114-123, 2012
9) 宮下浩二：動作別パフォーマンス向上のためのフィジカルトレーニング―2020年のアスリートのために―投げる（野球）．日整外スポーツ医会誌 35：163-168, 2015

Ⅲ 急性期における部位・病態別理学療法のポイント

# 3 下肢

## 1）股関節−外傷

髙木　祥・宮川俊平

**Essence**

- スポーツ現場における股関節外傷の発生は頻度としては高くないが，重症の外傷が起こる可能性もあり，知識習得や準備は必須である．
- 股関節外傷の急性期においてRICE処置が重要であるが，急性期から亜急性期への移行の判断が難しく，症状の程度や受傷からの経過を詳細に観察・評価して判断する必要がある．
- 股関節障害の初期症状を見逃さず，早期に問題点を分析し対応することで，症状の悪化を防ぐ．
- 股関節障害には，軟部組織の問題と骨・関節の問題，動作の問題が関連し合っていることが多く，複合的な視点で評価する必要がある．

## 1 股関節−外傷の基本的な考え方

### 1 股関節外傷における急性期

　スポーツにおいて股関節の外傷は頻度としては高くない．プロサッカーチームにおける4年間の傷害調査において，股関節の傷害は5％程度であったことから，実際に現場で急性期の対応を行うことは比較的少ない（図1）．しかし，まれに重症の外傷が起こることもあるため，股関節外傷に関する知識習得や対応策の準備は必須である．一方，重症とは反対にスポーツ選手のなかにはプレーは可能なレベルであるが，股関節周囲がすっきりしないなどと訴える選手は少なくない．これらの症状が積み重なっていくと，鼠径部痛症候群などの慢性障害の一因となるため，このような選手の訴えにも目を向ける必要がある．そのため，本稿ではスポーツにおいて起こりうる外傷とその

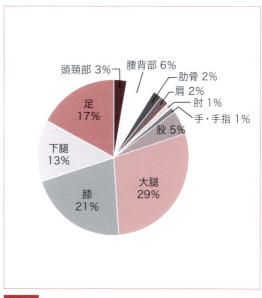

**図1** プロサッカーチームにおける部位別の傷害発生の割合

急性期の対応について述べるとともに，慢性障害の初期症状も急性期に含め，それらへの対応についても解説する．

**表1** 股関節の外傷

| 骨折・脱臼 | 骨盤骨折,大腿骨近位部骨折,股関節脱臼 |
|---|---|
| 裂離骨折 | 腸骨稜,上前腸骨棘,下前腸骨棘,坐骨結節,大腿骨小転子 |
| 疲労骨折 | 恥骨下行枝,大腿骨頚部 |
| 筋損傷 | 打撲による筋挫滅,筋断裂(股関節周囲付着部近くの肉離れ) |
| 関節内損傷 | 関節唇損傷,関節軟骨損傷 |

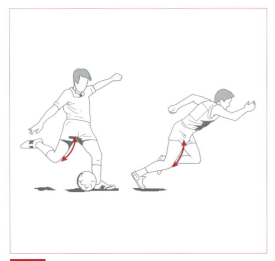

**図2** 裂離骨折が起こりやすい動作

## 2 股関節の外傷

スポーツ活動中に起こりうる股関節の外傷としては,骨折,脱臼,筋損傷,関節内損傷があり,細かくみると裂離骨折や筋断裂,関節唇損傷などがある(**表1**).これらは接触や転倒・転落などのような単発で過大な外力が股関節に直接加わった時に起こることが多い.スポーツ現場では受傷時に加わった外力の強さや方向,部位などを確認することが望ましい.現場に居合わせなかった場合でも本人から問診で確認するとともに,周囲にいた選手やスタッフからも情報を収集することで,損傷した組織や程度を大まかに把握できる.

一方で,接触を伴わない外力で受傷する場合もいくつかみられる.例えば,バランスを崩した際に自重をコントロールできずに足を強く地面に着く場合である.足関節や膝関節での衝撃吸収がうまくできずに,直接床からの反力が股関節に強く作用し,閉鎖筋やハムストリングスの坐骨付着部などの筋損傷が起こることがある.

また別の例では,成長期の選手に多い外傷としてキック動作やダッシュ時に,タイトネスの存在する筋の付着部の裂離骨折がある(**図2**).タイトネスによる伸張ストレスと特定の動作での伸張性収縮によって発生する.大腿直筋の付着部である下前腸骨棘や縫工筋,大腿筋膜張筋の付着部である上前腸骨棘などに起こりやすい.また,体幹の回旋動作が多い競技においては腹斜筋の付着部である腸骨稜に裂離骨折が起こる場合がある.

さらに1回の外力は大きくないが,何回も長期間にわたってストレスが加わると,最終的に疲労骨折を引き起こす場合もある.股関節内転筋付着部である恥骨や股関節周囲の筋力のアンバランスで起こる大腿骨頚部などに起こることがある.これらの疲労骨折は明らかな強い外力が加わったわけでもなく,通常の動作をした際に受傷したり,徐々に痛みが強くなることで気づかれる場合が多い.

## 3 股関節外傷における急性期の対応

実際のスポーツ現場で股関節外傷に対応することは頻度としては高くない.過去の調査において股関節外傷が発生した時に実施していたスポーツとして,ダンス,サッカー,体操,アイスホッケー,陸上の順に多かったと報告されている[1].それ以外に稀な事例として,ラグビーやスノーボードでの股関節脱臼やフェンシングでの股関節唇損傷が報告されている[2~4].特に重症例では,骨盤の多発骨折で出血性ショックを起こしたり,股関節脱臼で坐骨神経麻痺を合併することもあるため注意を要する.

スポーツ現場で股関節の外傷が起こった場合,重症では骨折や脱臼の可能性も考えられ,むやみに動かすと悪化する恐れがあるため,慎重に対応

する必要がある．医師が現場にいる場合は，医師の指示に従う．医師がいない場合は，症状の程度の判断が難しいが，一つのポイントとしては，受傷後しばらくして症状が少し落ち着いてきたときに歩行が可能かどうかを確認することである．歩行が可能な場合は骨折や脱臼の可能性は低いと考えられる．また一時的に疼痛が強かったにもかかわらず，その後何事もなかったかのように練習に復帰する場合もあるが，そのような場合でも経過をチェックすることを忘れてはならない．練習や試合が終わった後や次の日になって症状が出現したり，増悪したりすることもある．受傷後に歩行が困難な場合は，股関節周辺に器質的な病変が生じている可能性があるため，早期に病院を受診させる．場合によっては疼痛のため全く動けず，救急搬送が必要になる場合もある．

　救急搬送まではいかない程度で，現場で対応する場合にはRICE処置を実施する．損傷された組織内の出血や浮腫をコントロールし，二次的な酸素欠乏による細胞へのダメージを最小限にするため，できるだけ素早くアイシングと圧迫を実施する．さらに損傷組織へ二次的なダメージが加わらないように患部の動きを制限し，最も痛みを楽に感じる姿勢を確保する．また，股関節は移動の際に影響を受けやすい部位であるため，移動動作には特に注意を要する．このようにして患部の炎症を最小限にするとともに早期の炎症改善を図る．炎症が落ち着くと思われる72時間を経過しても症状が残存する場合は，必ず病院を受診させる．

## 4　股関節障害の急性期（初期症状への対応）

　股関節の障害には，軟部組織の問題と骨や関節の問題，動作の問題が関連し合って，症状が出現してくるものが多い（図3）．前述の裂離骨折はもともとのタイトネスに加え，動作による筋への過度な伸張ストレスが裂離骨折へつながったものと考えられる．また恥骨の疲労骨折は内転筋群に加え，腹直筋の付着部でもあるため，これらの筋の柔軟性低下と過度な収縮の反復が誘因と考えられる．これらはいずれも軟部組織の問題と骨や関

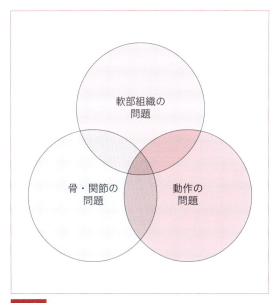

**図3**　股関節障害のとらえ方

節，動作の問題が重なり合って出現したと解釈できる．ただし疲労骨折は女性に多く，栄養状態やホルモンバランスの崩れなどによる月経異常，骨粗鬆症の影響を受けるため，内科的・婦人科的要因も考慮しておく必要がある．恥骨や大腿骨頚部の疲労骨折は陸上長距離選手で発生しやすく，骨折すると復帰に長期間を要するため，普段からのコンディションチェックが重要となる．

　サッカー選手に多い鼠径部痛症候群は柔軟性低下や筋力低下による股関節周辺のアンバランスと，キックなどの股関節を主に使う動作の問題が重なって，鼠径部周辺にストレスが集中することで症状が出現したものである（詳しくは154頁を参照）．

　このように股関節の障害は，複数の問題が関連しあって，出現する傾向がある．さらにここで注意すべき点として，軟部組織の問題が動作の問題に起因しているものも多く，軟部組織の問題を解決したとしても，スポーツ活動を継続すると再度同様の症状や問題が出現してくるということである．本質的な原因追及には軟部組織の問題と動作の問題を同時に評価し改善していく必要がある．また，定期的なメディカルチェックによって筋タ

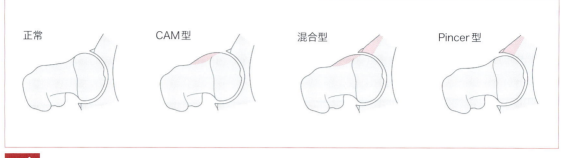

図4　FAIにおける骨形態異常

イトネスなどのリスク要因を把握し，普段からストレッチを入念に行わせたり，日々のコンディションチェックによって，筋肉の張りや軽度の炎症を早期に発見し対応することも大切である．股関節障害とその初期症状への対応について，以下にいくつか取り上げる．

 大腿臼蓋インピンジメントへの対応

　股関節の障害の一つに大腿臼蓋インピンジメント（femoro-acetabular impingement：FAI）がある．FAIとは，股関節の大腿骨側と寛骨臼側のどちらか一方もしくは両方に骨形態異常が存在し，主に股関節屈曲時に大腿骨頚部と臼蓋縁が衝突することにより，その間にある軟部組織が破綻する病態[5]である（図4）．FAIによって，インピンジメントを繰り返すことにより関節唇損傷や軟骨損傷に至る場合がある．骨が増殖し形態異常に至る原因については，Perthes病や大腿骨頭すべり症，股関節形成不全など発育期から小児期の疾患などの内的因子に加え，外傷やスポーツ，日常生活での過度の負荷などの外的因子があげられる[6]．すなわち大きな股関節可動域を伴うスポーツ活動はFAIになる要因の一つと考えられる．FAIの代表的な症状として股関節屈曲・内転・内旋での鋭い痛みが指摘されている．実際にスポーツ現場で選手に股関節屈曲・内転・内旋すると痛みまではいかないが，つまり感を訴える選手は多い．その原因として股関節後方の軟部組織が硬く，大腿骨頭の後方への滑りが不十分である[7]ことや股関節前面から鼠径部周辺の軟部組織の柔軟性の低下が考えられる．このつまり感が続けば関節軸を移動させ，大腿骨頚部や寛骨臼への新たなストレスとなり，異常な骨増殖につながる可能性もある．したがって，これらの症状を早期から取り除くようなアプローチが初期対応として大切である（図5）．

**Point▼**
股関節後方を緩める方法の一つに，腹臥位で股関節後方を圧迫しながら他動的に内外旋させる方法がある（図5a）．後方を緩めることで，股関節屈曲・内転・内旋時のつまり感が緩和されることが多い．

　FAIのテストはいくつかあるが，陽性であれば必ずFAIというわけではなく，これらの身体所見に加え，医師の診断によって股関節形成不全の有無や関節内の病変の有無を確認するとともに画像所見や症状など総合的に評価していく必要がある（図6）．

**MEMO**
　2015年に日本股関節学会がFAIの診断指針を示した[8]．それによれば，FAIは明らかな股関節疾患に続発する骨形態異常を除外し，画像所見と身体所見によって診断することを推奨している．そのうち身体所見では，前方インピンジメントテストが陽性であることおよび股関節屈曲内旋角度の低下を認めることとある．したがって，狭義のFAIでは既知の股関節疾患があるものは除外されるため，スポーツなどの外的因子の影響が強いと考えられる．

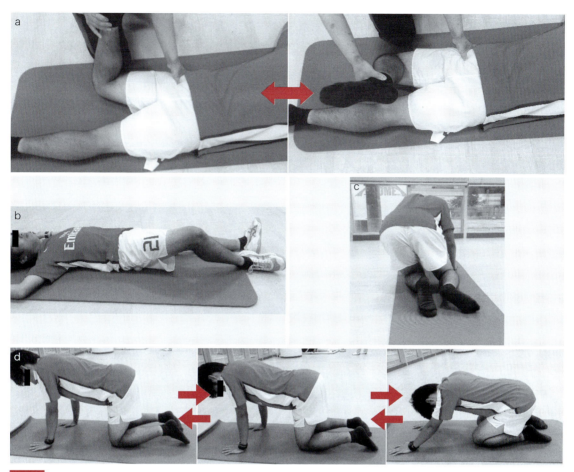

**図5** 股関節後方へのアプローチ
a：股関節後方の筋を圧迫しながら股関節を他動的に内外旋させる．
b：テニスボールと自重を用いて，股関節後方を圧迫しリラクセーションを図る．
c：四つ這いでストレッチしたい方の股関節を側方にずらして体重をかけると股関節後方がストレッチされる．
d：四つ這いで前後に動くことで，大腿骨頭の滑り込みを誘導する．

## 6　弾発股への初期対応

　弾発股とは，股関節を動かしたときにバチンやパンなどの音が発生するスナッピング現象が起こる症状のことである．しばしば疼痛を伴うこともあるが，スナッピング現象だけを訴える選手も少なくない．

　弾発股には関節唇や遊離体などの関節内病変に由来する関節内型と関節外型があり，通常は関節外型のことをいう．さらに関節外型は外側型と内側型があり，外側型は腸脛靱帯と大転子の間で，内側型では腸腰筋腱と骨盤の腸恥隆起との間でスナッピング現象が生じる．外側型は側臥位で股関節を屈曲・伸展させることで誘発できる．腸脛靱帯は大腿筋膜張筋と連続しており，これらのタイトネスが影響していると考えられる．そのためOber testで大腿筋膜張筋と腸脛靱帯のタイトネスをチェックし，リラクセーションやストレッチを行い柔軟性の改善を図る（図7）．内側型は背臥位で股関節屈曲・外転・外旋位から伸展位に戻す際に出現する．腸腰筋のタイトネスによって，腸腰筋腱が大腿骨頭および関節包上で弾発している可能性も指摘されている[9]．Thomas testによっ

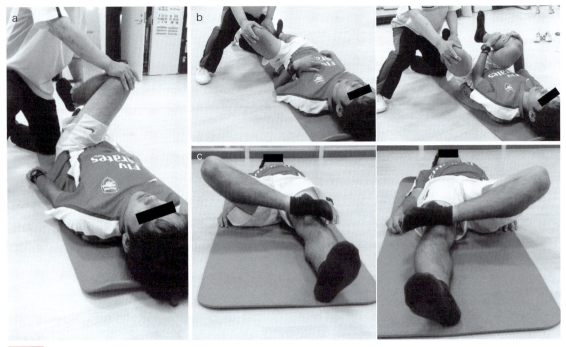

**図6** FAIの誘発テスト
a：前方インピンジメントテスト．
b：後方インピンジメントテスト．右図は反対側を屈曲させて骨盤を固定している．
c：FABER test．左右差を比較する．FAI以外でも疼痛は出現する．

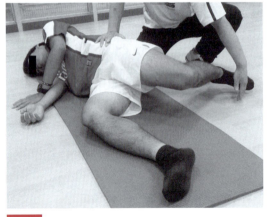

**図7** Ober test
側臥位で上の脚が内転しなければ陽性（写真は陽性である）．

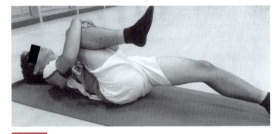

**図8** Thomas test
反対側股関節を完全屈曲させたときの大腿が床面に対して浮く場合は陽性（写真は陽性である）．

て腸腰筋のタイトネスを評価できるため，股関節伸展可動域とともに定期的なチェックを行い，腸腰筋の柔軟性を維持することで疼痛出現を予防する（図8）．また選手本人が股関節を動かした際に，音が鳴ることを不安に思っている場合もあるため，疼痛が出現する前から音の原因について探り，その改善のために積極的にセルフストレッチを選手本人に促すことも有効である．

##  梨状筋症候群への初期対応

　梨状筋症候群は梨状筋のタイトネスによって坐骨神経が絞扼されて，坐骨神経に沿った疼痛が生じる．さらに上下双子筋や内閉鎖筋によっても同様の症状を呈することがある．坐骨神経痛は腰椎椎間板ヘルニアとの鑑別が必要であるが，梨状筋症候群が原因である割合は低いとされている．骨盤が後傾した姿勢いわゆる不良姿勢では，股関節は伸展・外旋位となり，股関節外旋筋である梨状筋が短縮位となりやすい（図9）．また，切り返し動作を多く行うようなスポーツでは股関節回旋筋の収縮頻度が増えるため，オーバーユースとなりやすいことからタイトネスを引き起こすと考えられる．梨状筋症候群はスポーツ選手にも頻繁に発生する可能性が指摘されており[10]，実際にラグビー選手[11]や陸上選手[12]での症例が報告されている．

　梨状筋症候群の誘発テストはいくつか報告されているが，すべての症例で信頼性の高いテストはない[13]との報告もあることから，慎重に評価していく必要がある．代表的なテストをいくつかあげる（図10）．

　梨状筋のタイトネスを改善するために，運動量のコントロールをするとともに梨状筋のストレッチや姿勢の改善を図る必要がある（図5a～c，図11）．

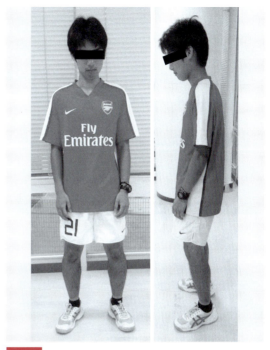

**図9　不良姿勢**
骨盤後傾位であり，股関節は伸展・外旋位となりやすい．

##  理学療法の目標

### 1) 股関節外傷における理学療法の目標

　急性期における目標は患部の炎症を最小限に食い止め，二次的な組織損傷を防ぐことである．そのためには損傷部位の特定と早期のRICE処置が大切である．また，股関節の外傷の程度によっては，救急搬送の必要性もあるため，あらかじめその手順を確認しておく必要がある．

　受傷後72時間は基本的にRICE処置を継続するが，傷害の程度によっては症状を確認しながら，RICE処置の終了を判断する．

　また，患部以外の部位に関しては受傷前の状態をできるだけ維持したいが，患部への影響を十分に考慮して実施する必要がある．実施する場合にどのようなトレーニングが可能かを慎重に判断する．

###  股関節障害における理学療法の目標

　股関節障害においては，初期症状として股関節周辺の筋の張りなどの違和感や硬さ，軽度の炎症などから始まることが多いため，定期的なメディカルチェックや日々のコンディションチェックによって，タイトネスや初期症状の早期発見に努めることが重要となる．それらの症状がなぜ起こっているのかを分析し，動作の問題や股関節周辺の

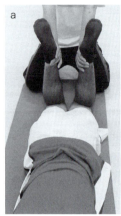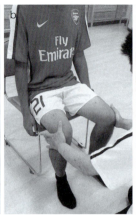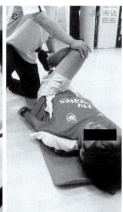

図10　梨状筋に対するテスト
a：Freiberg sign. 腹臥位股関節内旋位から外旋抵抗を加える．
b：Pace sign. 座位で股関節外転・外旋に抵抗を加える．
c：FAIR test. 背臥位で股関節屈曲・内転・内旋させる．

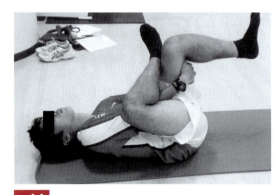

図11　梨状筋のセルフストレッチ

機能不全を早期に改善することが障害に対する理学療法の目標である．

　また炎症所見を認める場合には，外傷と同様RICE処置を行い，早期の炎症改善を図る．オーバーユースの場合には，特定の部位に負担のかかるような動き方などの動作の問題やある部位の筋力低下や可動域制限による機能不全の問題，さらには純粋に過度な練習量の問題が考えられるため，総合的に評価し，症状が増悪する前に対応していくことが重要である．特に動作の問題においては，スポーツで必要な動作は数多く存在し，ランニング動作や投球動作など，一連の動きの反復が多いものや，球技のようにボールや相手の位置や動きによって反応が必要なもの，接触動作のあるものなど，多種多様な動作がある．そのため，まずは違和感や症状が出現する動作をきっかけとして細かくその動作を分析し，機能的な問題の有無を評価することから始める．

## 3　競技復帰への影響

### 1　股関節外傷

　競技復帰までの期間は外傷による損傷の程度が最も影響するため，その損傷程度によって大まかな復帰時期が決まってくる．受傷部位周辺の二次的な組織の損傷によってさらに復帰までの期間が長引くこともあるため，初期のRICE処置によって二次損傷をいかに最小限に抑えられるかが重要となる．

　逆に炎症が治まったにもかかわらず，安静期間が長くなってしまうと必要以上に筋力低下や可動域制限が生じてしまい，患部は回復しているにもかかわらず，復帰するための筋力や可動域など，患部および患部周辺の機能レベルが追い付かずに復帰時期が延びてしまう可能性もある．そのため，急性期から亜急性期に移行する時期の見極めは非常に重要であるが，判断が非常に難しいポイントでもある．具体的にはアイシングから温熱に移行する時期をいつにするか，という場合である．受傷後72時間という目安はあるが，時間だけにと

らわれずに，症状の程度や受傷からの経過を詳細に観察・評価して判断していくことが求められる．当然，医師と十分に相談しながら進めるべきことを忘れてはならない．

 **股関節障害**

　股関節障害においては，初期症状の段階では競技に参加できるレベルであることが多いため，問題点を早期に明らかにし，競技を継続しながら対処可能なアプローチを実施する．筋力低下があれば練習前後での補強トレーニングを実施したり，柔軟性の問題であれば問題となる部位のストレッチを入念に実施する．また，動作の問題の場合は，気づくことで修正が可能な場合もあれば，動き方の癖が問題となることもあるため，本人に意識させることに加え，鏡を見ながら行ったり第三者からのフィードバックを入れたりしながら問題となる動作を修正していくと効果的である．機能的な問題が動作に影響していることも多く，並行して機能的な問題点も改善していく．

　このように初期症状を見逃さず，早期に問題点を改善できるかどうかが，股関節障害を予防し，競技を継続させるために重要となる．

文献
1) Stracciolini A, et al：Sex and growth effect on pediatric hip injuries presenting to sports medicine clinic. J Pediatr Orthop B25：315-321, 2016
2) 井上裕久ほか：ラグビーによる股関節脱臼の一例．臨スポーツ医 21：458-460, 2004
3) 槇尾　崇：スノーボード外傷で生じた股関節閉鎖孔脱臼の2例．JOSKAS 38：354-355, 2013
4) 岡田正道ほか：フェンシングにより股関節唇の断裂をきたしたと思われた1例．整形外科 52：796-798, 2001
5) Philippon MJ, et al：Arthroscopic management of femoroacetabular impingement：osteoplasty technique and literature review. Am J Sports Med 35：1571-1580, 2007
6) 和田　孝ほか：股関節鏡視下手術の実際―股関節スポーツ損傷に対するアプローチ―FAI (femoroacetabular impingement) とは．臨スポーツ医 29：367-371, 2012
7) 髙木　祥ほか：股関節および周辺疾患の機能解剖学的病態把握と理学療法．スポーツに伴う股関節周辺痛の機能解剖学的病態把握と理学療法．理学療法 31：930-938, 2014
8) 日本股関節学会FAIワーキンググループ：大腿骨寛骨臼インピンジメント (FAI) の診断について (日本股関節学会指針)．Hip Joint 41：1-6, 2015
9) Jacobson T, et al：Surgical correction of the snapping iliopsoas tendon. Am J Sports Med 18：470-474, 1990
10) Cass SP：Piriformis syndrome：A cause of nondiscogenic sciatica. Curr Sports Med Rep 14：41-44, 2015
11) Mayrand N, et al：Diagnosis and management of posttraumatic piriformis syndrome：a case study. J Manipulative Physiol Ther 29：486-491, 2006
12) Julsrud ME：Piriformis syndrome. J Am Podiatr Med Assoc 79：128-131, 1989
13) Byrd JWT：Piriformis syndrome. Oper Tech Sports Med 13：71-79, 2005

Ⅲ 急性期における部位・病態別理学療法のポイント

# 3 下肢

## 2）股関節−グローインペイン

村上憲治

### Essence

- グローインペイン（部位〜疾患）の基本的な考え方
  - グローインペインはスポーツ障害に分類され，サッカーなどのボールを蹴る動作の繰り返しにより鼠径部周囲に疼痛を伴う機能障害が生じる疾患である．
  - 発症には動作要因が大きく関与していることから動作の分析の際，動作の期ごとに分解して観察し疼痛の発症部位，タイミングと他部位との連携・関連を明確にすることが重要である．
  - グローインペインは一般的に緩徐的に発症をするが重症化し，二次的症状の出現や治癒が長期化することもあることを理解する必要がある．
- 理学療法の目標
  - 急性期症状（炎症症状）の改善・消失に関して自己判断ではなく医師との連携をもって行う必要がある．
  - グローインペインは動作（キック動作など）により起因することが多いことから，動作改善へ向けたアプローチを可能な限り早期から行うことが重要である．
- 競技復帰への影響
  - グローインペインは再発症するケースが多く，発症後の対応（処置，理学療法など）により再発症に至る可能性が高いことを理解しておく必要がある．
  - 成長期にかかる年齢の場合，疼痛を有する部位により医療機関を受診し器質的問題がないことを確認しておく必要性があり，器質的な問題があった場合，安静期を含め治癒期間が長引く可能性がある．

## 1 グローインペイン（部位〜疾患）の基本的な考え方

### 1 スポーツ障害の急性期

グローインペインの発症は身体に直接的に加わる外力（力学ストレス）により生じるものではなく，局所に繰り返しかかる力学ストレスにより発症するといわれている[1]．スポーツ傷害分類では急性外傷には分類されず慢性外傷（スポーツ障害）に分類されるため急性期の捉え方が難しい．そこで本項では局所の炎症・症状などの訴えが強い時期を本障害の急性期と捉えて説明をする．

また「グローインペイン」は，"グローインペインシンドローム（鼠径部痛症候群）"という障害名も使用することもあり混同されていることが多い．しかし後述するがグローインペインシンドロームは診断学的に定義[2]があるため本項ではグローイ

ンペインは臨床症状の「鼠径部周囲の疼痛」と解釈しグローインペインシンドロームも含むものとして説明をする（図1）.

グローインペインは一般的にボールを蹴る動作（以下；キック動作）にて発症することが多いため[1]さらに本項ではサッカー競技における対応に絞って話を進めることとする.

グローインペインの一番の徴候は疼痛であり，主に疼痛を示す部位は図2に示す．また機能障害として股関節周囲筋群の柔軟性の低下や筋力低下がみられるが疼痛との因果関係は明確にされていない.

### MEMO

グローインペインは過去にはスポーツヘルニアや恥骨結合炎と診断された時期もあり，その疼痛は鼠径部，恥骨結合部に限局された痛みであった．それ以外の鼠径部周辺の疼痛に関しては関連筋の付着部の炎症として考えられ診断されることが多かった．グローインペインという概念はそれらを含め改めて鼠径部周囲の痛み症状の総称と最近では考えられている.

またグローインペインシンドロームは本文で記載したように"器質的疾患がない"もので鼠径部周囲の痛み症状と考えられている.

## 2 急性期対応の原則

グローインペインは日常生活（歩行，起居動作など）で疼痛を誘発するケースもあるが一般的にはスポーツ活動中に生じる．そのため，チームもしくは個人にかかわるメディカルスタッフ（医師，看護師，理学療法士あるいはアスレティックトレーナー）が初期対応をすることが原則ではあるが，グローインペインを有した選手の多くは疼痛があるにもかかわらず競技活動を継続するケースが多いため[3]，活動中の選手の行動や動作に異常を感じた場合などは声かけなどをして状況確認をして対応をすることも考慮する必要がある.

グローインペインの急性期の主症状は疼痛であるため急性期では原則として，どのような動作で疼痛を有するか，どの部位に疼痛を生じているか

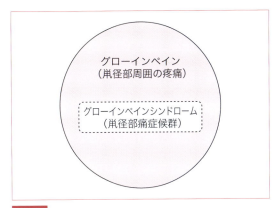

図1　本項でのグローインペインの概念

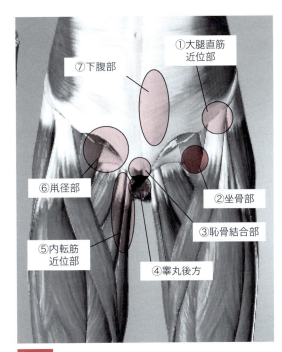

図2　グローインペインの疼痛部位

確認する必要がある.

スポーツ現場において生じるグローインペインは，仁賀らにより診断学的定義として「股関節周囲に明らかな器質的疾患がなく，体幹から下肢の可動性・安定性・協調性の問題を生じた結果，骨盤周囲の機能不全に陥り，運動時に鼠径部周辺にさまざまな痛みを起こす」とされている[2]．しかし背景に器質的疾患が隠れている可能性もあるため，原則として図2に示す①，⑥に疼痛を訴える

| 表1 | 必要とされる基本情報（問診） |
|---|---|
| 主訴および現病歴 | ・どのような状態なのか？<br>・症状：痛みの有無（どのような痛み），腫れ・熱感など（ボールを蹴る動作で疼痛を有する際，どんな蹴り方で生じるのか，どの程度の強さで蹴ると疼痛が生じるのかも含め）<br>・発症機転：いつから，何をして痛みを感じたか<br>・状況：どのような時に痛み（症状）が出るか（日常生活動作も含め） |
| 既往歴 | ・過去に同じような症状があったか？<br>・他の傷害など |
| プロフィール | ・年齢，性別，身長，体重<br>　（成長期であれば過去1年の身長の変化もしくは一番身長が伸びた時期）<br>・所属，ポジション，立場（チームなどでの）<br>・競技歴（他競技も含め）<br>・利き脚 |
| その他 | ・指導者などへの説明の必要性の有無<br>・その他 |

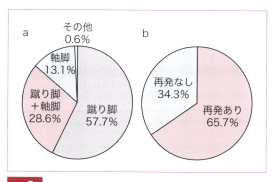

図3 グローインペイン発症情報
a：脚機能と発症の関係，b：再発の有無
（文献3より引用）

場合は医療機関を受診することを勧める．特に成長期の場合，①に疼痛を有する場合は背景に下前腸骨棘剥離骨折や骨端核障害などを有する場合もあることも念頭におくべきである．また図2では示していないが，鼠径部周囲ではなく股関節周囲での疼痛は股関節唇損傷などの可能性も有することから，疼痛部位の確認と現場での簡易的な機能評価を行い同様に医療機関を受診することを勧める必要がある．

患部に炎症症状が生じる場合の原則的対応は急性外傷時の対応と同様に RICE 処置が必要である．しかし本症例では発症部位に処置を行う際には隣接臓器との関連を考慮しながら十分に注意を行い処置を行うべきである．

### MEMO

ここ最近の画像診断技術の急速な向上により器質的疾患が背景にあることが確認されていることも多い．そのため過去のさまざまな所見からの判断だけではなく必要に応じ画像診断を行うことも有用な対応に繋がる．

## 3 急性期対応に必要な評価

次に急性期に必要な評価を表1に示す．

本症例の特徴は疼痛である．そのため疼痛部位（解剖学的部位）と発症のタイミング（動作のどのタイミング）を探るのは最も重要である．本症例の発症にはキック動作が関連するといわれているが，動作肢（蹴り脚）側にのみ発症するわけではなく支持肢（軸脚）に発症するケースもある（図3a）[3]．そのため基本情報を得るための問診に際しては主なポジション，どちら側の脚で生じているか，主にボールを蹴る側はどちらか，利き脚などを聴取する必要がある．

さらに本症例は再発するケースが多い（図3b）[3]ため既往歴聴取も重要な要素となり，過去の発症時の疼痛部位，発症のタイミングなどはさらに再発予防には重要となる．グローインペインは前述どおりキック動作時の発症が多いため，再発を繰り返すケースではキック動作の際の非効率性が問題になることが多いと考えられる．そのため過去の発症と同様であれば動作時の問題点を抽出しやすくなると考える．

さらにキック動作は投球動作と違い特定肢（利き脚）のみを使用するのではなく，ポジションやプレーの状況により利き脚以外の脚で蹴ることを要求されることが多い．そのため所属もしくはチームでの立場の把握も重要であり，ボールに触れる

機会が多いポジション（例えば中盤の真ん中）や主にボールを遠くに飛ばすことを要求されているゴールキーパーのようなポジション，またサイドのポジションであれば片脚で常にボールを蹴る機会が多いことが想像できる．さらにプレイスキック（フリーキック，コーナーキックなど）を任される選手もボールを蹴る機会が多くかつ多様に蹴ることが要求され，局所に力学ストレスがかかりやすいことが理解できる．そのうえで利き脚と蹴り脚の使用頻度の関係性も確認すべき事項である．なおこれらの情報は発症に至るメカニズムを考察するためと再発予防の観点からも問診で得たい情報である．

上記の情報なども収集することも重要な要素ではあるが，急性期の状況で実際に必要とされる評価は炎症症状の評価である．他疾患，傷害同様にその評価から対応（RICE処置など）が予後に影響するといっても過言ではないことを理解することも重要である．

## 4 急性期治療に必要な評価の進め方と考え方（問診は除く）

発症メカニズムと患部周囲機能評価の因果関係は明確にはされていない部分もあるが，患側・健側差などを基に患部の機能評価（関節可動域，筋力など）を行うことは競技復帰へ向けた理学療法の基準にもなりうるので確実な機能評価を心がけるべきである．ただし疼痛による各機能評価に制限が出ることも十分に理解する必要があり，その機能評価結果が"原因"であるのか"結果"であるのかを考察することはさらに重要である．そのために可能であれば事前（健常状態時）に個々の各関節可動域検査や筋力（徒手筋力）検査などが行えれば評価の参考に利用できる．

スポーツ現場では臨床の場と違いリアルタイムかつ限りなく再現性の高い機能評価ができることを十分に念頭におくべきである．特にサッカーにおいては利き脚で常にボールを扱う（蹴るなど）わけではないため利き脚，蹴り脚のみにこだわらず，さらに競技特性として全身を活用した運動であるため，その原因が反対側の脚機能，体幹機能などに問題がある可能性も忘れてはいけない．静的立位姿勢の評価はもちろんのこと，前述した仁賀の定義を基準に考えても患部周囲機能だけではなく体幹から下肢の可動性・安定性・協調性の問題は重要な要素である．

可動性に関しては，特に股関節外転および外旋，さらに伸展可動域，また肩甲帯および胸椎の可動域の確認も必要となる．また安定性に関しては支持脚（軸脚）の問題が大きく荷重位での安定性は静的なもの動的なものを含め確認すべき項目である．

ここまで評価の一部を提示したが，グローインペインが生じる原因の動作（主にサッカーにおけるキック動作）は蹴り脚だけの問題ではなく，それ以外の部位の評価を正しく行えなければ改善はもとより予防のための理学療法提示も困難になる．そこで重要になるのは機能障害に陥っている問題に対して機能改善に向けたアプローチを行った結果，それに伴う症状や動作の一時的な軽減や改善が見受けられた場合，発症に何らかの影響を与えている可能性は高いと考えられる．

さらに主観的評価になってしまう恐れもあるが，疼痛を生じない程度でキック動作などを行わせ，評価の信頼性を得るのも有効な方法である．そのためにキック動作の動作解析に関しても十分に理解する必要性がある．グローインペインの大きな発症要因となるサッカー競技におけるキック動作の解析は必要不可欠な項目である．

サッカーにおけるキック動作での期分けを図4に示す．

グローインペインを発症した選手の多くは，キック動作の際にボールインパクト（BI）時にグローインペインの主症状である部位に疼痛を感じることが多い．これはキック動作自体が直接的誘発因子であるのは間違いないが，BI以前の蹴り脚，軸脚，体幹機能の不具合の結果としてBI時の特定部位に疼痛を生じる場合とBI時に直接的にボールから受ける作用（ボールが足部を押す力）により疼痛を生じる場合があることを理解する必要がある．前者はBIのみならず図4に示すすべての期で症状を訴えるケースがあるが，後者はBI時

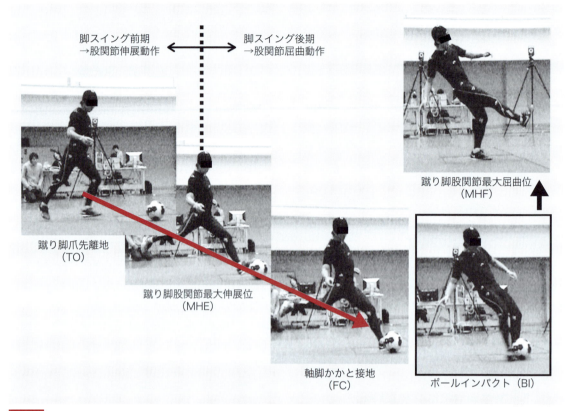

図4 サッカーのキック動作のイベントおよび期分け

にのみ症状を訴えることが多い．BI時に疼痛を生じるケースの多くは"いわゆるボールに負けている"状況でありボールを蹴り出すための筋力が不足していることが推定される．

ボールを蹴る動作は決して蹴り脚側の筋力だけで行われているわけではない．重要なのは仁賀が定義しているように上肢・下肢，体幹の連動性，協調性である．さらに支持脚（軸脚）を中心とした身体の並進運動，回転運動を駆使してボールを蹴り出している．

### MEMO

サッカーにおけるキック動作は，ボールを足部のどこに当てるのかにより蹴り方に主に3つの蹴り方がある．股関節を外旋し足部の内側（内くるぶし側）にボールを当てる蹴り方をインサイドキックといい主に短い距離で精度を求められる時に使用頻度が高い蹴り方である．次に足部の前面（足の甲）に当てる蹴り方をインステップキックといい，力強く遠くへボールを飛ばす時に使用頻度が高い蹴り方である．最後に足部の第1中足骨から舟状骨にかけて（母指の付け根）に当てる蹴り方をインフロントキックといい，蹴り出すボールに変化をつける（曲げるなど）ことが求められている時に使用頻度が高い蹴り方である．

自身の行ったキック動作の実験では鼠径部周囲の疼痛を発症していない選手股関節トルクは，発症している選手より有意に小さな値になっていることがわかる．また並進運動に関しても助走からBIにかけての並進速度の変化は発症していない選手の方が減速率は小さい．要するにボールを蹴る動作を効率的に行うには意識的に蹴る動作ではなく，回転エネルギーや並進エネルギーを蹴り脚の末端へ伝達できることが重要で，蹴り脚はむち打ちのように"振られる"動作ができていることが望ましい．

3. 下肢　159

| 図5 | キック動作時のチェックポイント（1） |

a：股関節最大伸展位，b：ボールインパクト

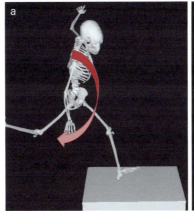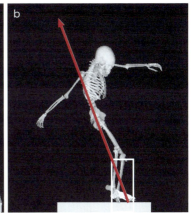

| 図6 | キック動作時のチェックポイント（2） |

a：前額面（背部より），b：水平面（上部より）

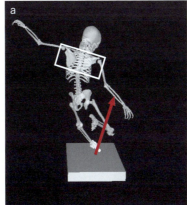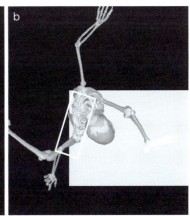

　それぞれのチェックポイントを以下に示す．サッカーのキック動作には一般的に3種類の蹴り方（インサイドキック，インステップキック，インフロントキック）があるがここではキック動作としてまとめてポイントを示すこととする．矢状面からの観察では股関節最大伸展位（MHE）においては骨盤後傾を伴い蹴り脚の股関節が伸展をしていること，それに伴いしっかり体幹が伸展し（テンションアークの獲得）特に胸椎が伸展していることが重要である（図5a）．また軸脚の観察ではFCからBIまでは足関節背屈が獲得されていることが重要である（図5b）．

　水平面からの観察では，MHE前より蹴り脚側肩関節の肩甲骨内転に伴う水平伸展が獲得でき（図6），さらにBIからMHF期では上部体幹（胸郭）と下部体幹（骨盤）が相対的に交差している動作

が確認されることが重要である（クロスモーション）（図7）．

　ただし，上記のポイントに問題があったとしても症状に直結するとは限らないし，上記のポイントに問題がなければ理想的なキック動作とは限らないことは理解しておかなければならない．またボールの蹴り方の相違により指摘ポイントにも相違があるため蹴り方についても十分理解をする必要がある．

　本症例では動作に起因することが多いため各期で何をチェックすべきかポイントを理解しておくことは重要ではあるが，急性期に動作の確認をすることは疼痛を生じる可能性があるため，問診，確認などの質問事項と組み合わせてその背景に隠れている問題を抽出する必要がある．そのためにもあらゆる可能性を想定して動作確認を試行錯誤

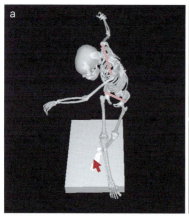 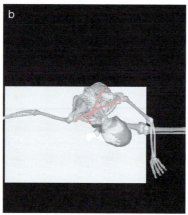

**図7** キック動作時のチェックポイント（3）
a：前額面（前上方より），b：水平面（上部より）

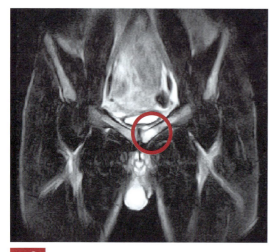

**図8** グローインペインの診断をされたMRI像の1例
赤丸内に高信号域が確認されて骨髄水腫が認められた例．

法を進めていくことは競技復帰への遅延や再発などの問題が生じることが推測されるため急性期の対応に関しては慎重に行うべきである．日常生活動作での疼痛誘発は重症化する可能性もあるため，競技動作での誘発のみでなく日常生活動作での誘発も確認し，まずは一定期間患部の安静を保ち，同時に疼痛除去のための寒冷療法やその他物理療法を施行することが望ましい．

###  患部の病理学的問題点の改善と運動器機能低下の改善と再発予防に向けた運動器機能向上

急性期症状は改善されたとしても患部には病理学的変化が生じているケースがある（図8）．そのために医師との連携を密にすることで患部の状況を把握し，運動器機能の改善を行い，さらに再発予防に向けたエクササイズを行わせる．

そのためにも評価を確実に行い，問題点を抽出し発症に関連する要因に対するエクササイズを提示することはその後の理学療法および競技復帰に向けたトレーニングの際に患部に対しての力学ストレスを軽減させることが可能となる．

していく必要がある．

##  理学療法の目標

本症例のようなスポーツ障害における急性期の理学療法のポイントは以下の3点に集約される．

###  急性期症状の軽減，消失

本症例の急性期においては炎症に伴う疼痛が問題になる．疼痛が軽減，消失しない状態で理学療

### 3 動作の問題を改善する

本症例はスポーツ障害に分類され，特定動作の繰り返しにより局所に力学ストレスが加わり発症したものと考えられるため，動作により生じる問題改善が大きな要因になる．そのために可能な限

り早期より局所のストレスを軽減させるための動作エクササイズも行うことで発症要因の第一の問題点の改善にも繋がると考える．同時に早期より動作の問題を対象者に意識させることで対象者自身が発症メカニズムを理解するし，復帰へ向けたプランがスムーズにいくとともに再発予防に対しても有効であると考える．なぜなら障害を発症してしまった動作は，動作の善し悪しにかかわらず長期にわたり獲得してきた動作であることを考慮すると，その動作の改善には多くの時間が必要であると推測できる．そのためにも早期からこの取り組みを行い動作のエラーを抽出し修正しトライするという循環を繰り返し行うことが重要である．それらすべて意識（認知）下において行い最終的に自動化させることが再発予防にも繋がると考える．

キック動作の修正前に獲得しておきたい機能へのエクササイズをいくつか紹介する．

## 3 競技復帰への影響

 再発症への注意

本症例では図3bで示すように再発症の可能性が高い．その理由として医療機関などの受診率が低いため処置・対応に関してまた復帰などの基準の提示を受けないことがその理由としてあげられる[3]．そのため実際の活動現場での対応は必要ではあるが適切な評価を行い，適切な基準を提示し理学療法を行うことが重要である．そのためには，急性期での炎症症状の把握，さらに治癒過程を理解し理学療法のタイミングを判断・提示することが重要である．また運動器機能改善や動作改善のエクササイズ実施段階に入ったタイミングであってもそのエクササイズの内容において休止・中止要件，継続要件の判断基準をわれわれが理解するとともに理解できるように提示することも重要である．

 注意する症状

サッカー競技では，かつては"ケガはプレーしながら治す"ことが日常で，よほどのことがない限り医療機関を受診することは少なかった．現在はスポーツ医科学の発展や医療機関に在籍するメディカルスタッフが競技現場へ出向くことで選手へのスポーツ医科学の啓蒙などが盛んに行われているために，以前ほど医療機関非受診傾向は減ってきている．しかしグローインペインは外傷と違い症状の急激な悪化を呈することはあまりなく，発症後緩徐的に推移するため症状に対しての認識が不足しているケースが多く，医療機関受診までに至ることは少ない．ただ，治療が長期化すること[5]や再発を繰り返すなど競技にさまざまな支障をきたすことが多いため，現場および臨床で正確な評価をすることが要求される．

特に「1-2）急性期の対応の原則」でも述べたが，図2の①に疼痛がある場合かつ成長期にあたる年齢の場合，剝離骨折や骨端核障害の可能性もあるため医療機関の受診を勧める．またそれ以外でも特に成長期にあたる年齢の場合は一度医療機関の受診を勧める．さらに⑥は恥骨の疲労骨折なども確認されることもあるため同様に注意が必要である．

また，同様に「2-1）急性期症状の軽減，消失」でも述べたが日常生活動作時に疼痛を有するケースは重症化することが多い．そのため起居動作や階段昇降での疼痛の有無は把握しておく必要がある．また歩行だけでも疼痛を有する場合もあるため，まずは競技復帰を考える前に日常生活動作時の疼痛対策を行うべきである．

### Point ▼
- 図9は胸郭の可動性のチェックをしている．図9aは右肘が左右大腿部の間にあるが図9bは右肘が左大腿部の外側にあるため，より回旋していることが理解できる．この動作は可動性のチェックだけでなくエクササイズとしても利用できる．

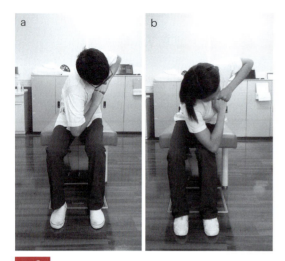

**図9** 胸郭（胸椎，肩甲骨を含む）回旋チェック
a：胸部回旋不十分
b：胸部回旋十分（胸部回旋チェックの目標ポイント）

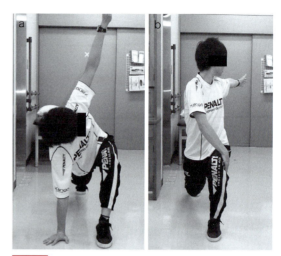

**図10** フロントフォワードランジ＋ローテーション（1）
a：上部体幹前傾位での体幹回旋（胸椎部での回旋と肩甲骨内転を意識する）
b：上部体幹垂直位での体幹回旋（胸椎部での回旋と肩甲骨内転を意識する）

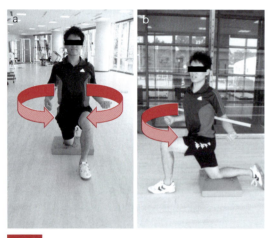

**図11** フロントフォワードランジ＋ローテーション（2）
a：前額面，b：矢状面

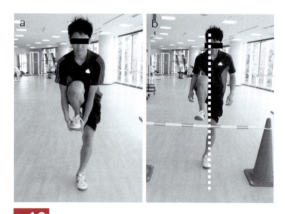

**図12** 股関節柔軟性評価およびエクササイズ
a：positive standing sign，b：ハードルまたぎ

- 図10は股関節および肩関節の柔軟性を伴った胸郭（特に肩甲骨）可動性向上のエクササイズである．この写真では左脚がブレないこと，右上肢は床面や反対側大腿部で体幹がブレないように支持することが重要で同時に頭頸部の回旋も行う．
- 図11は図10の応用編で，背部に"棒"などを入れて，より胸椎の回旋を意識させることができる．

- 図12aはグローインペインの評価の際に使う方法で，この肢位もしくはここに至る動作までに鼠径部周辺に疼痛があった場合は陽性とする．図12bはその応用で股関節の柔軟性を高めるエクササイズである．基本的に片脚で支持できることが要件になるが片脚挙上に伴い足部のクリアランスを獲得するために骨盤後傾，円背などによる代償には注意を要する．

## Point

- 図13は股関節周囲筋の柔軟性を高めるためのエクササイズである．図13aは図12の応用で股関節を外転させてバーを越える．図13bは"四股"になる．ポイントは股関節外転約30°，大腿部は床面と平行，骨盤は可能な限り垂直位，また上部体幹も可能な限り垂直位を保持する．

## Point

- 図14は片脚スクワットと片脚スクワット位にて上部体幹回旋動作を行う．大腿骨頭を中心に骨盤帯が回旋をするイメージである．

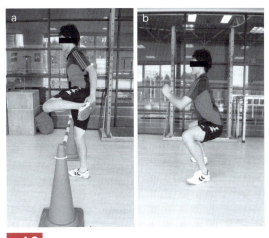

**図13** 股関節柔軟性エクササイズ
a：ハードルまたぎ（外転），b：四股

### 文献

1) Cetin C, et al：Chronic groin pain in an amateur soccer player. Br J Sports Med 38：223-224, 2004
2) 仁賀定雄：鼠径部痛症候群の診断と治療 総論（病態・歴史）．臨スポーツ医 23：733-741, 2006
3) 村上憲治ほか：育成年代サッカー選手の鼠径部周囲の疼痛発症状況と発症後行動に関するアンケート調査．日整外スポーツ医会誌 34：57-64, 2013
4) 村上憲治ほか：理学療法のプラクティス 下肢．臨床スポーツ医学 スポーツ障害理学療法ガイド 考え方と疾患別アプローチ，文光堂，210-214, 2014
5) Lynch SA, et al：Groin injuries in sport：treatment strategies. Sports Med 28：137-144, 1999

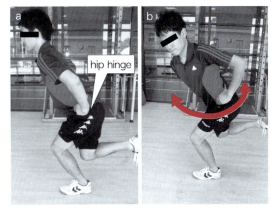

**図14** 支持脚安定性および可動性エクササイズ
a：片脚スクワット，b：片脚スクワット／回旋

# Ⅲ 急性期における部位・病態別理学療法のポイント

## 3 下肢

### 3）大腿部－肉離れ

松田直樹

### Essence

- 肉離れの予後は，受傷の重症度によって全く異なる．受傷の重症度をMRIや超音波診断装置などを用いて評価することが重要である．特にMRI分類のⅠ型とⅡ型の分類は，触診や整形外科的な検査では分類困難であり，ランニング開始までの期間も異なり，再受傷防止のためには画像診断が不可欠である．
- 急性期には徹底したRICE処置が重要であり，持続冷却と空気圧での圧迫が可能な機器を利用することが効果的である．
- 再受傷防止のためには，リハビリテーション期間中の状態評価を確実に実施し，段階的にリハビリテーションを進めていく必要がある．

肉離れは重症度の差こそあれ競技レベルの高いアスリートであれば一度は経験するような，下肢のスポーツ障害の中でも発生頻度の非常に高いものである．重症例以外，病院を受診しても理学療法部門でリハビリテーションを実施することは少ないかもしれないが，競技現場では対応を求められることも非常に多い．また競技復帰までの過程や競技復帰後の再発頻度も高く，現場では対応に難渋することもある．

本稿では肉離れの中でも，発生頻度が最も高いハムストリングの肉離れと急性期のケア・リハビリテーションについて述べる．

## 1 肉離れの基本的な考え方

### 1）肉離れのメカニズム

肉離れの発生要因についてはさまざまな説が言われているが，「二関節筋」「羽状筋」「遠心性収縮」「筋腱接合部」が肉離れのキーワードとしてあげられる．

肉離れは，筋線維およびそれに連続する筋腱接合部付近に過剰な引張り応力が加わって起こるもので，一般的には他動的牽引力や求心性の筋収縮よりも，筋の収縮下において外力による筋への引っ張り力が筋の収縮力を上回る遠心性収縮の際に発生するといわれている．

筋損傷の好発部位は，他動的伸張や過度の遠心性収縮では筋線維内のサルコメア間で線維性結合しているZ帯に多く見られるといわれているが，

その損傷範囲は極めて限定されるとも言われている．臨床的には画像検査で筋と腱の構造的な接合部である腱膜や筋腱移行部に多く発生していることが観察される．

肉離れの好発部位については，Ekstrandらはサッカー競技において，ハムストリングが37％，内転筋が23％，大腿四頭筋が17％と大腿部において77％を占めていると報告した[1]．サッカーのUEFAチャンピオンズリーグとスウェーデン・デンマークのスーパーリーグの試合中の統計では，すべての負傷のうち35％が肉離れで，55％が大腿部，鼠径部が30％，下腿は13％であり，スプリントが原因と思われるものは約半数であり，96％は接触なしで発生している．また再発例が16％あった．ハムストリングの受傷の86％が大腿二頭筋に発生しており，試合の前後半での受傷率には有意差はなかった．一方，大腿四頭筋では88％が大腿直筋の受傷で28％がシュートを打つときに受傷している[2]．

ハムストリングの受傷頻度がスポーツでは最も高いが，その中でもAsklingらは，高速度で走る際に受傷する短距離選手では大腿二頭筋長頭の受傷が多く，ストップや方向転換時が加わる他の競技では，大腿二頭筋長頭に加え半膜様筋損傷の発生も多くなると報告した[3,4]．

ハムストリングの中でも，大腿二頭筋と半膜様筋は羽状筋の形態をとり，一方受傷頻度の低い半腱様筋については近位部は一部羽状筋的構造を有しているともいわれるが，全体としては紡錘筋として分類される．ハムストリングの中でも羽状筋に肉離れの発生が多い．また好発筋である大腿直筋，腓腹筋も形態的に羽状筋でかつ二関節筋であり，肉離れの発生頻度は著しく高い．

## 2 肉離れのリスクファクター

肉離れのリスクファクターについては種々の報告があり，まとめたレビューも多く発表されている．報告により調査方法や段階づけが異なり，レビューとしてまとめたものでは統計学的には有意差がないものもある．しかし，有意差がない項目でも肉離れの間接的要因となり得るものもあり次に記載する[5,6]．

### （1）内因的因子
- 過去のハムストリング肉離れの既往
- 年齢
- ハムストリングの筋力低下
- 大腿四頭筋との筋力比
- ハムストリングのタイトネス
- 股関節伸展可動域制限
- 体幹筋機能不全
- 筋疲労
- ポジション
- バランス能力

### （2）外因的因子
- 不十分なウォームアップ
- シーズンはじめ

## 3 肉離れ発生時の病態・症状

一般的にハムストリングの肉離れの場合，全力疾走中や切り返し動作などの際に突然大腿後面に痛みが走り，重症例では断裂音を聞くことがある．音が聞こえなくても選手が「筋がずれた」「揺れた」と表現することも多い．多くの場合，痛みのためにその後の競技ができなくなる．軽症例の場合は，受傷時は痛みの程度も軽く競技を続行した後に疼痛が増してくることもある．

一方，遅発性筋痛の場合は特に急性症状はなく，数時間後から数日後に筋痛を訴える．ただし，稀に肉離れであっても明らかな急性症状がなく運動終了後から痛みを訴えるケースもあるので注意を要する．

ほとんどの場合は，受傷部位に限局した圧痛や伸張痛・収縮時痛がある．ハムストリングの起始部である坐骨結節付近の腱損傷や周辺の筋腱移行部の損傷では圧痛のために座れないこともある．ただし，閉鎖筋損傷などの深部筋損傷の場合は，痛みの訴える部位や圧痛部位がはっきりしないこともある．受傷後，血腫の沈下などで圧痛部位が変化していくこともあり，受傷直後の疼痛部位を正確に把握しておく必要がある．

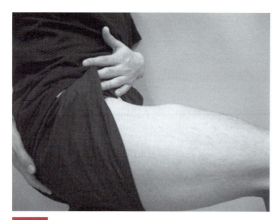

**図1** 大腿直筋の陥凹

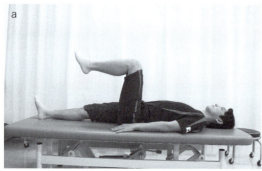

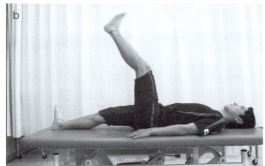

**図2** active knee extension test
股関節と膝を90°屈曲の肢位(a)から，膝を自動運動で伸展(b)していく．

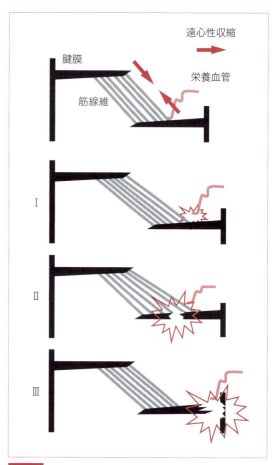

**図3** 肉離れの分類（奥脇）
MRI所見から推察した"肉離れ"の病態．
Ⅰ型：筋腱移行部の血管損傷のみ，Ⅱ型：筋腱移行部損傷．特に腱膜損傷，Ⅲ型：腱性部（付着部）の完全断裂．
（文献7より引用）

　断裂に至るような重症例では受傷部位の陥凹を触れることがある．ハムストリングでは腱断裂に至るような重症例では視診でもわかる場合がある．大腿直筋損傷では，受傷直後はわずかな陥凹が触れる程度であったのに，時間の経過とともに陥凹がはっきりしてくることもある（図1）．

　筋打撲と異なり受傷直後に皮下血腫を観察できることは稀であるが，数時間後から翌日には皮下血腫がみられることもある．ただし皮下血腫は受傷した部位から重力などにより筋間などを通って別の部位に出現する場合もあり，受傷部位に出現するとは限らない．

　受傷直後から，伸張痛のために可動域制限を生じる．Malliaropoulosら[2]は陸上競技選手の肉離れ受傷48時間後のactive knee extension test（背臥位で股関節・膝関節屈曲90°の肢位から膝のみ自動伸展していく）の角度の健患差を4つのグレードに分け，復帰までの期間を比較した（図2）．

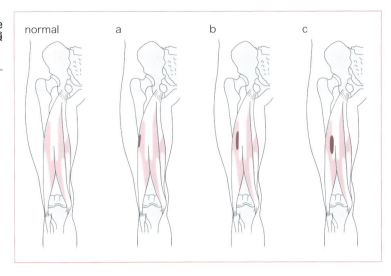

**図4** British Athletics Muscle Injury Classificationの損傷部位による分類

a：myofascial, b：musculo-tendinous, c：intratendinous.
（文献8より引用）

健患差20°以下では2週間で復帰していたのに対し，30°以上の健患差がある場合は6週間以上の復帰期間を要していたと報告している[2]．後述するⅢ型損傷のようなハムストリングの伸張が大きなリスクとなる重症例でない限り，active knee extension testを慎重に実施すると予後予測に役立つ．

##  4　肉離れの分類と予後

肉離れの重症度を明確にすることは，選手やコーチに重症度や予後の共通理解のために非常に重要である．重症度分類にはさまざまなものがある．従来の分類では1度を微細損傷，2度を中等度や部分断裂，3度を重症や完全断裂といったように表現している．

奥脇はハムストリング肉離れのMRI画像をもとに以下の3つのタイプに分類した（図3）[7]．

Ⅰ型：出血所見のみが認められるタイプ
Ⅱ型：筋腱移行部（特に腱膜）損傷型
Ⅲ型：筋腱断裂型（付着部裂離損傷を含む）

3つのタイプの予後は，Ⅰ型は1～2週でスポーツが可能となるのに比べ，Ⅱ型では平均6週，Ⅲ型では6ヵ月以上かかる例もある．

PollockらはMRI所見をもとに受傷部位の大きさでGrade 0〜4に分け，さらに受傷部位によってa，b，cのサブグループに分類する方法をBritish Athletics Muscle Injury Classificationとした（図4）[8]．

Grade 0：MRIではnormalまたはDOMSの所見
Grade 1：small tear（24時間後にはROM制限がない）
Grade 2：moderate tear（24時間後に多少のROM制限がある）
Grade 3：extensive tear（24時間後に明らかなROM制限がある）
Grade 4：筋または腱のcomplete tear
a：myofascial injury
b：muscle tendon junction injury
c：intratendinous injury

受傷部位・タイプと損傷範囲の特定は，その後のリハビリテーションのスケジュールに大きく影響するので詳細に調べ分類していく必要がある．

## 2　急性期の理学療法の目標

### 1　二次的損傷を防ぐ：冷却と圧迫

受傷から48時間後までは，どの重症度においても安静を基本とし，徹底したRICE処置を行う．

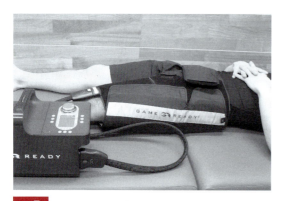

**図5** Game Ready® Icing system

アイシングは可能であれば安全に持続冷却できる機器を使用する（図5）．

　組織治癒には炎症過程が必要であるからアイシングを否定する意見もあり，またアイシングの臨床的効果についてのエビデンスは見解が分かれるが，腫脹を軽減させ二次的な組織損傷を減少させる可能性については効果的と考えられる．過度の出血を抑制し，患部の瘢痕形成を防止し，筋・腱接合部を確実な healing process に導くためにも，安全かつ確実なアイシングを行うべきである．また，アイシングと同時に圧迫や関連部位のエクササイズを行うことは有効であり，患部の状態により適切に実施する．

　アイシング時の固定については，筋打撲の際には筋内圧を上げて血腫形成を少なくし，筋短縮を防ぐために膝屈曲位で RICE 処置を行うが，肉離れの場合には損傷部位に引っ張り力を加えてしまうことになるので筋の短縮位で持続圧迫冷却を行うべきである．ハムストリングの筋腱の断裂が疑われる重症例では，殿部周囲への圧迫が疼痛を引き起こすこともあり，腹臥位，側臥位での安静も検討する．

　肉離れでも血腫が大きな場合には，その後異所性骨化病変に進行する場合もあり，医師と相談の上，血腫除去術やウロキナーゼを利用した血腫融解を実施する場合がある．

##  柔軟性と筋力の向上

　ハムストリング肉離れの受傷後には柔軟性が低下するが，その主因は受傷部位および関連部位の痛みによるものである．また同様に筋力低下も，痛みや不安感による筋発揮の抑制であり急性期からの積極的な柔軟性と筋力向上に対してのアプローチは筆者は不要と考えている．

　Sherry らは急性期に，肉離れ後の急性期に静的ストレッチと抵抗運動を中心としたリハビリメニューを行った群と，段階的アジリティと体幹スタビライゼーションを中心とした2群間での再受傷率を比較し，早期からストレッチと抵抗運動をした群は復帰後2週間と1年後の再受傷率が高かったと報告している[9]．

　受傷部位の組織損傷が改善し，ストレッチ痛がなくなり，不安のない筋力発揮ができるようになってから，この2つの積極的な機能改善を図るべきである．ただし，大腿後面の柔軟性に関連する下腿後面や体幹後面の筋群の柔軟性アプローチについては，受傷部位のリスクを考慮して早期から実施することも検討する．股関節の伸展可動域制限も，肉離れのリスクファクターになるとの報告もあり，受傷部位にストレスの加わらないものに関しては早期から実施していく．

　また筋力回復もハムストリングの筋活動に関連する大殿筋や肩甲帯などの機能改善は状態に応じて早期から実施すべきである．

##  肉離れの急性期リハビリテーション

　肉離れのリハビリテーションについては，個別性が非常に高いが，ここでは5つの phese に分けてリハビリテーションの進行を解説する．

**（1）患部保護期（Phase Ⅰ）受傷後48時間程度**

　ゴール：受傷部位および周辺組織の二次的障害を防止する．

　リスク管理：適切な患部の評価・観察と，最適なモダリティの選択．

　この時期は最大限に患部の安静を図り，組織の

二次的障害を防止する時期である．持続冷却機器があれば持続的に冷却し，アイスバッグで冷却の場合も1日に5回程度，冷却を行う．冷却をしていないときは圧迫を行う．冷却については受傷の程度によらず最低でも48時間実施する．

受傷後早期の高圧酸素療法は患部の腫脹を軽減させ，結合組織の再生を促すという報告もある．筆者らの経験でも，高圧酸素療法は受傷後早期の実施が腫脹や疼痛の軽減など臨床的な改善も多い印象がある．

軟部組織損傷に対してのマイクロカレントや低出力パルス超音波（LIPUS）の効果の可能性もあり，冷却と同時にマイクロカレントを実施したり，冷却のインターバルの間に低出力パルス超音波の実施も検討する．

痛みの強い例ではNSAIDの処方もされるが，NSAIDの長期使用は筋機能の低下を招くという報告もあり医師と相談して検討する．Ⅰ型では日常生活動作で痛みがなければ冷却と圧迫を定時に行うように指導し，過剰な伸張が加わる姿勢以外は特に生活の制限はしない．Ⅱ型以上であれば過剰な伸張は受傷部の拡大や瘢痕形成，血腫増大の原因にもなるために，重症度によっては1週間程度安静とする場合もある．重症度が高く，痛みが強い例などでは杖の使用も考慮する．

患部外トレーニングについてはⅠ型であればこの時期でも痛みのでないものに関しては特に制限しないが，Ⅱ型以上の受傷の場合は座位での上肢トレーニングや対側下肢の片側立位のエクササイズ，体幹トレーニングなどでも姿勢などの影響で受傷部にストレスがかかる可能性があり，慎重に実施を検討する必要がある．受傷した選手は復帰を焦って普段実施しないような患部外トレーニングを心理的に要求することがあるが，患部保護期の48時間程度は患部の安静に努め，次のphaseに移行してから安全に実施することを勧めることも決してマイナスではない．

受傷後48時間以上経過し日常生活での平地歩行が痛みなく可能になれば次のphaseに移行する．

**（2）身体機能回復期前期（PhaseⅡ）**

**ゴール**：痛みと腫脹を最小限にし瘢痕形成を防ぎつつ，関連部位のトレーニングを実施する．

**リスク管理**：ハムストリングの過剰な他動的伸張や筋収縮を避ける．

受傷部位の瘢痕形成は筋の再生を阻害する．正常な再生過程をたどるように受傷部位の組織に過度な伸張力が加わらないように，他動的伸張および過剰な筋収縮は避ける．ハムストリングと共同して働く殿筋群や背筋群・対側の肩甲骨周囲筋などを患部へのストレスに留意しながらトレーニングを開始する．また上肢や体幹周囲の患部外トレーニングについては股関節屈曲や膝伸展肢位に気をつけ積極的に開始する．

Ⅰ型ではPhaseⅠの時期に受傷部に過剰なストレスがかからないように姿勢などを工夫すれば患部外や関連部位のトレーニングは可能である．Ⅱ型損傷ではこのphaseに2週間以上要することもある．Ⅱ型以上では日常生活での長坐位や，過度の膝伸展・股関節屈曲は避けるように指導する．

深部体幹筋や大腰筋のトレーニングは，復帰後のランニングの際の体幹前傾・骨盤前傾を防止することにもつながり，この時期から積極的に実施する（図6）．

マット上での股関節外転筋トレーニングや体幹・足部の安定化トレーニングもランニングフォームの改善にもつながるために，患部の状態を確認しながら実施する（図7）．

また対側の片脚バランスや，患部を使用しない有酸素トレーニングも開始する（図8）．患部については，Ⅰ型であれば自動運動で痛みが生じない範囲での自動可動運動やバイクも状態に応じて開始する．バイクに関しては，受傷後早期はワットバイクなどのペダリングトルクをペダル角度ごとにモニターできる機器があると，ハムの収縮を避けたペダリングが可能である（図9）．

痛みがなく正常に日常生活歩行ができ，うつ伏せで膝90°での40〜50%程度の等尺性収縮が痛みなくできれば，次のphaseに移行する．

**（3）身体運動回復期後期（PhaseⅢ）**

**ゴール**：痛みのない範囲でのハムストリング強化を関連部位との協調動作を中心に実施する．

**リスク管理**：共同筋の活動を意識させ，ハムス

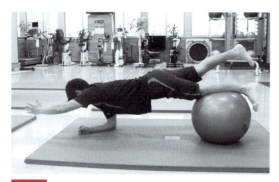

**図6** 大腰筋・深部体幹トレーニング：フロントブリッジ

走行時の骨盤安定性をアップさせるためにも早期から大腰筋や腹横筋に焦点を置いたエクササイズを実施する．

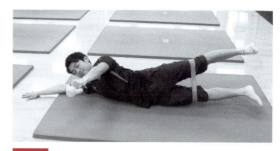

**図7** 股関節周囲筋トレーニング

ハムストリングへの過剰な負担がかからないような，股関節外転筋・回旋筋トレーニングも早期から実施する（Sanctband サイドレイズ ダンベルツイスト）．

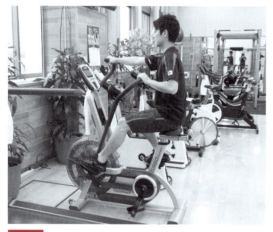

**図8** cross training machine を用いたエクササイズ

受傷側以外の四肢を使った有酸素運動が可能（StarTrac 社製 Turbo trainer）．

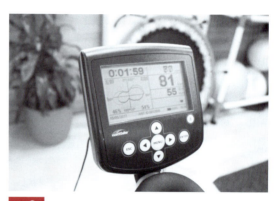

**図9** ペダリングトルクのモニタリング

ペダリングの際のトルクをリアルタイムにモニターリング可能なバイクを用いると，ハムストリングへの過剰な負荷をコントロールしたり，ハムストリングトレーニングに重点を置いたエクササイズが可能（写真は Wattbike のモニター）．

トリングの過剰な他動的伸張や筋収縮を避ける．

　基本的には，レッグカールのようなハムストリング単独の収縮は収縮力を制御した軽負荷の等尺性のものから段階的に開始し，両足でのブリッジなど股関節伸展の共同筋も同時に使えるエクササイズから開始する．ハムストリングの単独収縮を行う際は，短縮域や伸張域を避け，中間可動域の収縮から開始する．

　痛みがなければ，バイクやクライムマシンなどでの有酸素トレーニングも開始する．

　ハムストリングの肉離れの好発筋である，大腿二頭筋長頭と半膜様筋は膝屈曲作用よりは股関節伸展作用でトレーニング効果が現れるという報告もある．膝屈曲を運動要素として含むエクササイズに並行し，股関節伸展を運動要素に含まれるものを優先的に実施した方が効果的である．先行する殿筋収縮を意識させ，殿筋とハムストリングが協調してトレーニングした場合はリスクも減少するので殿筋や体幹筋の収縮を意識して実施する[10]．

　角度を制限した両足でのデッドリフトから開始し症状の悪化がなければ段階的に片脚でのデッドリフト系のエクササイズも股関節の可動範囲を狭くした状態から開始する．その後，徐々に可動範囲を広くしていき体幹回旋要素も含めた中での股

3. 下肢　**171**

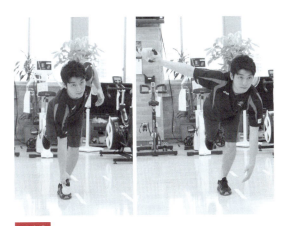

**図10**　片脚バランスダンベルツイスト

片脚バランスの状態で，ダンベルをツイストし股関節伸展回旋コントロールを目標とする．早期は股関節屈曲角度を浅くして行う．

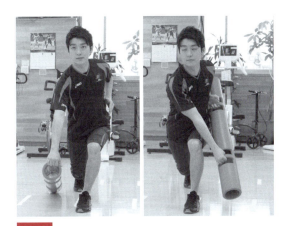

**図11**　ViPRを用いたランジエクササイズ

チルト：早期は開脚幅を狭い状態から行う．
ツイストスイング：徐々に回旋要素も含めたエクササイズに移行していく．

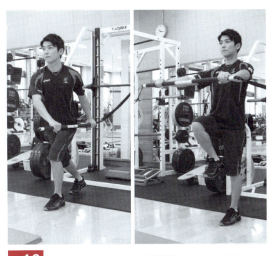

**図12**　TRX rip trainer 前後開脚からモモ上げ

股関節伸展と同時回旋コントロールしていく．

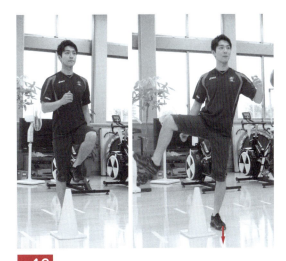

**図13**　振り下ろし足の意識づけ

関節の安定化を目標としていく（図10）．ランジ動作も狭い開脚から開始し，体幹の回旋も考慮していく（図11）．

またランニング開始の準備として，立位での股関節伸展を大殿筋と共同し，しかも体幹安定性も意識できるような，エクササイズも導入していく（図12）．

また，ランニング時の接地点の前方化はハムストリングに大きなストレスがかかるのでランニング開始前に遊脚後期の下方への踏み込み動作を意識させる（図13）．

方向転換時などのストレッチタイプの受傷の場合はさらに股関節での回旋制御が復帰に向けて重要になるので，股関節屈曲位での安定化エクササイズを段階的に進めていく．スピードをコントロールしながら実施するものから，徐々に速いスピードのものに展開していく（図14, 15）．

上記のトレーニングでも痛みがなく，うつ伏せで膝90°での等尺性収縮がほぼ全力で，歩幅の小さなジョグができるようになれば，次のphase

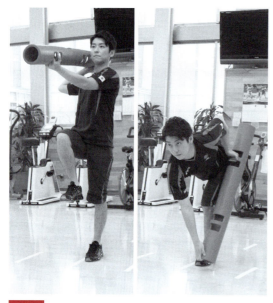

図14　ViPR つま先タッチツイスト

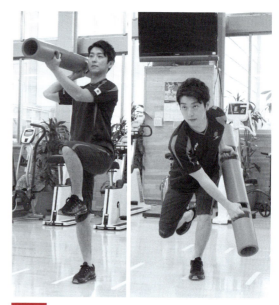

図15　ViPR モモ上げからサイドランジ

に移行する．リハビリテーション後にアイシングは実施する．

Ⅰ型であれば3〜10日，Ⅱ型であれば3〜4週程度要する．Ⅲ型の場合は画像診断や臨床所見を考慮し医師と相談の上，次のphaseに進行する．

### （4）運動機能回復期（Phase Ⅳ）

**ゴール**：筋力・可動域ともに受傷前の状態に回復させ，アジリティを含め，痛みなく動作可能になる．体幹・骨盤の安定化もさまざまな動作の中でも制御できるようにする．

**リスク管理**：痛み・タイトネスや不安感などの症状がある場合は，最大強度での運動は避ける．

競技に必要な動作の基礎となる，種々の基礎動作の負荷と可動域をあげていく．症状が若干でも残存している場合は，決して無理に強度を上げずに様子を見る．

筆者らの施設では，筋への負荷は低強度で間欠的持久力を含めたフィットネスレベルを上げるために低酸素室を利用したトレーニングを実施している．低酸素環境下でのトレーニングは有酸素持久性はもちろん，高強度のトレーニング効果もあるといわれ，脈拍・$SpO_2$・血中乳酸濃度などを

モニタリングしてリハビリテーションに応用している．最近ではマスクを利用した呼吸抵抗型のグッズも販売されている．

ハムストリングへの遠心性収縮を意識したエクササイズも徐々に強度を増していく（図16）．

患部の状態を適宜評価し，対象競技に必要なアジリティステップなどを段階的に導入・進行させていく．再受傷の可能性も高くなる時期でもあり，疲労の蓄積やコンディションの低下がないようにしていく必要がある．

可動域・筋力ともに左右差がなく，基礎運動動作を競技に必要なレベルの運動強度まで症状なく上げることができ，画像診断なども参考に医師と相談し再受傷の可能性や状態の悪化のリスクがなければ，競技復帰の最終調整である次のphaseに移行する．

### （5）特異性回復期（Phase Ⅴ）

**ゴール**：競技の専門的動作を獲得し，安全な競技復帰の直前準備を行う．

**リスク管理**：疲労の蓄積と筋コンディションの変化を常にチェックして実施する．

この時期は，競技復帰に必要な競技特異性のあるトレーニングを実施し，競技復帰への最終調整

を行う時期である．本書のテーマの急性期には該当しないので詳細は割愛するが，この時期の再受傷が多いのは事実であり，しっかりしたコンディショニングとリスク管理を行い（確実なW-up，患部の評価，事前のコンディショニング，体調管理，環境因子の把握をしリスクの最小化を図る，適切な強度のアジリティ種目の選定など），再受傷を避ける対応を毎回欠かさず行う．

## 3 競技復帰への影響と再受傷のリスク

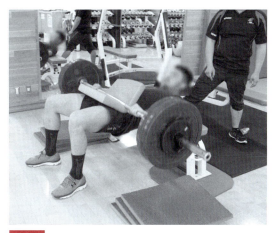

**図16** 遠心性収縮要素も考慮したブリッジエクササイズ

### 1 肉離れでの異所性骨化

筋打撲後の異所性骨化はまれに報告があるが，肉離れにおいてもⅡ型以上の重症例では血腫形成の後に異所性骨化形成が確認されることが多い．臨床上では可動域制限の強い例や画像上血腫形成が著しい例などは，担当医師に相談し，血腫除去・血腫融解などの処置の必要性を検討する．肉離れ後の異所性骨化病変は時間とともに軽快していく例も多いが，血腫を作らないための確実なRICE処置と，受傷部または瘢痕組織からの再出血の可能性のある早期の伸張は厳に慎むべきである．

また，選手にも血腫の増大が予想されるときには日常生活でのリスク動作の説明を行い，過伸張による再出血を防止する．

### 2 再受傷のリスクファクター

再受傷は，ランニング開始後のスピードアップしていく過程と，競技復帰直前に多い印象がある．再受傷を避けるためにも，医師と連携をとり画像診断や整形外科的検査および運動機能などを総合的に判断してトレーニング強度を上げていく必要がある．また，リハビリテーションの過程ではさまざまなコンディショニング手法を用い疲労の蓄積を予防し，疲労の程度を適切に評価していく必要がある．

肉離れの急性期リハビリテーションでは，異所性骨化などの合併症を予防し，患部への過負荷を避け，患部に限らず再受傷を防止するための機能的トレーニングを早期から実施していくことが非常に重要になる．

**文献**

1) Ekstrand J, et al：Epidemiology of muscle injuries in professional football (soccer). Am J Sports Med 39：1226-1232, 2011
2) Ekstrand J：サッカーにおける筋損傷の疫学．スポーツ筋損傷 診断と治療法，ガイアブックス，東京，125-133, 2014
3) Askling CM, et al：Acute first-time hamstring strains during high-speed running：a longitudinal study including clinical and magnetic resonance imaging findings. Am J Sports Med 35：197-206, 2007
4) Askling CM, et al：Proximal hamstring strains of stretching type in different sports. Am J Sports Med 36：1799-1804, 2008
5) Freckleton G, et al：Risk factor for hamstring muscle strain injury in sports：a systematic review and meta-analysis. Br J Sports Med 47：351-358, 2013
6) Fousekis K, et al：Intrinsic risk factors of non-contact quadriceps and hamstring strains in soccer：a prospective study of 100 professional players. Br J Sports Med 45：709-714, 2011
7) 奥脇 透：筋肉損傷．臨スポーツ医 27（臨時増刊）：102-108, 2010
8) Pollock N, et al：British athletics muscle injury classification：a new grading system. Br J Sports Med 48：1347-1351, 2014
9) Sherry MA, et al：A comparison of 2 rehabilitation programs in the treatment of acute hamstring strains. J Orthop Sports Phys Ther 34：116-125, 2004
10) Kubota J, et al：Relationship between the MRI and EMG mesurement. J Sports Med 30：533-537, 2009

## Ⅲ 急性期における部位・病態別理学療法のポイント

# 3 下肢

## 4) 膝関節—膝関節靱帯損傷

相澤純也

### Essence

- 膝靱帯損傷の急性期では，炎症と痛みをコントロールしながら，靱帯不安定性や合併損傷を把握したうえで二次的な損傷を予防する．
- 受傷の状況・機転を把握して損傷リスクファクターについて選手と共有し，再損傷予防に向けたプログラムを立てる．
- 膝や隣接関節の可動域と筋機能の低下を最小限にとどめ，正常範囲や左右差を考慮して改善を図る．
- 基本的な生活動作，スポーツ動作において運動連鎖を考慮して，代償性異常パターンや，損傷リスクファクターとしての筋活動・運動パターンをコントロールさせ，急性期以降の管理やエクササイズにスムースに移行させる．

## 1 膝関節靱帯損傷への対応の基本的な考え方

### スポーツ現場での外傷発生時の評価と対応

　膝関節靱帯損傷に対してスポーツ現場で適切に対応するためには，競技ごとの受傷しやすい動作・状況と，受傷直後の症状・動作制限の一般的な特徴を理解しておくことが大切である．これらの情報と過去の類似対応経験を基に，実際のプレー観察や，選手自身およびスタッフへの聴取による受傷機転を統合して靱帯損傷の可能性を推察する．合わせて，現実的な評価により靱帯損傷のスクリーニングをしながらプレー中止および医療機関受診の必要度を迅速に判断しなければならない．
　バレーボール，バスケットボール，ハンドボール，バドミントンなどにおける非接触型の膝関節靱帯損傷は片脚での着地時やカッティング時に膝が崩れる現象とともに「バキッ」，「ボクッ」などの断裂音を選手自身が感じることが多い．受傷直後は膝に手を当てて，倒れこみ，膝伸展や荷重を怖がる．一方，ACL には痛みの受容器が乏しいため，MCL 損傷や骨挫傷などが不明な ACL 単独損傷直後では痛みを強く訴えない場合もあり，なんとか荷重して歩行できることも少なくない．しかし，いずれのケースでも適切な評価や膝の保護を怠ると数時間後に関節腫脹とともに痛み，可動域制限，荷重困難がさらに悪化しやすい．したがって，症状増悪や二次損傷を予防するために，上記の受傷機転や症状を確認した場合には何とか歩けるからといって無理な運動や長距離歩行はさせない方が良い．このような場合に備えて RICES 器具とともに，ロフストランドクラッチなどの歩行補助具をチームで用意しておくのも考えておきたい．
　受傷直後は靱帯不安定性テストである前方引き

出しテストやラックマンテストは防御性筋活動により十分な弛緩が得られず，エンドポイント有無や脛骨前方移動を確認しにくい．したがって，スポーツ現場では受傷機転や前述した特徴的症状や，圧痛および叩打痛の有無から関節内・外靱帯や骨挫傷の可能性をスクリーニングしていく（**表1**）．そのうえで，選手，チームスタッフ，家族と相談して医療機関への受診を勧めることになる．この際，整形外科医師（できればスポーツ整形外科医師）が所属する専門的な医療機関とのネットワークを持っていることが大切になる場合が多いため普段から情報を収集しておくとよい．

| 表1 | 膝損傷（直後）の聴取，チェックのポイント |
|---|---|
| | 膝崩れ現象 |
| | 膝をおさえて倒れ込む，非受傷側で「けんけん」する様子 |
| | 断裂音 |
| | 膝伸展や荷重の困難・恐怖 |
| | 屈曲位での防御性筋活動過大 |
| | 圧痛（MCL部など） |
| | 骨叩打痛（脛骨近位） |

## 2） 急性炎症と痛みの自然軽減を阻害せずに促す

損傷の重症度や個人差によって程度や推移は異なるが，受傷の数時間から約72時間の急性炎症期では腫脹，発熱，発赤，痛みが続く．松葉杖などで下肢荷重量をコントロールしながら，RICESを適用いて炎症症状の軽減を促す．来院ごとに発熱の左右差を手背で確認し，安静時や特定動作時の痛みをnumerical rating scale（NRS）やvisual analogue scaleで数値化しておく．また，膝蓋跳動テストやストロークテストで関節腫脹の軽減傾向を確認していく．膝蓋骨周囲組織の硬さがある場合にはモビリゼーション後に膝蓋跳動サインが明確になり，ストロークテストのグレードが上がる場合がある．我々は数分の膝蓋骨モビリゼーション後に関節腫脹テストを行うようにスタッフ間で統制している．

## 3） 受傷状況・機転を把握して損傷リスクファクターについて選手と共有する

膝靱帯の再損傷予防に向けたプログラムを立てるために，一般的な前十字靱帯（ACL）受傷メカニズム（**図1**）などをイメージしながら，損傷場面の状況・機転を患者に直接確認する．必要に応じてチーム関係者や受傷場面目撃者にも確認する[1〜3]．診療記録内の医師の問診内容を確認した後にセラピストの視点でさらに詳細に聴取する．接触，プレー・判断，膝崩れ時のアライメント，靴とサーフェイス，疲労などについてセラピストが実演しながら確認し選手と共有する．受傷時の動画からはプログラム立案に役立つ情報が得られやすいため，保存されていないか必ず確認する．選手の性格や理解力に合わせて「いつもと違ったことはなかった？」，「なぜ怪我したと思う？」，「どうすれば防げたと思う？」と問いかけてリスクファクターについて自ら考えさせることもある．

## 4） 靱帯不安定性，合併損傷を把握する

診療記録内の徒手検査結果を確認したうえで，脛骨前方引き出しテスト，ピボットシフトテスト，Nテスト，内外反ストレステストなどで靱帯不安定性を確認する．半月板の合併損傷については裂隙圧迫テスト，McMurrayテスト，Apleyテストなどで確認する．いうまでもないが特に急性期では暴力的な操作は控えて，痛みや恐怖心，筋緊張・弛緩状態を確認しながら愛護的な操作から始める．場合によっては実施せずに診療記録内の結果の確認にとどめておく．MRIは必ず確認し，膝前十字靱帯（ACL）や内側側副靱帯（MCL）だけでなく，半月板損傷や軟骨損傷，骨挫傷の有無や程度を把握しておく．単純X線画像で裂隙の狭小化や骨棘などの関節症変化を確認しておくことも怠らない．

**Point**
ACL不全は徒手検査結果とMRI所見を統合して評価される．MRIでは主に矢状断画像のACL非直線性・不連続性・膨化で判断されるが，これ

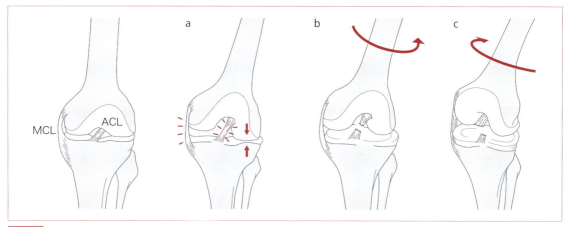

**図1** 一般的なACL受傷メカニズム
a：膝が外反し，MCLの張力が増して外側圧迫が生じる．
b：四頭筋活動によって脛骨が前方に移動するとともに，大腿骨外顆が後方にシフトして脛骨が内旋することでACLが損傷する．
c：ACL損傷後大腿骨内顆が後方に移動して結果として脛骨が外旋する．
（文献1より引用改変）

らが不明な場合や，徒手検査結果と統合しにくい場合もある．このような場合は冠状断画像上でACL脛骨付着部の立ち上がりの非直線性や走行，大腿骨付着部の不明瞭性の確認が重要になる．

受傷後数日間は痛みや防御性筋収縮によって靱帯不安定性テストの信頼性は低くなりやすい．当院では再建術に至ったケースにおいて麻酔下でのピボットシフトテストやNテストの結果を医師と理学療法士が同じ判断基準を用いて共有している．

**表2** 膝靱帯損傷後の痛み増悪や，二次損傷につながりうる動作

- 膝屈曲角度での急な（不意な）足底接地
- 立位での急な後方振り向き（体幹回旋）
- 端座位での座位膝伸展（下腿遠位抵抗）
- 深いスクワットからの急な立ち上がり
- 急なしゃがみ込み

く（表2）．半月板，軟骨・骨などの合併損傷が明らかなケースでは筋活動による膝の安定性を確かめながら，杖・装具の除去時期や，活動性を上げる時期をより慎重に判断する．

## 5 二次的な損傷を予防する

靱帯不安定性と大腿四頭筋の活動不良による膝崩れは残存靱帯や半月板などの二次損傷につながり，炎症症状や痛みを長引かせる．これについて患者の理解を得たうえで，杖や装具を適時使用しながら，荷重位での膝関節安定性を維持し段階的に高めていく．膝崩れ以外にも膝の過度な外反や，脛骨の過度な前方移動・回旋によって二次損傷を招く可能性があるため，これらが生じやすい運動や動作のコントロールや回避について指導してお

## 6 靱帯再建術（後）を想定して教育，指導する

ACL損傷患者は数週間から数ヵ月の経過で，軽いジャンプ着地や直進走行などが可能になることが多い．しかし，高強度のジャンプ着地，ダッシュ，ストップ，ピボッティング，カッティングで膝の不安定感や怖さを訴えるために，スポーツ復帰を目的に再建術が選択されることが多い．したがって，実際には急性期であっても再建術や術前後リハビリテーションを考慮したアプローチが重要になる．実際に患者の最も興味があるところは「手術するべきか？」，「保存療法で復帰できる

のか？」という点にあり，患者から直接質問されることも少なくない．

再建術の適応は，スポーツ復帰へのホープやニーズ，参加スポーツで要求されるパフォーマンスレベル，靱帯不安定性テスト結果と併せて，実際の動作中の不安定感や，膝崩れなどへの恐怖心などから総合的に判断される．したがって，膝の不安定感を訴えやすい動作について，段階的に強度を上げて患者の訴えを確認していく過程を踏む場合がある．すでに再建術が予定されているケースでは，術式や術後管理による合併症（表3）を考慮してアプローチしていく．

> **Point**
> ACL損傷後に不安定感や恐怖を訴える動作・状況はスポーツの種目やポジションによって異なる．当院ではスポーツ復帰後の不安動作やパフォーマンス低下要素に関するアンケート集計をしており，この結果を踏まえた上で動作指導にあたっている．

| 表3 | ACL再建術の術式や術後管理による合併症 |
|---|---|
| | ● 術創部痛（関節鏡挿入部，骨孔作成部）<br>● 採腱部痛（半腱様筋腱，薄筋腱，膝蓋腱）<br>● 関節腫脹（血腫）<br>● 膝伸展制限<br>● 術側下肢荷重能力低下<br>● 膝蓋下脂肪体の硬さ<br>● 術後部分荷重，運動制限による廃用 |

## 2 理学療法の目標

###  膝関節および周囲組織の可動性低下を最小限にとどめ正常範囲に戻す

ACLや関節内外組織の損傷による炎症，痛み，線維化や，関節保護・不動による拘縮は膝や周囲組織の可動性・可動範囲を低下させる．急性期の膝伸展制限に対して背臥位で膝前部を押すような他動的な伸展から始めると恐怖や痛みを訴えやすく，膝屈曲方向に働くハムストリングス，股関節屈筋群，腓腹筋の防御性筋活動が高まり効果的に伸展させることは難しい．まずはハムストリングス腱や腓腹筋の硬度の左右差を確認し，本人にも触知させて筋の過活動状態を認識させながら弛緩させる（図2）．この際，膝窩部にタオルなどを敷き，患者が恐怖心なく伸展できる角度でサポートすると弛緩が得られやすい．この状態で愛護的に大腿骨顆部を両手掌で包み込むようにして下に押し込み伸展させる．膝窩部のタオルは伸展角度の増大に伴って減らしていく．弛緩が困難なケースでは収縮後弛緩を繰り返しながら伸展を増大させていく．矯正的な外力を加えなくとも，筋活動のコントロールのみで伸展制限がほぼ消失するケースもある．ACL不全断裂の場合には伸展可動域の回復よりもACLの安定化を優先することがあるため，伸展許可範囲や伸展制限装具について医師と事前に相談しておく．非受傷側の膝に明らかな過伸展を認めるケースでは伸展制限が残存するリスクは比較的低いと推察できる．損傷半月板の前方ロッキング（図3）がある場合は伸展が制限されるため，MRIなどで確認したうえで目標角度を医師と設定する．

膝の屈曲は長座位で大腿後面や下腿前面をサポートしながら踵をベッド上で近位に徐々に滑らせて自動介助運動で角度を増大させていく．このヒールスライドでは，内側ハムストリングスの収縮を促しつつ，股関節の内旋，下腿の外旋，足の底屈などの代償運動をコントロールさせる（図4）．膝蓋跳動テスト陽性かつストロークテスト3＋の重度の関節腫脹があり，膝屈曲時の膝前部の緊満感とともに明らかな角度制限を認める場合は関節穿刺の適応を含めて医師に相談する．膝窩筋部や腓腹筋起始部の張りを訴える場合は母指や中指による深部モビリゼーションを併用する（図5）．

膝蓋骨の可動性は頭側・尾側，内外側の移動や傾斜の程度を非受傷側と比較しながら，モビリゼーションによって維持・改善する．膝蓋骨の可動域を認識していない患者には非受傷側の動きをより時間をかけて確認させる．モビリゼーション

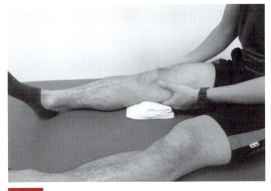

**図2** ハムストリングスの硬度チェックと弛緩エクササイズ

ハムストリングスの硬度を自ら触知させ，弛緩させる．膝窩部にタオルを敷いてサポートし弛緩を促す．

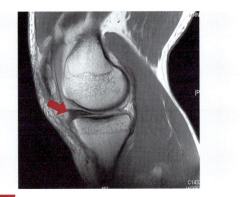

**図3** 損傷半月板の前方ロッキング

20歳代男性．大学ラグビー選手．左ACL損傷，内側半月板損傷（前方ロッキング）．

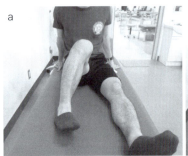 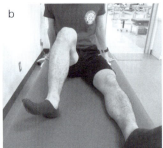 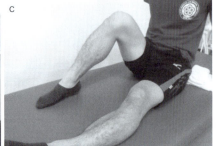

**図4** ヒールスライドで生じやすい代償性異常パターン

a：股関節内旋，b：下腿外旋，c：足底屈

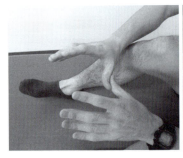 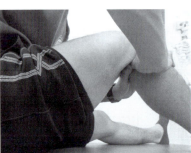

**図5** ヒールスライド中の膝窩部モビリゼーション

母指を重ねて膝窩筋や腓腹筋部に圧迫，剪断力を与える．

時には周囲筋の弛緩が重要であるため，膝伸展制限のために弛緩しにくい場合には膝窩部にタオルを敷き弛緩を図る．外側シフト時に膝蓋骨脱臼恐怖感を訴える症例では愛護的に操作する．

膝関節の可動性に影響する周囲組織として内外側支帯，膝蓋下脂肪体，腸脛靱帯，膝蓋上嚢などがある．これらに対しても急性期から軽いモビリゼーションを開始する．膝蓋大腿関節面付近にある脂肪体へは膝屈曲角度を変えながら膝蓋骨下極を押して間接的に圧迫や剪断力を加える．伸展位では痛みはなくとも軽度屈曲位で痛みを訴えるケースは多い．

| 表4 | 大腿四頭筋セッティング時のエラーパターン |
|---|---|

- 体幹の過度な前傾
- 同側骨盤の挙上，後退
- 反対側を含めた股関節の内旋
- 下腿の内旋
- 膝蓋骨の過度な上外方移動
- 足関節の過度な底屈，背屈
- 足部外反
- 第4，5趾背屈過大
- 股関節伸展による見かけ上の膝伸展
- 踵を押しつけすぎて膝が屈曲する
- 強制呼気努力との同期

| 表5 | 大腿四頭筋セッティングの指導ポイント |
|---|---|

- 「膝蓋骨を近位に引き込みつつ，踵をごく軽く前方に押し出しながらフロアと膝窩部の隙間を減らすように」との口頭指示
- 大腿外側部（大腿筋膜張筋および外側広筋）と内側部（内側広筋）の硬度を患者に触知させ，内外側の硬度や収縮感に偏りがないか確認させる
- 膝蓋骨の近位移動を患者に触知させる
- ハムストリングスが硬い症例では長座位で骨盤を自然に後傾させる
- 足関節は背屈位でも弛緩状態でもセッティングできるように学習させる

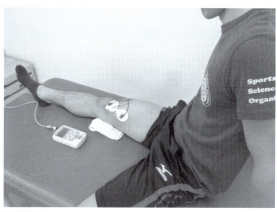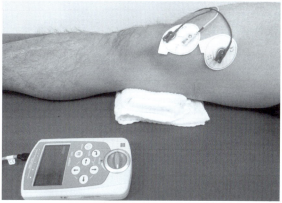

図6 大腿四頭筋セッティング時の内側広筋活動電位（発光ランプ数）の確認とフィードバック

## 2 膝関節周囲筋の活動と筋力の低下を最小限にとどめ左右差を軽減する

ACL損傷急性期では痛み，恐怖心，関節腫脹，伸展制限，廃用などにより大腿四頭筋の活動が低下しやすい．大腿四頭筋セッティングを用いて，靱帯などの関節構成体に過度なストレスを与えずに大腿四頭筋の活動を促す．正しい運動パターンでの大腿四頭筋セッティングは膝伸展制限の改善にも役立つ．

長座位や背臥位で膝を伸展させて大腿四頭筋の活動を促す．外側広筋・大腿筋膜張筋優位な活動パターンやアライメント異常などが学習されないようにエラーパターン（表4）を修正しながら指導する（表5）．われわれは大腿四頭筋の活動を膝蓋骨の移動量，筋硬度，筋電位から定量的，定性的に評価し患者にフィードバックしている

| 表6 | パテラセッティングのグレード |
|---|---|

|  | 膝蓋骨移動量 | 内側広筋硬度 |
|---|---|---|
| poor | 全く移動しない | 触知不可 |
| fair | 健側より小さい | 健側より低い |
| good | 健側と同じ | 健側より低い |
| excellent | 健側と同じ | 健側と同じ |

（図6，表6）．セッティング後に下肢伸展挙上をさせてextension-lag角度や，不完全強縮による下肢のふるえの程度，下肢内旋アライメントによっても大腿四頭筋や内側広筋の活動度を推察できる．

荷重動作では大腿四頭筋とハムストリングスの同時収縮や協調性が重要になる．座位膝屈曲位で股関節内旋や下腿外旋などの不良アライメントをコントロールさせながら大腿四頭筋とハムストリングスの共同収縮を促す．膝の安定化やvalgusコントロールに重要な役割がある内側広筋と半腱

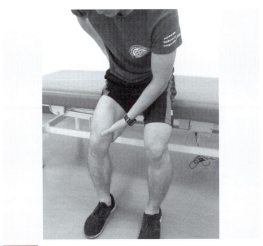

**図7** 端座位膝屈曲位での内側広筋と内側ハムストリングスの同時収縮トレーニング

高めの台上の端座位で行うと膝角度や荷重量をコントロールしながら同時収縮させる.

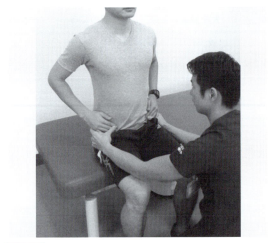

**図8** 座位での骨盤中間位保持学習と腹横筋活動エクササイズ

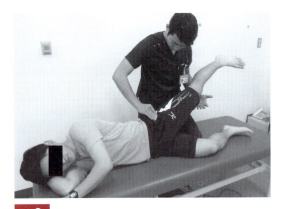

**図9** 股関節外転筋トレーニング

股関節外転・外旋・伸展位を保持させ,中殿筋の硬度や活動タイミングを確認する.骨盤回旋,腰椎伸展,股関節屈曲などの代償運動をコントロールさせる.

様筋・半膜様筋の硬度や収縮感を患者に触知させる.高めの台上の端座位で行うと膝角度や荷重量をコントロールしながら同時収縮トレーニングができ,スクワットの準備トレーニングとして有用である(**図7**).

端座位での膝伸展運動は屈曲60°未満では脛骨が前方に移動しやすく,下腿遠位部に抵抗をかけるとより前方移動が大きくなる[4].この運動については損傷ACL保護の観点から,実施環境と禁忌事項について医師と十分に相談しておく.

### 3 患部以外の筋機能,運動性低下を予防する

荷重位での体幹・下肢安定化に向けて急性期から可能な範囲で腰椎-骨盤-股関節複合体や上肢の筋機能や運動性の低下を予防する.側臥位,腹臥位,端座位で代償運動をコントロールさせながら下腹部筋活動エクササイズ(**図8**),股関節運動,上肢運動を指導する.股関節運動では殿筋群や屈筋群の筋短縮位保持機能を確認し高めておく(**図9**).

### 4 筋活動,運動の代償性異常パターンをコントロールさせる

受傷後数日間の急性期では基本動作やエクササイズにおいて不安・恐怖,痛みを回避するために代償性の異常な筋活動や運動が生じやすい(**表7**).代償性異常パターンは自然経過で徐々に修正されていくが,学習されて異常パターンが残存してしまうケースもある.異常パターンの習慣化を最小限にとどめるために活動性を落としている段階から代表的な異常パターンについて説明しておく.その後,活動性の向上に合わせて実際の動作で修

| 表7 | ACL損傷急性期の代償性筋活動・運動パターン |
|---|---|

- ハムストリングス過緊張による膝軽度屈曲アライメント
- 起立動作，スクワットでの非受傷側への重心・荷重偏位と，骨盤受傷側回旋，非受傷側傾斜
- 歩行時の膝伸展不足（大腿四頭筋活動回避歩行）

正を図る．

ハムストリングス過緊張による膝軽度屈曲アライメントに対しては，背臥位や長座位時にハムストリングスの弛緩を習慣化させる．立位ではハムストリングスの過活動をコントロールさせ，膝の屈曲角度を鏡などでフィードバックしながら内側広筋の収縮を促して伸展させる．

起立・着座やスクワットでは重心位置・荷重の非受傷側への偏位や，骨盤の受傷側回旋や対側傾斜が生じやすい．これらのアライメント不良は口頭や徒手，鏡を用いてフィードバックしながら修正する．腸骨稜や腸骨棘を患者に触知させることや膝の前後位置を目視させることでアライメント異常の認識を促す（図10）．

ACL損傷急性期では脛骨の前方移動を抑制するためにハムストリングスの活動が過大になり，歩行周期を通じて膝伸展の角度およびモーメントが低下し，2重膝機構が出現しにくい大腿四頭筋活動回避戦略を呈しやすい[5,6]．正常歩行の獲得や，その後の早歩きやジョギングへスムースに移行するために，このような歩容異常が学習，定着されないようにコントロールさせる．膝の過伸展や膝崩れへの不安を訴えない範囲で，歩行周期全般にわたって受傷側のハムストリングスの過大活動をコントロールさせ，大腿四頭筋活動を促すことで膝伸展角度を増大させる．遊脚後期のスムースな膝屈曲も促していく．これらの歩容指導は松葉杖やロフストランドクラッチを使用している段階から免荷量や膝関節負荷を考慮しながら開始する．

### MEMO 大腿四頭筋活動回避戦略（quad avoidance strategy）

ACL損傷者は適応として，歩行時に非受傷側と比べて損傷側の膝伸展・屈曲角度が減少し，膝伸展モーメントや屈伸筋張力が減少する非対称性が生じる．このような神経

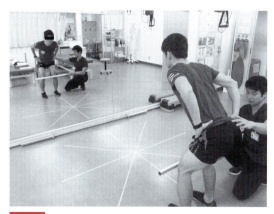

図10　スクワットでの代償性運動パターンの修正
鏡，触知・徒手誘導を利用してアライメントを修正している．

| 表8 | ACL再損傷のリスクファクター |
|---|---|

- 膝の過伸展，外反
- 股関節の過度な内旋
- 足部の過度な内外転，内側アーチ低下
- 体幹，骨盤の側方傾斜
- 機能的脚長差
- 骨盤の過大な前後傾

筋コントロール戦略を大腿四頭筋活動回避戦略という．ハムストリングスの活動性が相対的に促通されることからハムストリングス活動促通戦略（hamstrings facilitation strategy）とも呼ばれる[7,8]．

### 5 再損傷リスクファクターとしての筋活動・運動パターンをコントロールさせる

受傷後に可能な範囲で非受傷側を含めた機能を評価し，受傷前状態と受傷機転に関する情報を統合しながらACL再損傷リスクファクターとしてのアライメント異常を確認する（表8）．このようなリスクファクターは患者本人も認識していない場合が多いため，確認内容は患者と共有する．これらに対して可能な範囲でコントロールを促し，理想的な姿勢・動作パターンを学習させる．まずは膝関節にストレスがかかりにくい臥位，座位，立位などの基本姿勢や，ミニスクワットポジションなどにおいてアライメントや筋活動のコントロー

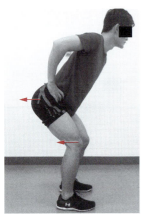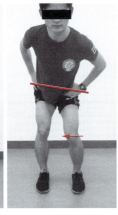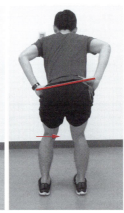

**図11 スクワット中の代償性運動パターン**

右ACL損傷例では，スクワット中に膝の痛みや屈曲制限を代償するために，膝の屈曲が非受傷側より浅くなり，骨盤が左偏位，左傾斜，右回旋が生じやすい．これによって受傷側の膝は後退し，非受傷側の膝は前方位かつ外反位，距骨下関節は回内位になりやすく，腰椎は相対的に右回旋，左側屈位になりやすい．MCL損傷を合併しているケースではこのアライメント異常がより出現しやすい．

ルをさせる．アライメントのコントロールでは膝関節だけでなく，腰椎–骨盤–股関節複合体の運動性や安定性に目を向ける．適時，誤ったパターンを再現させながら理想的なパターンの学習を促す．

ACL再建術が予定されているケースでは術後1～2週は手術侵襲による痛みや不安感のために正しい運動パターンが阻害されやすい．受傷後急性期からACL再損傷リスクファクターを考慮した理想的な運動パターンを学習させておき，術後エクササイズのスムーズな進行につなげる．

 **基本スポーツ動作の確認とアライメント修正**

炎症症状や膝不安定性（感）の程度や推移に合わせて，スクワット，スプリットスクワット，片脚スクワット，ランジなどの基本的かつ軽負荷なスポーツ動作を確認する．炎症症状増大や再損傷のリスクファクターになりうる代償性エラーパターン（表8）を修正しながら，ポジションのキープから開始して，関節運動範囲や強度を段階的に高めていく．トレーニング中は患者の表情を観察し，膝の怖さ，痛み，不安定感がないか聞きながら進めていく．痛みを感じにくい患者は炎症症状の増悪に気づかず自己判断で回数や負荷を上げてしまう傾向がある．このような患者に対しては回数やセット数を少なめに設定し，トレーニング前後や夜間の関節腫脹を自ら確認できるように膝蓋跳動テストやストロークテストの方法を指導しておく．

 **競技復帰への影響**

受傷後の関節保護や炎症コントロールを怠ると炎症症状が長引き，関節周囲組織の線維化や柔軟性低下がより生じやすい．これによりスクワットなどの荷重動作時に痛みや違和感，軋音を訴えやすくなる．膝蓋跳動テストが陽性，ストロークテストが3＋で，膝屈曲時に膝前部の緊満感と明らかな屈曲制限があり適切な処置ができなかった場合には屈曲制限が長引きやすい．

立位・荷重時の大腿四頭筋活動回避やハムストリングス過緊張は膝伸展の制限や，骨盤・体幹を含めた代償性アライメント異常につながり，腰痛などの二次的障害の誘因となる．

基本生活動作や基本スポーツ動作における痛みや不安への代償性アライメント異常は隣接関節や対側下肢の傷害・障害のリスクになりうる（図11）．スクワット中のアライメント不良はジャンプ着地やカッティングなどのダイナミックな活動でも出現することが考えられ，将来的に膝損傷，大腿膝蓋関節痛症候群，腰痛，足関節捻挫のリスクになりうる[9]．

エクササイズ中の筋活動やアライメントの不良が学習されてしまうと，実際の動作中のアライメント異常に反映されやすく，これが痛みや傷害のリスクになりうる．例えば，ヒールスライド時の股関節の内旋，下腿の外旋，足の外反などの大腿

二頭筋優位なパターンを学習してしまうとスクワットなどの動作中の膝外反につながることが推察できる．下肢伸展挙上（SLR）時の下肢内旋のような大腿筋膜張筋や外側広筋優位なパターンが学習されると，ステップ時の過度な下肢内旋やtoe-inにつながる可能性がある．

### MEMO　ACL不全コーパー（ACL deficient copers）

MRIで明らかなACL損傷を認めても靱帯不安定性が不明で，膝関節機能が良く実際のスポーツ動作でも明らかな不安定性を訴えないケースがある．このような患者層はコーパーと呼ばれている．copeとは個人が状況に適応できるようにする行為を意味し，ACL再建術を受けずに保存療法でもとのスポーツレベルに復帰する能力を有するのがコーパーの特徴である．コーパーの予測因子としては靱帯弛緩性，大腿四頭筋力，主観的膝関節機能などが挙げられている[10,11]．

### 文献

1) Koga H, et al：Mechanisms for noncontact anterior cruciate ligament injuries：knee joint kinematics in 10 injury situations from female team handball and basketball. Am J Sports Med 38：2218-2225, 2010
2) Meyer EG, et al：Anterior cruciate ligament injury induced by internal tibial torsion or tibiofemoral compression. J Biomech 41：3377-3383, 2008
3) Cerulli G, et al：In vivo anterior cruciate ligament strain behaviour during a rapid deceleration movement：case report. Knee Surg Sports Traumatol Arthrosc 11：307-311, 2003
4) Escamilla RF, et al：Anterior cruciate ligament strain and tensile forces for weight-bearing and non-weight-bearing exercises：a guide to exercise selection. J Orthop Sports Phys Ther 42：208-220, 2012
5) Berchuck M, et al：Gait adaptations by patients who have a deficient anterior cruciate ligament. J Bone Joint Surg Am 72：871-877, 1990
6) Beard DJ, et al：Gait and electromyographic analysis of anterior cruciate ligament deficient subjects. Gait Posture 4：83-88, 1996
7) Hurd WJ, et al：Knee instability after acute ACL rupture affects movement patterns during the mid-stance phase of gait. J Orthop Res 25：1369-1377, 2007
8) Gardinier ES, et al：Gait and neuromuscular asymmetries after acute anterior cruciate ligament rupture. Med Sci Sports Exerc 44：1490-1496, 2012
9) Weiss K, et al：Biomechanics associated with patellofemoral pain and ACL injuries in sports. Sports Med 45：1325-1337, 2015
10) Herrington L, et al：A systematic literature review to investigate if we identify those patients who can cope with anterior cruciate ligament deficiency. Knee 13：260-265, 2006
11) Fitzgerald GK, et al：A decision-making scheme for returning patients to high-level activity with nonoperative treatment after anterior cruciate ligament rupture. Knee Surg Sports Traumatol Arthrosc 8：76-82, 2000

Ⅲ 急性期における部位・病態別理学療法のポイント

# 3 下肢

## 5）膝関節-半月板単独損傷（縫合術後）

木村佳記・小柳磨毅

### Essence

- 半月板損傷は，半月板の生体力学的機能の破綻により膝関節の機能障害を惹起し，関節軟骨への負担を増大させて長期的には変形性関節症に進行する可能性のある外傷である．
- 半月板縫合術後の急性期における理学療法は，術後の関節拘縮，筋萎縮を可能な限り予防したうえで，再損傷を予防しながら安全に膝関節機能を回復することが重要である．
- メディカルリハビリテーションの目標は，筋力，姿勢制御機能，衝撃吸収機能を回復・獲得し，アスレティックリハビリテーションへ円滑に橋渡しをすることである．

## 1 半月板損傷の基本的な考え方

半月板は，膝関節の適合性維持，荷重分散と伝達，衝撃吸収などの重要な生体力学的機能を担う組織である．半月板損傷は膝関節の機能障害を惹起し，関節軟骨への負担を増大させて長期的には変形性関節症へ進展する．半月板の主な機能維持治療は半月板縫合術である．術後理学療法の基本は，各患者（選手）の半月板の損傷形態と症状，治療方針，術式，治癒過程（39頁参照）を把握したうえで，治療部位に過負荷となる膝関節の圧縮・剪断・回旋応力などの力学的負荷を回避しながら，膝関節機能と運動能力を回復することである．

### 1 半月板の機能解剖

半月板は大腿骨と脛骨間に存在する線維軟骨で，断面は楔状で血行のない遊離縁は薄く，血行のある外縁1/4～1/3は厚い[1]．両側の半月板辺縁部は関節包に付着するが，内側半月板は内側側副靱帯の深層にも結合するため動きが小さい．一方外側半月板は，膝窩筋裂溝が存在する後1/3は関節包との結合度が低いため動きが大きい[2]．半月板のコラーゲン線維の多くはcircumferential fiber（円周状に走行する線維）からなる（39頁参照）．

### 2 半月板の生体力学的機能

#### （1）関節適合性

半月板実質は粘弾性の高い組織で，膝の屈伸に伴って移動・変形して適合を保持している．半月板は膝屈曲に伴い脛骨面上を後方へ変位するとともに変形し，膝深屈曲での変形は特に大きい[3,4]．半月板の後方移動量は，非荷重下に比べて荷重下でその移動量が大きい[5]．膝関節の回旋では，半月板は下腿の内旋に伴い内側半月板は前方，外側半月板は後方，外旋ではその逆方向に，大腿骨の受け皿のように移動する[6]．

#### （2）荷重分散と伝達

半月板は大腿骨顆部と脛骨との接触面積を大き

くして荷重を分散，伝達している．半月板の切除によって，大腿骨と脛骨の接触面積は45％低下し[7]，関節軟骨への負荷は2〜3倍に増大する[8]．半月板に加わる垂直方向の荷重負荷は，circumferential fiberに沿ったhoopストレスに変換され（39頁参照），前角および後角付着部の強い固定により脛骨に伝達して放射方向への移動が制限される[9]．このため，半月板は縦方向への引っ張りには非常に強く堅い[10]．一方で，横方向の剪断力には弱く，縦断裂の発生要因の一端と考えられている[11]．

### （3）衝撃吸収

半月板は，構成成分の1つであるglucosaminoglycanの持つ保水性による膨張圧と，コラーゲン線維に生じる引張応力との間で平衡状態を維持している[12]．半月板は関節軟骨より弾性が低く変形しやすいが，一方で浸透率（水分移動の容易さ）は極めて低い．このため，衝撃力下での半月板組織内の流動抵抗が高く，その変形にある程度の時間を要する（クリープ現象）[13,14]．これらの力学特性により半月板は高い衝撃吸収能力を有する．

  半月板損傷（単独損傷）

### （1）受傷機転

半月板損傷は，荷重下での異常な圧迫力と回旋力が組み合わさり，コラーゲン線維の耐性を超える剪断力が加わって発生する[15]．ジャンプの着地，切り返しなどで，膝関節に過度の内外反・回旋，過伸展・屈曲などが加わって受傷する[1]．蹴る動作や，膝前方からのタックルや衝突などで膝過伸展が強制されて外側半月板前節を損傷することがある．膝外反位での着地では外側半月板中節や後節の横断裂が生じる[16]．円板状外側半月に起こる損傷も半月板単独損傷としてみられることが多い[17]．野球のキャッチャーやバレーボールなど膝の深屈曲を繰り返すポジションや種目では，明らかな受傷機転なく半月板後節を損傷することがある[18]．

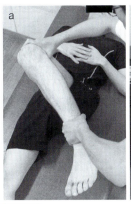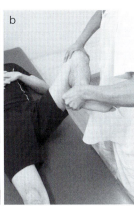

**図1**　McMurray test
a：膝関節外反と下腿内旋（外側半月板）
b：膝関節内反と下腿外旋（内側半月板）

### （2）臨床症状と理学所見

自覚症状として膝関節の運動時痛や荷重下の屈伸・回旋での疼痛を訴え，通常安静時痛はない[18]．関節裂隙の圧痛を認めることが多く，診断の重要な所見とされる[2,19]．機械的症状として引っかかり感，ロッキング症状などによりスポーツ活動に支障をきたす．機械的症状が頻繁に出現する場合は，不安定な半月板損傷部位の存在が疑われる[20]．内側半月板損傷では膝内反強制，外側半月板損傷では膝外反強制による疼痛がある．半月板前節損傷では膝過伸展強制で膝前方，後節損傷では屈曲時に膝後方から膝窩部に疼痛を訴え，それぞれ膝伸展制限，深屈曲制限を認めることが多い[18,20]．顕著な拘縮を認める症例は少ない．McMurrayテスト[21]は，膝屈曲での内外旋で疼痛，クリック，異常音などの症状の有無を調べる検査である．膝・股関節を屈曲し，膝を伸展させながら下腿の内反・外旋（内側半月板負荷），外反・内旋（外側半月板負荷）を加える方法も知られる（**図1**）[22]．McMurrayテストのsensitivity（感度）は低いがspecificity（特異度）は高い[23]．

### （3）半月板損傷膝のバイオメカニクス

ヒトの屍体膝を用いた実験では，外側半月板の後節縦断裂における脛骨大腿関節の接触面積は，断裂のない膝と有意差がないと報告されているが[24]，損傷が治癒せず拡大すれば関節軟骨への

負荷は増大する．半月板の横断裂は circumferential fiber が張力を失い，その荷重伝達能力は半月板全摘後と変わらない[25]．半月板後角損傷では，水平断裂[26]や横断裂[27]により脛骨大腿関節の接触面積が低下して接触圧（圧縮力）が増大し，下腿の過外旋・外側変位の増大[28]，膝の前方 laxity の増大[29]を生じる．

### （4）スポーツ現場における半月板損傷受傷時の対応

スポーツによる半月板損傷は，膝前十字靱帯（ACL）損傷に合併することが多い．Smith ら[30]は，ACL 損傷膝のうち，44.7％（476/1,065 膝）に半月板損傷の合併があり，ACL 損傷後 6 週以内では半月板の内側と外側の損傷率は等しい（182/182 膝）が，損傷後 6 週以降では内側半月板の損傷率が 58.5％（123/211 膝）であったと報告している．また，内側半月板損傷の 75％は後節辺縁の損傷と報告されている．

一方，スポーツ活動において，半月板単独損傷も時には認め，急な疼痛，引っ掛かりやロッキングなどの機械的症状を呈する．Stanitski ら[31]は急性外傷による膝の血腫を呈した 7～18 歳の患者 70 名のうち，30％が半月板単独損傷を受傷していたと報告している．Terzidis と Barrett[32]は，16～32 歳のアスリートの半月板単独損傷のうち，69.7％（262/378 膝）は内側半月板損傷で，そのうち縦断裂が 77.5％であったと報告している．したがって膝を怪我した選手を見る場合，半月板単独損傷も念頭に置きつつ，まず靱帯損傷の有無を評価したのち，膝の可動域制限，関節裂隙の圧痛，McMurray test などの所見を踏まえ，半月板損傷が疑われる場合は，MRI が最も有用な診断手段であるため，医療機関への受診を勧める．

現場では，まずは RICE 処置と免荷を行う．半月板損傷を疑わせる症状を有する場合は，損傷の悪化を予防するためにはプレー中止が望ましい．しかし，選手がプレー続行を切望する場合は，膝関節の屈伸で疼痛が自制内かつ機械的症状が軽微であれば，プレー続行を許可し，その後の状態を注意深く観察する．疼痛の増強や膝の腫脹があればプレーを中止させる．

## 2　半月板縫合術後における理学療法の目標

### 1）急性期理学療法のゴール

半月板縫合術後は，縫合部位の治癒やバイオメカニクスに不明な点が多く，保護的な理学療法プログラムとなる（39 頁参照）（図2）．急性期理学療法のゴールは，メディカルリハビリテーション（リハ）で術後の膝関節機能低下を可能な限り予防したうえで早期に回復し，アスレティックリハへの円滑な橋渡しをすることである．アスレティックリハで競技復帰に直結する運動能力を強化するには，メディカルリハでの基本的な関節・運動機能の回復が必須である．回復期は，ⅰ）炎症鎮静化，ⅱ）関節可動域・柔軟性の維持・改善，ⅲ）筋萎縮予防，トレーニング前期は，ⅰ）筋力の回復，ⅱ）関節負荷の少ない姿勢制御機能の獲得，ⅲ）衝撃吸収機能の獲得が必要である．いずれの時期も半月板縫合部の治癒過程を考慮し，安全性を確保しながら運動療法の効果を得る工夫が必要である．

### 2）理学療法の実際

#### （1）回復期（術直後～2ヵ月）の運動療法
ⅰ）炎症の鎮静化

術後の炎症鎮静化を目的に，免荷とともに術後数日は持続冷却，その後は運動後の RICE を徹底する[33]．半月板単独損傷の縫合術では，生物学的治癒の促進を目的に，ラスピングや大腿骨顆部のドリリングが行われることが多く[34]，術後の腫脹と疼痛が非常に強い症例もある．医師による対応の検討（関節穿刺や投薬など）のため，関節の症状を適時報告する．全荷重歩行許可後の経過において，腫脹や疼痛が急に出現，増悪や持続する場合は，過度の運動負荷が危惧される[35]．歩行距離などの活動量や運動負荷は慎重に増加する．

## 半月板縫合術後理学療法プログラム（縦断裂・水平断裂）

| | メディカルリハビリテーション | | | | | | | | アスレティックリハビリテーション | | | | |
|---|---|---|---|---|---|---|---|---|---|---|---|---|---|
| | 術後0週 | 1週 | 2週 | 3週 | 4週 | 5週 | 6週 | 8週 | 10週 | 12週 | 3ヵ月 | 4ヵ月 | 5ヵ月 | 6ヵ月 | 7ヵ月 |
| | | 回復期 | | | | | | | トレーニング前期 | | | トレーニング後期 | | 復帰期 |

### ROM
- 縦断裂：装具による固定／膝蓋骨運動 → 0~90° (1週), ~120° (2週), ~135° (3週) ... ~140° (4ヵ月), ~145° (5ヵ月), 正座 (6ヵ月)
- 水平断裂：0~60° (1週), ~75° (2週), ~90° (3週), ~105° (4週), ~120° (5週), ~135° (6-8週) ... ~140° (4ヵ月), ~145° (5ヵ月), 正座 (6ヵ月)

### weight bearing
- 縦断裂：完全免荷 → 1/3PWB 2/3PWB（膝伸展位）(4週) → 全荷重（膝伸展位）(5週) → 全荷重
- 水平断裂：完全免荷 → 1/3PWB 2/3PWB (4週) → 全荷重（膝伸展位）(5週)

### strength & performance

**open kinetic chain**
- 大腿四頭筋セッティング
- 股関節・体幹トレーニング
- SLR
- レッグエクステンション（等尺性）→（等張性）→（等速度）
- 立位レッグカール（自重）→（負荷漸増）→（等速度）

**closed kinetic chain**
- 片脚立位バランス (4週)
- カーフレイズ (4週)
- ハーフスクワッティング (4週)
- 固定自転車（無負荷）(4週)
- スクワット (8週)
- 固定自転車（負荷漸増）(8週)
- ランジ (10週)
- modified drop squat（両脚）(10週)
- スプリットスクワット (12週)
- modified drop squat（片脚）(12週)
- 両脚ミニジャンプ (3ヵ月)
- 加速度トレーニング (3ヵ月)
- 不安定面バランス (3ヵ月)
- 股関節・体幹トレーニング（CKC）(3ヵ月)
- 片脚ミニジャンプ (4ヵ月)
- 両脚ジャンプ (4ヵ月)
- ジョギング～ランニング (4ヵ月)
- 無酸素パワートレーニング (4ヵ月)
- 片脚ジャンプ (5ヵ月)
- ホッピング (5ヵ月)
- ダッシュ (5ヵ月)
- アジリティ (5ヵ月)
- カッティング (5ヵ月)
- ストップ，ターン (5-6ヵ月)
- 競技動作（対人なしあり）(6ヵ月)

※水平断裂では上記closed kinetic chain ex. を1週間運ばせる（全荷重開始にあわせる）

**図2 半月板縫合術後理学療法プログラム（縦断裂・水平断裂）**

個々の症例によってプログラムの詳細は異なる．

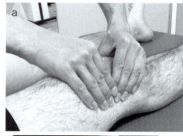
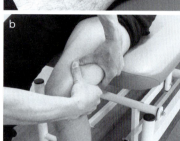
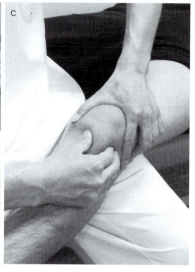

**図3** 軟部組織のモビリゼーション例
a：大腿遠位前面（膝伸展位）
b：大腿遠位外側（膝屈曲位）
c：膝蓋下脂肪体

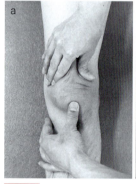
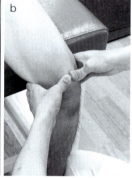

**図4** 膝蓋骨のモビリゼーション
a：膝蓋骨上下移動（膝伸展位）
b：膝蓋骨下方移動（膝屈曲位）

## ii）関節可動域・柔軟性の維持・改善

　関節可動域運動は，1〜2週間は制限され，可動域の拡大も段階的に許可される．関節拘縮の予防には，軟部組織の柔軟性や組織間の滑走性の維持・改善が特に重要である．

　術直後の固定期間から膝蓋上嚢，prefemoral fat pad，広筋群などを一塊に絞り出すようにして変形させる（図3a, b）．関節包は，切開や縫合糸の締結により柔軟性が低下する．創部が治癒すれば縫合部周辺の軟部組織のモビリゼーションを行う．

　膝蓋下脂肪体（infrapatellar fat pad：IFP）は，関節鏡ポータルの作成により侵襲を受けて柔軟性が低下する．IFPの柔軟性の治療は，創部の治癒に合わせて開始する．膝伸展位に比べてIFPの内圧[36]が低い軽度屈曲位で，膝蓋骨を押し下げて膝蓋腱を弛緩させ，短軸方向に移動する方法が有用である[37]（図3c）．

　膝蓋骨の上下運動は，術直後は関節鏡ポータルを避け，膝蓋骨下極を押さえて行う（図4a）．膝屈曲位での他動的な膝蓋骨下方移動量の左右差は，膝蓋骨周囲の軟部組織の柔軟性低下を鋭敏に反映し，治療手技としても有効である（図4b）．

　Thomas test変法[38]の肢位は，膝屈曲角度に制限がある術後早期から股関節前面の二関節筋の柔軟性評価と伸張が可能である（図5a）．膝屈曲120°を超えれば，側臥位で骨盤の後傾位を保持し，あらかじめ膝関節を制限範囲まで屈曲した後，股関節を伸展する方法を用いる（図5b）．本法は，膝の過屈曲を予防しながらも，単関節筋である外側広筋の遠位を強く伸張して柔軟性を改善できる[39]．膝屈曲135°となれば，対側股関節を屈曲位，伸張側股関節を伸展・内転位としたストレッチも加えて，大腿前面・外側の柔軟性をさらに高める（図5c）．柔軟性の向上に伴い伸張側の股関節伸展角度を増加させて膝の過屈曲を予防する．

## iii）筋萎縮の予防と回復

　術直後から大腿四頭筋セッティングを励行する．

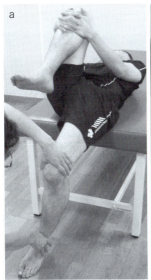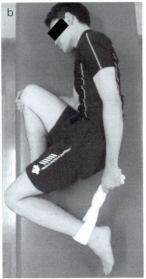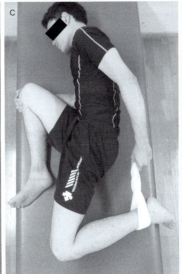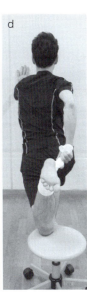

**図5** 大腿前面・外側のストレッチ
a：modified Thomas test 肢位（大腿近位）
b, c：側臥位・骨盤最大後傾位（大腿遠位）（b：開始肢位，c：ストレッチ肢位）
d：股関節伸展・内転位（大腿中間～近位）

　関節水腫は神経学的に大腿四頭筋の収縮を抑制するため[40]，腫脹の強い例や収縮力の低下が著しい症例には神経筋電気刺激（neuromuscular electrical stimulation）を積極的に使用する．

　半月板縫合術後2ヵ月間は，スクワットなど荷重下の屈伸運動は制限される．臨床的には大腿四頭筋の筋萎縮を生じる症例が多い．レッグエクステンションは非荷重のトレーニングではあるが，抵抗量の増加に伴い関節圧縮力は増加し，膝の屈伸に伴い半月板および脛骨大腿関節の接触点は前後に移動して剪断力が加わる[41]．このため，回復期は強負荷でのレッグエクステンションは控えて，半月板の変形と圧縮力・剪断力が少ない膝屈曲60°前後[42,43]での等尺性収縮から強化を開始する．

　荷重下のトレーニングは，前後開脚にて片側殿部で着座した half sitting[44]で，体幹を前傾させて前脚で支持する運動を積極的に行う[45]（図6）．本法は，殿部と後脚に荷重を分散できるうえ，膝関節運動はほとんど生じない．また，同じ膝屈曲角度の両脚スクワットに比較して，膝の内外反負荷は小さいが大腿四頭筋の筋活動は高く，筋萎縮の予防に有用である[46]．術側を後脚とした half sitting で体幹を後傾させる運動は，体重の1/2程度の荷重でも後脚の大腿四頭筋の活動が顕著に高まる．

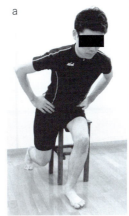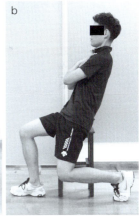

**図6** half sitting を用いたトレーニング
a：前脚を支持脚とした前傾運動
b：後脚を支持脚とした後傾運動

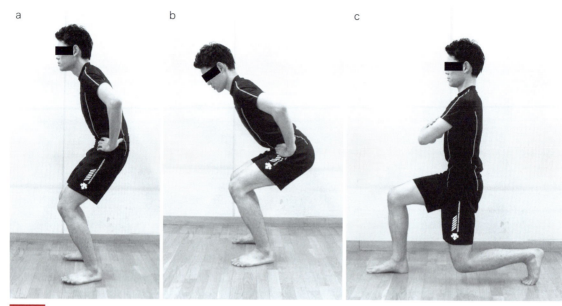

**図7** スクワット，スプリットスクワット
a：骨盤後傾位のスクワット
b：骨盤前傾位のスクワット
c：スプリットスクワット（後脚の大腿四頭筋負荷）

## （2）トレーニング前期（術後2～4ヵ月）の運動療法

### ⅰ）筋力の回復

　非荷重のトレーニングは等尺性から等張性とし，負荷量と関節角速度を漸増して筋肥大を促す．術後3～4ヵ月からは反動を用いた瞬発的な筋収縮トレーニングを加え，走行や跳躍での衝撃吸収とパワー発揮に必要な基礎的機能を強化する．

　スクワットの膝屈曲角度は，60°から開始して漸増するが90～100°までにとどめ，深屈曲位は復帰期まで控える．骨盤が後傾して重心が後方に変位した姿勢は，大腿四頭筋に高負荷となり膝関節の圧縮力が高まるため，適度な前傾姿勢を保持する（図7a, b）．

　前後開脚位で上下動するスプリットスクワットにおいて，体幹を垂直・股関節を屈伸中間位に保持し，前側の下肢の下腿前傾を制限すると（図7c），後脚の大腿四頭筋の活動が顕著に高まる[47]．本法では，後脚の下腿は水平となって脛骨高原が垂直になるため，膝関節の圧縮力は両脚スクワットやフォワードランジに比べて小さい．筋負荷が大きいため，実施開始時期は筋力の回復に合わせて検討する．

### ⅱ）姿勢制御機能の獲得

　片脚支持において，術側下肢が受ける床反力は両脚支持の2倍となり，外部膝屈曲モーメントも増大する．このため片脚支持状態での三次元的な膝中間位の保持には，特に大腿四頭筋の筋力回復が重要である．また，片脚支持では重心位置と足圧中心の距離が大きいため，足部のアーチ機能，体幹と骨盤の動的制御も必要である．これらの機能低下は，体幹位置の変位とともに膝関節の回旋・内外反を生じて力学的負荷を増大させる．

　片脚支持姿勢の評価とトレーニングとして，両足部を並べた狭いスタンスのスクワット姿勢から，非術側下肢をできる限りゆっくり離地し，術側の片脚スクワット姿勢となる運動を行う（図8a, b）．本法は，開始肢位から重心線下に足部内側が位置するため，ごくわずかな重心移動で片脚に移行できる．術側下肢の支持力が不足する場合は，対側下肢を離地する過程で代償運動が生じる（図8c）．その際の荷重量は支持力の簡易的な定量評価とな

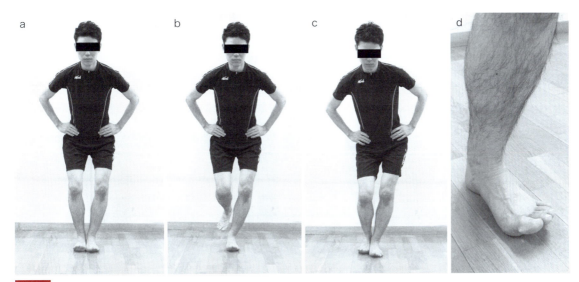

**図8** 片脚支持姿勢の評価とトレーニング
a：開始肢位
b：片脚支持姿勢
c：代償姿勢
d：足部のアーチ機能を意識した荷重

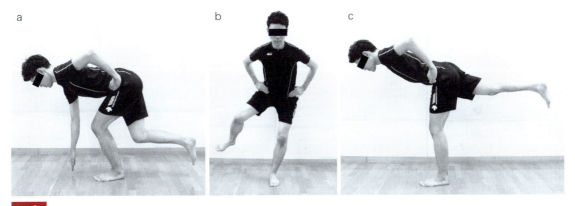

**図9** 骨盤帯の運動制御の評価とトレーニング
a：片脚デッドリフト（矢状面の制御）
b：片脚スクワット姿勢での対側股関節外転（前額面の制御）
c：T字姿勢（水平面の制御）

り，良姿勢と不良姿勢の境界での姿勢制御がトレーニングできる．股関節は，能動的に外転・外旋して膝関節の中間位を保持する．足部は，内側縦アーチ，外側縦アーチおよび中足骨頭レベルの横アーチの要となる母趾球，小趾球，踵の荷重を意識して安定させる（図8d）．中足趾節間関節を伸展位にすると母趾球と小趾球への荷重が強調さ

れる．

骨盤帯の三次元的な運動制御は，前後傾，挙上と下制，回旋を分解して評価とトレーニングを行うと効率的である[48]．片脚デッドリフトは，骨盤の前傾運動の制御を強調し，大殿筋を中心とした下肢後面筋の活動を促す（図9a）．片脚スクワット姿勢での対側股関節の外転運動は，支持脚

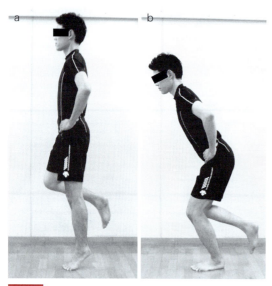

**図10** modified drop squat
a：開始肢位
b：終了肢位

の股関節外転筋の活動が高まり，いわゆるTrenderenburg徴候の改善に有効である（図9b）．体幹と挙上した下肢を水平に保持するT字姿勢は，水平面上で骨盤を回旋中間位に保持するため，支持脚の股関節回旋筋や内外転筋の活動が特に重要である（図9c）．

iii）衝撃吸収機能の獲得

　メディカルリハでは，合理的な姿勢制御機能の獲得に加えて，衝撃吸収機能を高めることが重要である．ジョギング，ランニングやジャンプの前段階において，爪先立ちの高重心位から脱力して下降し，踵接地の瞬間に膝関節を屈曲して急激に停止するmodified drop squat（MDS）[49]を行う（図10）．MDSは，膝関節への力学的負荷はジョギングやジャンプより小さいが，踵接地に伴い膝関節伸展モーメントとパワーを発揮する衝撃吸収の力学特性はこれらと近似するため，衝撃吸収機能の動的評価とトレーニングの導入に適している．衝撃吸収機能が不足する例では，踵接地のタイミングで膝関節の屈曲が不足することが多く，同様の現象がジョギングやジャンプでも観察される．MDSが左右差なく実施できるようになれば，低速のジョギングやミニジャンプへと進める．

## 競技復帰への影響

　術後理学療法は，慎重かつ最大の効果を得るよう実施することで大半の症例は予定通り競技復帰できる．しかし，なかには競技復帰が遅延する症例があり，再損傷例や関節症変化の進行例も報告されている（39頁参照）．急性期の理学療法において留意すべき点について述べる．

### 炎症の遷延化・再燃

　術後の関節炎の遷延，運動負荷を増加する過程での炎症の再燃は，関節柔軟性の低下，筋収縮力の低下を惹起して膝関節機能の回復を遅延させる．繰り返す関節炎は，機能障害を遷延させて競技復帰を遅らせるばかりか，炎症性サイトカインをはじめとする炎症性メディエーターによる半月板治癒や関節軟骨への悪影響を惹起する可能性がある．

### 関節拘縮，柔軟性低下

　回復期に膝関節拘縮を生じると，その改善に時間を要し，ほとんどの症例で筋力回復が遅延する．また，関節可動域は改善しても，膝蓋骨の周辺や，これに連結する軟部組織の柔軟性低下が残存していると，運動強度の増加に伴って膝蓋骨のトラッキング異常が原因と思われる膝前方痛を生じることが多い．膝前方痛の除去に時間を要すると，筋力回復および競技復帰が遅延する．

### 膝関節周囲筋の筋萎縮，筋力低下

　術後の運動制限による膝周囲の筋萎縮と筋力低下は多くの症例に生じ，この予防と回復が重要である．しかし，単に強負荷での筋力強化を行うだけでは，結果的に半月板の治癒を阻害して再損傷のリスクを高める．特に荷重下での過負荷は，関

節水腫を生じることが多い．神経線維に乏しい半月板の治癒過程では，疼痛の有無の確認だけで運動負荷を増加するのは危険である．関節症状を注意深く評価し，医師との相談のうえで負荷を検討する．回復期での機能回復に成功すれば，トレーニング後期には強度の高いトレーニングに移行できる．

## 4 姿勢制御機能，衝撃吸収機能の低下

競技復帰には衝撃吸収機能だけでなく，衝撃を反発力として利用する加速機能の強化が必要である．しかし，不良姿勢で身体に地面反力を受けることは再損傷のリスクとなるため，メディカルリハでは姿勢制御機能と衝撃吸収機能を高めることに徹し，トレーニング後期から復帰期において加速機能を高めることが重要である．

### 文献

1) 中田　研ほか：半月板損傷―縫合術―．臨スポーツ医 29：109-122, 2012
2) 木村雅史：半月板損傷．最新整形外科大系，膝関節・大腿，越智光夫編，中山書店，東京，316-326, 2006
3) Stärke C, et al：Meniscal repair. Arthroscopy 25：1033-1044, 2009
4) 中田　研ほか：3D dynamic MRI による前十字靱帯・半月板の動態解析．整・災外 55：1375-1382, 2012
5) Vedi V, et al：Meniscal movement. J Bone Joint Surg Br 81：37-41, 1999
6) Castaing J, et al：膝関節．関節・運動器の機能解剖―下肢編，井原秀俊ほか訳，協同医書出版社，東京，91-94, 1986
7) Fukubayashi T, et al：The contact area and pressure distribution pattern of the knee. Acta Orthop Scand 51：871-879, 1980
8) Kurosawa H, et al：Load-bearing mode of the knee joint：physical behavior of the knee joint with or without menisci. Clin Orthop Relat Res 149：283-290, 1980
9) Sweigart BS, et al：Review-Toward tissue engineering of the knee meniscus. Tissue Eng 7：111-129, 2001
10) Tissakht M, et al：Tensile stress-strain characteristics of the human meniscal material. J Biomech 28：411-422, 1995
11) Anderson DR, et al：Viscoelastic shear properties of the equine medial meniscus. J Orthop Res 9：550-558, 1991
12) 遠山晴一：半月板損傷におけるバイオメカニクス．臨スポーツ医 31：1120-1124, 2014
13) Mow VC, et al：Biphasic creep and stress relaxation of articular cartilage in compression：Theory and experiments. J Biomech Eng 102：73-84, 1980
14) 藤江裕道：バイオメカニクスからみた膝関節の機能．最新整形外科大系，膝関節・大腿，越智光夫編，中山書店，東京，13-30, 2006
15) DeHaven KE, et al：Arthroscopic medial meniscus repair in the athlete. Clin Sports Med 16：69-86, 1997
16) 中田　研ほか：アスリートの半月板損傷―新しい治療と将来への展望―．臨スポーツ医 29：1047-1053, 2012
17) 中田　研ほか：膝軟骨・半月板―損傷を防ぐポイント．臨スポーツ医 25（臨時増刊）：127-134, 2008
18) 中田　研ほか：テニスにおける半月板損傷の診断と治療．復帰を目指すスポーツ整形外科，宗田　大編，メジカルビュー社，東京，236-242, 2011
19) Weinstabl R, et al：Economic considerations for the diagnosis and therapy of meniscal lesions：Can magnetic resonance imaging help reduce the expense? World J Surg 21：363-368, 1997
20) 中田　研：半月板損傷．新版スポーツ整形外科学，中嶋寛之監，福林　徹ほか編，南江堂，東京，2011
21) McMurray TP：The semilunar cartilages. Br J Surg 29：407-414, 1942
22) 史野根生：スポーツ膝の臨床，金原出版，東京，2008
23) Malanga GA, et al：Physical examination of the knee：A review of the original test description and scientific validity of common orthopedic tests. Arch Phys Med Rehabil 84：592-603, 2003
24) Goyal KS, et al：Vertical tears of the lateral meniscus. Effects of in vitro tibiofemoral joint mechanics. Orthop J Sports Med 2（8）：1-8, 2014
25) Shrive MA, et al：Load-bearing in the knee joint. Clin Orthop Relat Res 131：279-287, 1978
26) Arno S, et al：Tibiofemoral contact mechanics following a horizontal cleavage lesion in the posterior horn of the medial meniscus. J Orthop Res 33：584-590, 2015
27) Padalecki JR, et al：Biomechanical consequences of a complete radial tear adjacent to the medial meniscusposterior root attachment site：in situ pull-out repair restores derangement of joint mechanics. Am J Sports med 42：699-707, 2014
28) Allaire R, et al：Biomechanical consequences of a tear of the posterior root of the medial meniscus. Similar to total meniscectomy. J Bone Joint Surg Am 90：1922-1931, 2008
29) Dürselen L, et al：Anterior knee laxity increases gapping of posterior horn medial meniscal tears. Am J Sports Med 39：1749-1755, 2011
30) Smith JP, et al：Medial and lateral meniscal tear patterns in anterior cruciate ligament-deficient knees. A prospective analysis of 575 tears. Am J Sports Med 29：415-419, 2001
31) Stanitski CL, et al：Observations on acute knee hemarthrosis in children and adolescents. J Pediatr Orthop 13：506-510, 1993
32) Terzidis IP, et al：Meniscal tear characteristics in young athletes with a stable knee. Arthroscopic evaluation. Am J Sports Med 34：1170-1175, 2006
33) 木村佳記ほか：半月板修復（縫合）術：半月板単独損傷―術後リハビリテーション．臨スポーツ医 30（臨時増刊）：394-401, 2013
34) 中田　研, ほか：半月板修復（縫合）術：半月板単独損傷．

臨スポーツ医 30(臨時増刊)：137-142, 2013
35) 土屋明弘：スポーツ選手の半月板損傷．整形外科臨床パサージュ，下肢のスポーツ外傷と障害，中村耕三編，中山書店，東京，252-257, 2011
36) Bohnsack M, et al：Infrapatellar fat pad pressure and volume changes of the anterior compartment during knee motion：possible clinical consequences to the anterior knee pain syndrome. Knee Surg Sports Traumatol Arthrosc 13：135-141, 2005
37) 木村佳記：膝関節スポーツ外傷術後における理学療法の工夫．理療京都 45：37-44, 2016
38) Harvey D：Assessment of the flexibility of elite athletes using the modified Thomas test. Br J Sports Med 32：68-70, 1998
39) 木村佳記ほか：大腿四頭筋の伸長肢位と組織弾性の関係．―骨盤肢位による影響―．第28日本整形外科超音波学会プログラム・抄録集，84, 2016
40) Stokes M, et al：The contribution of reflex inhibition to arthrogenous muscle weakness. Clin Sci 67：7-14, 1984
41) Nisell R：Mechanics of the knee. A study of joint and muscle load with clinical applications. Acta Orthop Scand Suppl 216：1-42, 1985
42) Daniel DM, et al：Use of the quadriceps active test to diagnose posterior cruciate-ligament disruption and measure posterior laxity of the knee. J Bone Joint Surg Am 70：386-391, 1988
43) Richards DP, et al：Meniscal tear biomechanics：loads across meniscal tears in human cadaveric knees. Orthopedics 31：347-350, 2008
44) Hollis M：Fundamental and derived positions. Practical Exercise Therapy, 4th ed, Hollis M, et al eds, Blackwell Pablishing, Oxford, 47-57, 1999
45) 木村佳記ほか：半月板・関節軟骨損傷に対するリハビリテーションとリコンディショニングの実際．下肢スポーツ外傷のリハビリテーションとリコンディショニング，小柳磨毅編，文光堂，東京，136-151, 2011
46) 多田周平ほか：Half sitting を用いた体幹前傾運動とスクワットの運動力学的特性の比較―三次元動作解析装置と筋電計を用いた分析―．第50回日本理学療法士学術大会抄録集，530, 2015
47) 木村佳記ほか：スプリットスクワットの運動解析．臨バイオメカニクス 32：441-448, 2011
48) 木村佳記：体幹・下肢の運動連鎖とトレーニング．理療京都 43：39-44, 2014
49) 近藤さや花ほか：衝撃吸収機能の評価としての改変ドロップスクワットの運動解析．臨バイオメカニクス 37：327-334, 2016

## Ⅲ 急性期における部位・病態別理学療法のポイント

# 3 下肢

## 6) 足関節−捻挫

中田周兵・鈴川仁人

### Essence

- 足関節捻挫はスポーツ活動中に好発する外傷の一つであり,十分な治療を受けずにスポーツ復帰することによって,再発の繰り返しや後遺症に悩む症例は少なくない.
- 急性期には,損傷組織を把握し組織治癒を最優先に治療を進める必要がある.疼痛の消失を運動再開の判断基準とするのではなく,治癒過程を十分考慮して組織への負荷量を決定する.
- 亜急性期の関節可動域制限や筋機能低下などの残存は,アライメント不良や異常動作の原因となるため,スポーツ復帰後の再発や二次的な疼痛の発生リスクを高める要因となる.
- スポーツ復帰時期には,再発予防に必要な機能を獲得し動作の修正を最終ゴールとする.

## 1 足関節捻挫の基本的な考え方

### 1) 足関節捻挫の発生機序と損傷組織

　足関節捻挫は大きく内反捻挫と外反捻挫に分類され,大部分は内反捻挫が占める.内反捻挫は,方向転換動作やストップ動作などで足関節の過度な内反・内旋運動が生じた際に発生し,外側の靱帯組織(前距腓靱帯や踵腓靱帯など)を損傷することが多い.また,合併症として軟骨損傷[1]や腓骨筋腱損傷[2],前下脛腓靱帯損傷[3]を伴うこともあり,損傷組織がどの範囲まで及んでいるかを十分に確認する必要がある.一方,外反捻挫は足関節の過度な外反・外旋運動が生じた際に発生し,内側の靱帯組織(主に三角靱帯)を損傷することが多い.また,背屈位で受傷した際には,脛腓間の離開ストレスが生じるため前下脛腓靱帯損傷を伴うことがある.前下脛腓靱帯損傷を伴った場合には荷重時の疼痛が遷延化しやすく,スポーツ復帰までの期間が長期に及ぶこともある.

## 2 急性期の病態評価と治療方針

### (1) 急性期の病態把握に必要な評価

　急性期には,医療機関においては医師からの診断結果に基づいて理学療法評価を行い,ある程度の重症度や損傷組織,治癒段階を把握することが重要である.
　まずは視診にて,腫脹の部位や範囲を確認する.靱帯損傷の重症度は一般的に Grade Ⅰ～Ⅲ に分類

**MEMO　靱帯損傷の重症度**

Grade Ⅰ：靱帯の微細損傷で,わずかな腫脹と圧痛があり,関節不安定性は認めない.
Grade Ⅱ：靱帯の部分損傷で,明らかな圧痛と腫脹があり,中等度の関節不安定を認める.
Grade Ⅲ：靱帯の完全損傷で,強い腫脹と圧痛,出血があり,関節不安定性を認める.

され（MEMO），Grade Ⅰでは患部にわずかな腫脹が認められる程度であるが，Grade Ⅲでは足部全体に腫脹が及ぶ．また，受傷後2～3日経過して皮下出血が出現していれば，損傷組織を推測するうえで重要な情報となる．

次に問診にて，現病歴と既往歴を確認する．現病歴は，受傷時の詳細な状況（受傷場面，受傷機序，受傷肢位，接触の有無など）や受傷後の状態（プレーは続行したのか，荷重や歩行は可能であったのか，応急処置を行ったのかなど）を確認し，損傷組織とその重症度を推測する．

**Point**
受傷した後も運動が継続可能で，数日間プレーを続けていた場合には，受傷日ではなく最後にプレーした日を把握することも重要である．なぜならば，患部を安静に保てていない状態では，正常な治癒反応が進んでいるとは考えられず，プレーを止めて安静を開始した時点からの時間経過で現在の治癒段階を判断するべきである．

既往歴は，足関節捻挫の受傷歴やその重症度（医療機関を受診していない場合は，腫脹の程度や荷重の可否，運動再開までの期間などで推測），固定期間や免荷の有無を聴取する．既往を有する場合には，機能低下が残存していたことによる再受傷の可能性も考えられるため，可動域制限や筋力低下，不安定性を自覚していたかなど，受傷前の状況も確認しておく．

さらに触診にて，熱感や圧痛を確認していくが，圧痛を確認する際には圧迫する力の強さや深さを変化させることで，損傷組織の部位や程度を推測する．損傷が重度でなければ，運動時痛の確認も行う．自動運動から開始し，他動運動，抵抗運動の順で足関節底背屈および内返し，外返し運動を行う．受傷直後は，損傷部位や関節内の腫脹によって疼痛が誘発され，可動域が制限される．また抵抗運動時に疼痛が誘発される場合は，筋腱損傷の合併が疑われる．

一方で，スポーツ現場においては常に医師が帯同しているとは限らないため，医師の診断が得られない状況での対応が必要になる．スポーツ現場で最も重要なことは，競技を続行させられる状態であるか否かを判断することである．そのためには，医療機関内での評価と同様に問診，視診，触診によって損傷組織や重症度を推測し，これらの評価によって骨折や脱臼がなく，受傷部位に負荷をかけることが安全と判断された場合には，自動運動や他動運動，自動抵抗運動などで痛みの有無や筋力発揮を確認する．そのうえで，荷重下での運動（片脚ホップやジョグ，ジャンプなど）を行わせ，痛みの出現と運動の可否を確認して競技続行の判断を下す．競技復帰を許可しない場合には，適切な応急処置を施したうえでチームが管理する医療機関を受診するのか判断し，選手に指示を与える．

### （2）急性期の治療方針

急性期の治療方針は，①早期に炎症を鎮静化すること，②正常歩行を獲得すること，である．

急性期には，炎症症状の遷延化による正常組織の二次損傷や機能低下を防ぐことが重要であり，RICE処置により可及的早期に炎症症状の鎮静化を目指す．損傷組織への負荷を軽減させ炎症の早期鎮静化を目的として，固定を行うこともある．特に初回捻挫の場合には，3週間程度の軽度背屈・回内位固定により損傷した靱帯機能が回復するため，復帰を急ぐあまり損傷組織の正常な治癒を妨げないよう考慮する．ただし長期間の固定も，足関節機能の回復や正常歩行の獲得を遅らせるため，治療方針は重症度や関節不安定性の程度によって慎重に選択する．前下脛腓靱帯損傷を伴う場合には注意が必要であるが，背屈可動域は疼痛自制内で許容し可動域の確保に努め，底屈可動域のみ制限をかけるように固定すると損傷組織への負荷軽減が期待できる．

正常歩行の獲得は，疼痛に応じて松葉杖などを用いた部分荷重を早期から開始し，徐々に全荷重へと進めていく．疼痛が出現する場合は，正常な歩行を行えるフェイズまで獲得するようにし，疼痛の減弱に合わせてすべてのフェイズを獲得するとよい．疼痛を回避するためのtoe-out歩行のような異常歩行は，亜急性期以降のアライメント不

3. 下肢　197

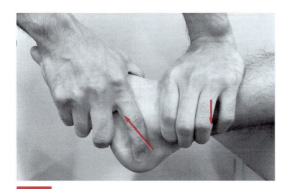

**図1** 前方引き出しテスト
下腿を固定し，軽度底屈位で距骨を前方に引き出し，疼痛の有無や移動量の健患差を確認する．

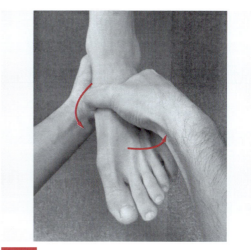

**図2** 踵腓靱帯テスト
足部と踵骨を把持し，前足部に底屈・回内・外旋方向への力を加え，距骨下関節の不安定性を確認する．

良に繋がるため，習慣化させないようにする．

##  亜急性期の病態評価と治療方針

### （1）亜急性期の病態把握に必要な評価

#### ① 関節不安定性

関節不安定性の評価は，受傷後48時間以内より受傷5日後のほうが徒手検査の精度が高まる[4]ため，腫脹や疼痛など急性期症状が落ち着いた段階で詳細に評価していく．はじめから過度な負荷を損傷組織に加えることは症例に不安を与えるため，ゆっくりと負荷を加えエンドフィールを確認し，疼痛に応じて徐々に負荷を強めるよう配慮する．

a. 前方引き出しテスト（図1）：足関節底屈20°の肢位にて片方の手で下腿を固定し，もう一方の手で足部を把持し，距骨を前方に引き出した際の前方移動量と疼痛の有無を確認する．距骨外側が大きく前方に動けば前距腓靱帯の損傷が疑われ，内側が大きく前方に動けば三角靱帯の前方（脛舟部）の損傷が疑われる．

b. 踵腓靱帯テスト[5]（図2）：足部と踵骨を把持し，前足部に底屈・回内・外旋方向への力を加える．踵腓靱帯に損傷がある場合は，距骨下関節の不安定性が認められる．

c. 外旋ストレステスト（図3）：下腿を把持し，足関節を背屈させながら外旋方向への力を加

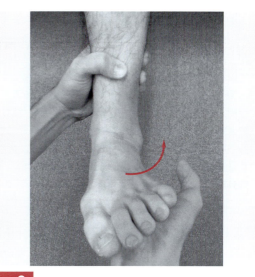

**図3** 外旋ストレステスト
下腿を把持し，足関節を背屈させながら外旋を加え，前下脛腓靱帯の疼痛の有無と移動量の健患差を確認する．

える．前下脛腓靱帯に損傷がある場合は痛みを訴え，外旋方向への移動量も健側に比べ大きい．

#### ② 足関節・足部アライメント

足関節アライメントは，他動的に最大背屈位にした際に距骨の安定性が得られているかで評価する．正常なアライメントであれば，足関節は最大

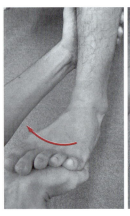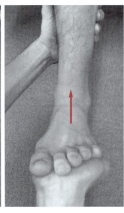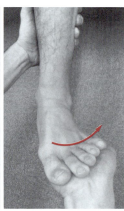

**図4 背屈位安定性評価**
他動的に最大背屈位させたのちに，足関節を内外旋方向に誘導し，脛腓間に対する距骨の適合性を確認する．

背屈位で骨性に安定すべきであるが，アライメント不良が存在していると，足関節は内外旋方向へ動揺してしまう（図4）．

> **Point**
> 一般的に，距骨前方の幅が広いという骨の特徴から，足関節背屈位では骨性に安定するといわれているが，その条件としては，距骨が十分に後方へ滑り込んで（はまり込んで）いることである．足関節捻挫後は，距骨が前方偏位したまま足関節の運動をしているため，距骨の後方への移動が制限されていることがある．その場合には，足関節を最大背屈位にさせても骨性の安定性は得られず，内外旋方向への動揺として観察される．

最大背屈位での内旋方向の動揺性は，距骨内側の後方への滑り込みが不十分であるために，距骨外側が前方偏位かつ内旋することで生じる．一方で，外旋方向に動揺性が出現している場合は，腓骨の外方偏位など遠位脛腓関節に問題が生じている可能性が考えられる．

足部アライメントは，単純にアーチの高さのみで評価するのではなく，内側・外側縦アーチと横アーチがバランスの良い立体構造をなしているかを評価する（図5）．足部アーチの立体構造は，距骨下関節やChopart・Lisfranc関節のアライメント不良により破綻するため，破綻しているアーチとその原因となっているアライメント不良を関連させて評価する．臨床的には，内側縦アーチが降下する扁平足と，外側縦アーチが降下するハイアーチに分類すると整理しやすい（図6）．扁平足は，距骨内旋・底屈増大によって舟状骨が内下方偏位することで内側縦アーチの降下した状態であり，その時には距骨下関節は過回内しChopart関節は外転位であることが多い．ハイアーチは，距骨外旋と距骨下関節の回外により，立方骨が外下方偏位することで外側縦アーチが降下した状態であり，その時にはリスフラン関節は内転位であることが多い．

③ 関節可動域

関節可動域の評価は，角度のみではなく，同時に生じる複合運動や関節内副運動，最終域でのエンドフィールなども評価することで，可動域制限や異常関節運動の原因組織を推測していく．

足関節捻挫受傷後には，固定や損傷組織への負荷軽減のための底屈運動の回避により，まず底屈可動域の制限が顕著に起こる．底屈可動域制限は，主に足関節前内側の前脛骨筋や足趾伸筋群の可動性低下が原因であることが多く，その場合には底屈最終域で過度な内反アライメントを呈する（図7）．

背屈可動域は，受傷以前から可動域制限のある症例も多いため，健患差を評価する．また，可動域に健患差を認めない場合にも，最大背屈位安定性の低下が認められることがあるため，必ず合わせて評価する（図4）．

④ 筋機能評価

筋機能は，まず一般的な徒手筋力評価法（MMT）によって評価する．ただし，関節アライメントが正

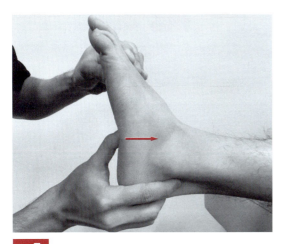

**図5** アーチ挙上評価

立方骨を足底から持ち上げた際に，足部アーチがバランスの良い立体構造をなしているかを確認する．

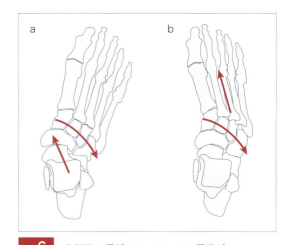

**図6** 典型的な足部アライメントの異常パターン

a：扁平足．舟状骨が内下方偏位することで内側縦アーチが降下する．
b：ハイアーチ．立方骨が外下方偏位することで外側縦アーチが降下する．

常ではない場合には，効率的に関節トルクを発揮できないため，MMT上では筋力低下として判断されてしまう．例えば，外側縦アーチが降下し第5中足骨が回外・内転位を呈している足では，短腓骨筋の足関節内反のモーメントアームが短くなるため，短腓骨筋が発揮する内反トルクは低下することになる．そのため，アライメントの変化と筋力発揮の関係も評価することで，実際に筋力低下が起こっているのか，アライメント由来の筋力低下なのかを区別していく．さらに，非荷重位だけでなく荷重位での筋機能評価も行い，実際の運動中の安定性を推測する．特に足底接地時（足関節背屈位）と前足部荷重時（足関節底屈位）の両方での安定性（図8）が得られていることで，スポーツ動作中に足部・足関節が正常に機能すると考えられる．

### （2）亜急性期の治療方針

亜急性期の治療方針としては，① 正常な関節運動と可動域を獲得すること，② 筋機能を改善すること，③ 荷重位での安定性を獲得すること，である．

関節可動域は，まず背屈可動域の拡大と最大背屈位での安定性の獲得を目指す．背屈可動域に健患差が認められる場合には，伸張性の低下してい

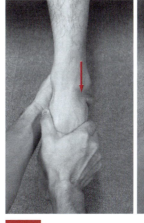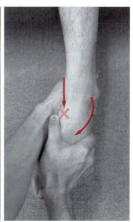

**図7** 足関節底屈位アライメント

距骨前内側の可動性低下によって，足関節底屈位では過度な内反アライメントを呈する．

る筋の柔軟性改善を図る．可動域に健患差がないが，最大背屈位での安定性低下が認められる場合には，足関節アライメント不良が存在していることを意味しており，動揺性が生じている方向に応じて原因を特定し，アライメントを改善し最大背屈位での安定性を獲得する．

次に，底屈可動域の獲得を目指す．ただし，靱帯の治癒が進んでいく3～4週程度[6]までは，瘢

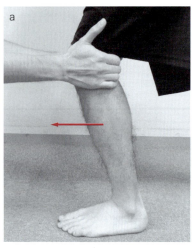
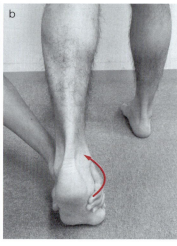

**図8** 荷重位での安定性評価
a：足底接地．下腿を他動的に前方や側方に引いた際の安定性を確認する．
b：前足部荷重．足部を他動的に内反させた際の安定性を確認する．

痕組織は力学的に脆弱であるため，無理な可動域の拡大はせずに愛護的に行っていく必要がある．特に前距腓靱帯損傷後であれば，底屈可動域の拡大を目的に底屈最終域でのストレッチを繰り返すことで瘢痕組織に過度な伸張負荷が加わり，正常な治癒を阻害するおそれがあり注意が必要である．まずは可動性が低下している組織に対して温熱療法やモビライゼーションなどを用いて可動性を改善させることで，可動域の拡大を徐々に進めていく．

正常な足関節運動が獲得できたら，次は土台となる足部アライメントを整えていき，力の伝達と分散を効率良く行えるという足部の本来の機能を回復させていく．足部アライメントは，アーチ構造を破綻させている部位を特定しアプローチしていく必要があるが，典型的な足部のアライメント異常パターン（扁平足やハイアーチなど）とそれに対する具体的な対策を理解しておくと，効率良く評価から治療に進める．足部アライメントの修正には，拘縮している組織の可動性改善と正常なアライメント維持のための筋機能の改善が必要である．ただし，筋機能だけでアライメントを維持しきれないと判断した場合には，インソールも検討する．

筋機能は，正常な関節運動とアライメントが獲得されたうえで，筋力低下の認められた筋に対して個別の筋力トレーニングを行う．筋萎縮を伴う筋力低下が認められる場合には，十分な筋機能の向上が得られるまでは1～2ヵ月を要する．

荷重位での安定性は，非荷重位で正常な筋機能を獲得し，なおかつ良好な関節運動とアライメントが得られていることが重要である．したがって，荷重位で十分な安定性を得られていない場合には，非荷重位での問題のいずれかが残存していると考え，評価を見直していく必要がある．

##  理学療法の目標

###  急性期の理学療法の目標

**（1）早期の炎症症状の鎮静化**

足関節捻挫直後の急性期は，治癒過程における「出血期」および「炎症期」にあたり，約1～2週間ほど継続する．その間はRICE処置を徹底し，可及的早期に炎症の鎮静化を図る．RICE処置では，U字パッドや弾性包帯を用いて内外果周囲への腫脹の滞留を防ぐなど，腫脹を最小限に留める配慮も必要である．ここで炎症管理が不十分であったり損傷組織へ過度なストレスがかかり続けたりした結果として炎症が遷延化してしまい，競技復帰までのスケジュールが大幅に遅れてしまうことも多い．特にGrade Ⅱ以上の重症度で腫脹や疼痛が著しい場合や初回捻挫の場合には，

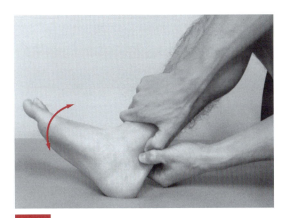

**図9** 距骨内側の後方への滑り込み改善

距骨内側の後方に位置する長母趾屈筋や後方の脂肪組織，屈筋支帯周囲を足関節底背屈に合わせて徒手的にほぐす．

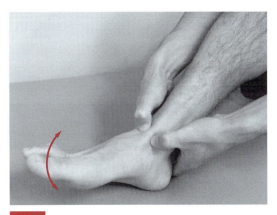

**図10** 足関節前内側の可動性改善

底屈位に誘導した際に緊張が高まる前脛骨筋周囲の組織を特定し，足関節底背屈に合わせて徒手的にほぐす．

RICE処置だけでなくシーネやキャストなどの装具やテーピングによって背屈位固定を就寝時も含めて考慮する必要がある．また，物理療法を併用することでより早期に組織治癒が期待できる．特に非温熱作用の超音波は，急性期の腫脹の軽減や組織治癒に有効であり，微弱電流（マイクロカレント）も治癒促進を目的に用いられることが多い．腫脹や熱感の軽減が得られれば「炎症期」の終了と判断し，亜急性期のリハビリテーションへと進めていく．

### （2）正常歩行の獲得

疼痛に応じて松葉杖などを用いながら荷重量を調節しつつ，可能であれば可及的早期に全荷重と正常歩行の獲得を目指す．患部を前にしてストライドを狭めた荷重から行い，足関節中間位での荷重が可能であれば，立脚期前半の初期接地から荷重応答のフェイズまでの正常歩行は獲得させる．さらに，片脚スクワットが可能となれば健側をやや前に出すように指導し，片脚カーフレイズまで可能となれば患側での蹴り出しを行い，全フェイズにわたって正常歩行を獲得させる．

## 2 亜急性期の理学療法の目標

### （1）正常な関節運動と可動域の獲得

背屈可動域が低下している場合は，下腿三頭筋などの柔軟性改善を図り，背屈可動域を拡大していく．最大背屈位での安定性低下が認められる場合には，足関節アライメントの修正が必要である．最大背屈位で内旋方向への動揺性に対しては，長母趾屈筋や屈筋支帯などの可動性を改善させ（**図9**），距骨内側の後方への滑り込みを正常化する．なお，可動域拡大を目的とした最終域でのストレッチは，正常な足関節アライメントを獲得したうえで行うようにする．

> **Point**
> 可動域の拡大は，一般的には可動域の最終域でのストレッチが行われるが，正常な関節運動が起こっている場合にのみ適用すべきであると考える．正常な関節運動ではない状態で最終域でのストレッチを行うことは，異常な運動方向へ無理に関節を誘導していることになるため，周囲の組織への過負荷になりかねないことを理解しておく必要がある．

また，前下脛腓靱帯損傷を伴っている場合，背屈可動域の獲得は治癒の阻害に繋がるため，受傷後3週以降から開始するのが望まれる[7]．

底屈可動域は，前距腓靱帯損傷の場合には受傷後3～4週程度から愛護的に拡大を図っていく．まずは，足関節前内側の前脛骨筋や伸筋支帯周囲

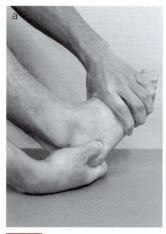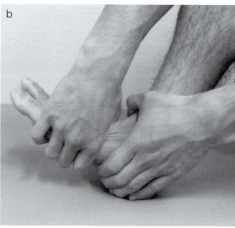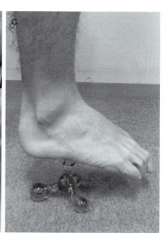

**図11** 足部アライメント修正のためのモビライゼーション
a：踵立方関節の内転可動性改善．
b：舟状骨に対する楔状骨の内転・回内可動性改善．
c：立方骨の上方への可動性改善．

の可動性が低下しているため，徒手的に可動性を改善していき（図10），底屈可動域および最終底屈位での過度な内反アライメントを修正する．

足部アーチは，典型的な足部のアライメント異常パターン（図6）に応じてアプローチしていく．扁平足（内側縦アーチの低下）は，ショパール関節が外転位で拘縮して踵立方関節の可動性は低下し，舟状骨は内下方に偏位しそれに対して楔状骨は回外かつ外方偏位している場合が多い．それに対して，まず踵立方関節の可動性を回復させ（図11a），さらに舟状骨を上方に引き上げつつ楔状骨の内転・回内可動性を改善していく（図11b）．ハイアーチは，立方骨が降下し踵骨が底屈・回外している場合が多く，これに対して立方骨の上方への可動性を改善しつつ（図11c），屈筋支帯など足関節後内側の可動性を改善させる（図9）．このようにして，足部アーチの立体構造を破綻させている部位の可動性を改善することで，正常な足部アーチ構造を獲得していく．

**（2）筋機能の改善**

筋機能は，筋力低下の認められた筋やアライメントの保持に必要な筋に対して非荷重位でのトレーニングから開始していき，徐々に荷重位でのトレーニングを組み合わせていく（図12）．また，荷重制限や異常歩行により，本来活動するべき筋の機能低下が生じてしまっている場合には，非荷重位での運動により補っておく必要がある．例えば，受傷後のtoe-outにより外側ハムストリングの過活動が生じている場合には，内側ハムストリングの機能低下が推測されるため，補完しておくべきである．

**（3）荷重位での安定性の獲得**

足底接地時は，足部アーチがバランスのよい立体構造を形成し，距骨上を下腿がスムーズに前傾していくことで安定性が得られる．すなわち，アーチ構造の破綻や足関節アライメント不良など，どこかに異常が残存していると足底接地時の安定性は獲得できない．不安定性が存在する場合には，スポーツ動作中にもその方向への不安定性を露呈しやすいと推測される．例えば，外側への不安定性が認められる場合には，外側縦アーチの破綻や腓骨筋機能の低下が残存していないかなど再評価していく必要がある．

一方，前足部接地時は，足関節底屈位アライメントや中～前足部（Chopart・Lisfranc関節）のアライメントが正常であることと，それを支持する筋機能が十分でないと安定性が獲得できない．特に，足部内反方向への外力に対して母趾球荷重を

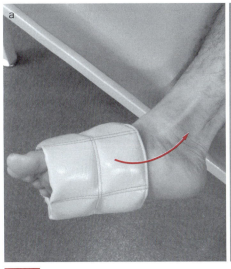 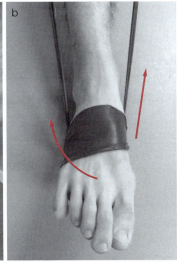 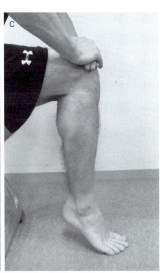

**図12** 筋機能改善のためのエクササイズ
a：後脛骨筋．Chopart 関節内転位保持を目的とし，前脛骨筋による代償に注意する．
b：腓骨筋群．外側縦アーチの保持を目的とし，母趾球荷重を意識させる．
c：カーフレイズ．荷重位での底屈筋群の協調性向上が目的である．

維持できない場合には，ランニングの蹴り出しや切り返し動作での不安定性につながるため，スポーツ動作時において再発の繰り返しの要因となったり，パフォーマンスの低下に繋がったりしてしまう．

## 競技復帰への影響

競技復帰時には，① ランニングの獲得，② スポーツ動作の確認，が必要である．

競技復帰に向けて，ランニング動作の獲得は必須である．ランニング動作の獲得のためには，準備動作として膝曲げ歩き（knee bent walk）を確認する．しかし，足底接地時と前足部接地時の安定性が得られていなければ，膝曲げ歩きにおいてアライメント不良を呈しやすい．足底接地時には，膝の内外反や重心の外側偏位が生じやすく，蹴り出し時には，足関節底屈に伴う内反が生じやすい（図13）．膝曲げ歩きが十分獲得できたうえで，片脚ジャンプで十分な蹴り出しと衝撃吸収が可能であるかを確認し，徐々にスピードを上げていく．

スポーツ復帰時期にはスポーツ動作の評価を行い，足関節捻挫の再発リスクが高い異常動作を修正することで再発予防を図る．荷重位での足部・足関節の安定性低下が残存している場合には，荷重位置や姿勢の変化という代償動作が生じるが，このことが二次的な問題となることも多い．したがって，足関節や足部という局所の問題だけでなく，全身運動という広い視点でスポーツ動作を捉えることが必要である．

このように，スポーツ復帰時に必要な基本的な機能は，正常歩行や荷重位での安定性など亜急性期までに獲得しておくべき機能である．受傷からの時期としては復帰可能となったにもかかわらず，機能低下が残存した状態では，復帰時期の遅れや復帰後のパフォーマンス低下や再受傷につながり，選手にとっては大きな損失となる．したがって，受傷直後から十分なリハビリテーションを行う必要性があることを理解する必要がある．

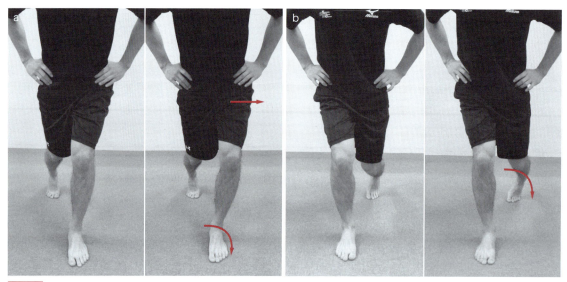

**図13** ランニングの獲得のための準備動作
a：足底接地時の外側への過剰な重心の移動がないことを確認する.
b：蹴り出し時の底屈に伴う内反が起こっていないことを確認する.

文献
1) Takao M, et al：Arthroscopic assesment for intra-articular disorders in residual ankle disability after sprain. Am J Sports Med 33：686-692, 2005
2) Bassett FH 3rd, et al：Longitudinal rupture of the peroneal tendons. Am J Sports Med 21：354-357, 1993
3) Uys HD, et al：Clinical association of acute lateral ankle sprain with syndesmotic involvement：a stress radiography and magnetic resonance imaging study. Am J Sports Med 30：816-822, 2002
4) van Dijk CN, et al：Physical examination is sufficient for the diagnosis of sprained ankles. J Bone Joint Surg Br 78：958-962, 1996
5) 大関 覚ほか：踵腓靱帯の機能と不全状態の徒手検査法. 日足の外科会誌 26：85-90, 2005
6) Lynch SA, et al：Treatment of acute lateral ankle ligament rupture in the athlete. Conservative versus surgical treatment. Sports Med 27：61-71, 1999
7) van Dijk CN, et al：Conservative and surgical management of acute isolated syndesmotic injuries：ESSKA-AFAS consensus and guidelines. Knee Surg Sports Traumatol Arthrosc 24：1217-1227, 2016

## Ⅲ 急性期における部位・病態別理学療法のポイント

# 3 下肢

## 7) 足関節―アキレス腱断裂

田中龍太・園部俊晴・今屋　健

### Essence

- 当院におけるアキレス腱縫合術（内山法）後の理学療法評価の実際と理学療法プログラムを紹介する．
- スポーツ復帰の目標を術後5ヵ月とし，関節可動域や筋力の回復を目指す．その際に，術後にみられる癒着や下腿三頭筋の筋緊張，アキレス腱の延長に対する評価を急性期から行うことが重要である．
- 片脚 heel raise の連続回数と高さによる筋力評価は，競技復帰において重要な因子となる．良好な経過を得るためには，早期から癒着の除去と腱延長を起こさない可動域の獲得が必要である．

## 1 アキレス腱縫合術後の基本的な考え方

### 1) アキレス腱断裂の発生機序

アキレス腱断裂は，受傷年齢が若年層から青壮年層と幅広くみられ，膝伸展位，足関節背屈位で前足部に体重をかけて蹴り出す際に生じる[1,2]．この肢位で下腿三頭筋に強い収縮が起これば，非常に大きな張力がアキレス腱に加わり，断裂が生じると考えられる．またアキレス腱断裂は，そのほとんどがスポーツ活動での後脚で起こる．特に，一度後方に下がってから前方への動きに方向転換したときに多く断裂が発生する．受傷時の動作を知ることは，スポーツ復帰の際に再断裂防止のためにどのような反復練習が必要なのかを考える上で重要な情報となる．また，受傷前に下腿三頭筋の張りやアキレス腱部の疼痛などの前駆症状を感じることもある[3,4]．

### MEMO　スポーツ現場でアキレス腱断裂が疑われた場合の対応[5]

アキレス腱断裂が疑われた場合，下腿三頭筋の肉離れと混同し現場で間違った判断がなされる場合がある．アキレス腱断裂特有の症状は，アキレス腱の実質周囲の陥凹の出現，垂れの出現，下腿把握テスト（Thompson テスト）による振幅の消失，片脚 heel raise の実施困難があげられる．またアキレス腱断裂の可能性があるときは，シーネまたはテーピングにて軽度底屈位で固定し免荷での移動が好ましい．松葉杖による免荷歩行が難しければ，踵荷重歩行は痛みの問題がなければ実施しても大きな問題になりにくい．

## 2 治療方法

治療を保存的に行うか，手術的に行うかは議論の分かれるところである．保存療法では，一般的に固定や免荷期間が長く，治療時にアキレス腱の筋腱長の長さの調整ができない．そして損傷した腱の強度を十分に確認できないことからリハビリテーション時に適切な負荷量を調整してかけていくことが難しい．また，再断裂率も高いため当院

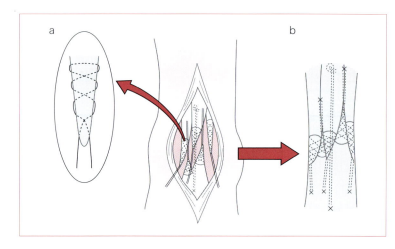

**図1** 当院におけるアキレス腱縫合術（内山法）

当院では，新鮮例に対してhalf-mini-Bunnell法（内山法）を実施している．術中の角度調整は，健側の足関節自然底屈角度に対して＋5°底屈位としている．
a：津下式ループ縫合で固定する．各線維は断裂し蛇行している線維束を損傷の形態に合わせ一端をBunnell法でまとめる．
b：half-mini-Bunnell法でまとめた遠位，近位束を隙間ができないように互いに引き込み挟み込むよう縫い合わせる．
（文献12より引用）

では手術療法を第一選択としている[5]．当院の手術療法は，強固な固定性が得られる内山法（half-mini-Bunnell法）（図1）で行っている[6〜8]．このため，術後のギプスによる外固定期間を短縮し，術後早期から可動域exercise（ex.）や荷重歩行を行っている．

## 3　アキレス腱縫合術後のリハビリテーションの基本的な考え方と評価方法

術後のリハビリテーションの目的は，縫合腱を保護しつつ，可動域・筋力・各種動作を総合的に獲得し，早期にスポーツ復帰することである．そのためには，縫合腱の延長（elongation）と再断裂を回避するための基礎知識が必要であり，各種動作を開始するときには，縫合腱の状態，機能的状態，臨床症状などを把握する必要がある．このため，術後のリハビリテーションでは，以下のポイントに留意しなければならない．

### Point ▼
**術後リハビリテーションのポイント**
・アキレス腱縫合術後は，腱のelongationを防止し，癒着を除去した可動域の獲得が重要となる．
・歩行における適切な運動学習は極めて重要であり，歩くことで筋力や可動域などの機能改善が得られる環境をつくることができる．
・各種動作の開始時期は，縫合腱の状態や，臨床症状と共に筋力の回復を考慮し決定していく．

## 4　理学療法評価[9]

### （1）腱のelongation「垂れ（toe height difference：THD）」の評価

アキレス腱縫合術後に最も注意しなければならないのが腱のelongationである．アキレス腱が緩んだ状態になると十分な下腿三頭筋の筋収縮ができなくなり，筋力が十分に回復しなくなる[10,11]．しかし，臨床で腱のelongationを評価する方法は報告されていないため，筆者らは以下の方法で評価している．

腹臥位でベッド端に足関節を出した姿勢をとる．骨盤，大腿，下腿の位置を正中位にし，左右を合わせ，健側と患側の小趾球の位置の左右差を測定する（図2）．筆者らは，通常患側が健側よりも背屈位を示していることを「垂れ」と表現している．この垂れた状態にならないように可動域ex.の進捗を決定していく．

### （2）筋緊張や癒着の評価

臨床では，腱のelongationとともに筋緊張，癒着の評価にも重点を置いている．「下腿把握テスト」を実施し，下腿三頭筋の筋緊張と癒着の評価を行う．方法は，腹臥位で膝伸展位の状態で足

3．下肢

| 図2 | 垂れ（THD）の評価方法 |

a：腹臥位でベッド上より足部をベッド端に出す．骨盤，大腿，下腿を正中に合わせる．
b：できるだけ後足部を左右合わせ，小趾球の位置を左右で比較する．

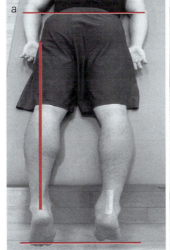
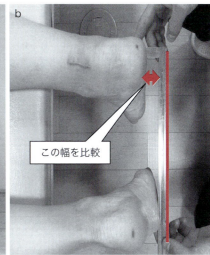

この幅を比較

| 図3 | 下腿把握テスト |

a：膝伸展位，b：膝屈曲位
測定方法：腹臥位で足部ベッド端に出し，下腿を把握し同一部位で左右のストロークの振れ幅を比較する．
評価方法：10段階評価（健側の振れ幅を10とする）．

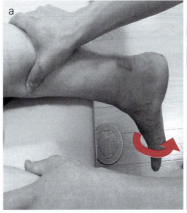
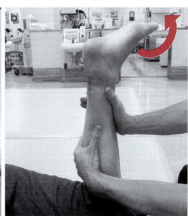

関節をベッド端に出し，健側の下腿三頭筋を把握する（図3a）．把握した際に最も足関節の振幅が大きい部分と同部位の患側の下腿三頭筋を把握する．その振幅の程度を健側を10として左右を比較し評価する．また膝屈曲位でも同様に行い評価する（図3b）．膝伸展位での評価は腓腹筋の，膝屈曲位ではヒラメ筋の筋緊張と癒着に対する評価として有効である．特に術創部周辺の皮膚，ヒラメ筋腹側，Kager's fat padの癒着が問題となることが多い．

**（3）術後早期の歩行**

歩行では，大半の症例が，推進期のheel-offが遅れ，骨盤を後方に残し上体のみを前傾させた肢位をとる（図4a）．アキレス腱縫合術後では，術後長期間この歩行を継続することが多い．この歩

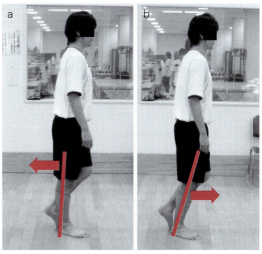

| 図4 | アキレス腱断裂術後の歩行 |

a：骨盤後方位，上体を前傾させた肢位をとる．
b：患側の足部に対する膝の前方移動を学習させる．
（文献12より引用）

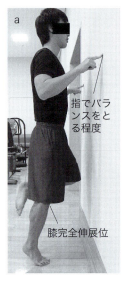
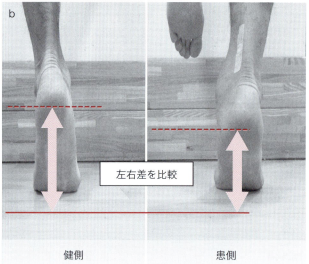

図5 片脚HR
a：測定方法．上肢は壁でバランスをとる程度．膝伸展位を保持するように指示して行う．
b：左右の高さの測定方法．床面から踵の底面の距離を左右差で評価する．

容は歩行時のスムーズな体重移動を阻害し，下腿三頭筋の筋活動を抑制することから，筋機能の改善を遅延させる．また，歩行でのheel-offの遅れは，この時期から起こる膝の屈曲も遅延させる．このような理由から，アキレス腱が伸張され疼痛の原因となる．このため，荷重歩行開始早期から歩行指導を行い，スムーズな体重移動を学習させることで，筋機能改善や疼痛抑制などを図ることができる．筆者らは本疾患の歩行指導として，患側の推進期に足部に対する膝の前方移動を学習させている（図4b）．術後早期には背屈制限があるため，足位をtoe-outで，やや体幹に対し外側に接地するように指導する．こうすると，推進期の足部に対する膝の前方移動はよりスムーズに行うことができる．そして，疼痛と可動域の改善に応じて，徐々に足位と接地位置を正常な位置に戻していく．このことで，推進期のheel-offの遅れが改善されれば，下腿三頭筋の適切な筋活動を促すことができる．さらに，推進期での膝の早期屈曲を促すことができる．本疾患では術後に歩行時の疼痛がよく問題となる．しかし，このような歩行動作の改善が得られれば，下腿三頭筋の筋活動が促されるにもかかわらず，アキレス腱が伸張されないため，疼痛はむしろ起こりにくい．

### （4）下腿三頭筋の筋力評価

下腿三頭筋の筋力評価は，heel raise（HR）で行う．下腿三頭筋は閉鎖性運動連鎖（CKC）での状態で筋力を発揮できなければ，パフォーマンスにつながらないため，主に片脚でのHR（片脚HR）での連続回数と健側との高さの左右差で下腿三頭筋の筋力の量と質を評価する．HRの方法は，上肢は壁にバランスをとる程度に添えて行いできるだけ上肢の代償を出さない環境で，膝伸展位で行う（図5a）．評価は，膝伸展位を保持し連続20回反復の可否の評価と，床面と踵面の距離を計測して，左右差を比較する高さの評価で行う（図5b）．

## 2 アキレス腱縫合術後のリハビリテーションプログラム[12)]

### 術後4日～

通常，術後4～5日でヒール付きギプス（図6a）に巻き替え，可及的に全荷重歩行が可能となり退院する．

### 12日～

この時期より内山式歩行装具（図6b）に変更し，可動域ex.を開始する．最終的に可動域制限が残ることはほとんどなく，むしろ筋腱長が過度に

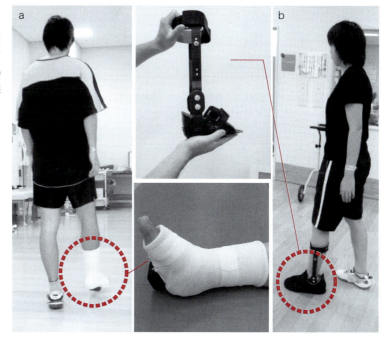

**図6** 歩行ex.
a：ヒール付ギプスでの歩行ex.. 術後4日からヒール付ギプスに巻き替え，可及的に全荷重歩行ex.を開始する．
b：背屈制限付き歩行装具での歩行ex.. 背屈可動域の改善に伴い，徐々に装具の制限角度を調整していく．
（文献12より引用）

延長しないように注意が必要である．アキレス腱断裂の術後早期の可動域の獲得に際しては，術部周辺や腱付着部周辺の組織間の滑走を促していくことが目的となり，可動域ex.自体不要なことも多い．

筋力強化ex.では，足関節の内反筋，外反筋，背屈筋の抵抗運動での筋力ex.を開始する．特に，内反筋の強化は重要である．本疾患では，荷重動作時に健側と比較し後足部の外反を伴っていることが多い．このため腱の内側が伸張され疼痛の原因になっていると考えられるため，内側部に疼痛を訴える症例が多い．この時期から内反筋の筋力ex.を積極的に行い，術後3ヵ月は継続する．

**3週～**

下腿三頭筋の筋力ex.を開始する．この時期の下腿三頭筋の筋力ex.は，膝屈曲位で行う．膝屈曲位であれば，筋腱長が短い状態で行うことができるため疼痛を訴えることはほとんどなく，安全性も高い．半荷重での座位HR ex.を施行する（**図7**）．

歩行装具の背屈制限角度の調整は，背屈可動域の改善に伴い徐々に制限角度を調整していく．

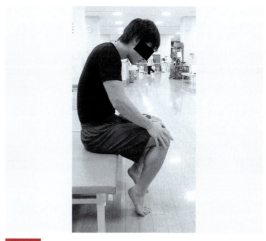

**図7** 座位でのHR
下腿三頭筋の収縮を感じながら行う．徐々に上肢で大腿に荷重し負荷をかけていく．

**5週～**

日常生活では術後8週までは歩行装具を装着するが，平地のみこの時期から裸足での歩行ex.を開始する．はじめは小股で行い，徐々に歩幅を広げていく．歩行装具を着けている場合の方が安

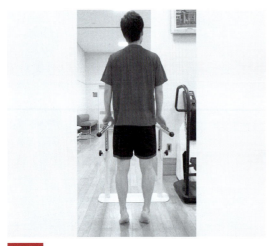

**図8** 両脚でのHR

はじめは上肢での支持をしながら行う．下腿三頭筋の収縮を感じながら，強い痛みが出ない可動範囲での反復や，底屈位での収縮保持などを行う．徐々に上肢の支持を外し，左右の荷重が均等にできるように行うことを目標にする．

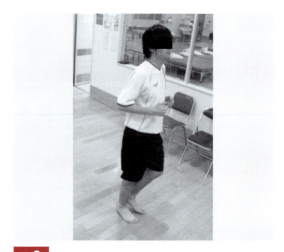

**図9** その場ジョギング

ジョギングの開始前に「その場ジョギング」を十分に行い，その後ゆっくりとした速度から開始する．「その場ジョギング」は，下肢への衝撃が少なく，過度な足関節背屈が起こらないので安全性が高い．走行へ移行する際の動作のタイミングやリズムを学習するのに有効である．
（文献12より引用）

定して歩行を行えることが多い．そのため，より安定した歩行を獲得するまで装具着用下での歩行を励行する．

### 6週〜

立位での両脚HRを開始する（図8）．はじめは両上肢を使用し，荷重感覚，下腿三頭筋の収縮の感覚を学習していく．徐々に上肢の割合を減らしていき下肢のみでのHRを実践していけるように指導していく．まずは両脚のみで体重の半分をかけた状態で左右差のないHRが実施可能になるように目指す．これが可能になることで歩行装具除去が可能になってくる．

### 8週〜

両脚でのHRが左右の荷重に差がなく行えるようになれば，歩行装具を除去する．可能であれば歩幅を徐々に広げた歩行ex.を行っていく．

この時期から片脚HRを開始する．はじめは上肢で支持し，患側への荷重の割合を上げていき，徐々に上・下肢の支持を少なくする．疼痛がある場合は，疼痛が出ない範囲での片脚HRを行い，下腿三頭筋の収縮の感覚を意識させながら行う．目標は，片脚HRの左右差が半分程度の収縮力を

10〜12週で，上肢の支持なく行うことを目標とする．

### 10週〜

片脚HRで上肢の支持なく少しでも可能になれば，ジョギングを開始する．ジョギング開始時は再断裂の危険性があるため，慎重に行う必要がある．縫合腱の腫脹がなく，背屈可動域がほぼ獲得され，歩行時の疼痛がなく，片脚HRが可能であることを当院では条件としている．ジョギングの開始前に「その場ジョギング」を十分に行う（図9）．「その場ジョギング」が問題なければ，ゆっくりとした速度からジョギングを開始する．

### 3ヵ月〜

この時期になると，腱部の炎症もほぼ消失しているため，運動強度を上げていく．このため，ジョギングは少しずつ速度と時間を増やしていく．また，両脚でのジャンプex.やハーキーステップex.を取り入れる．

### 4ヵ月〜

筋力が片脚HR連続20回以上であれば，片脚でのジャンプ動作を開始する．はじめは上肢で支持をしながら垂直方向のみの片脚ジャンプ動作を

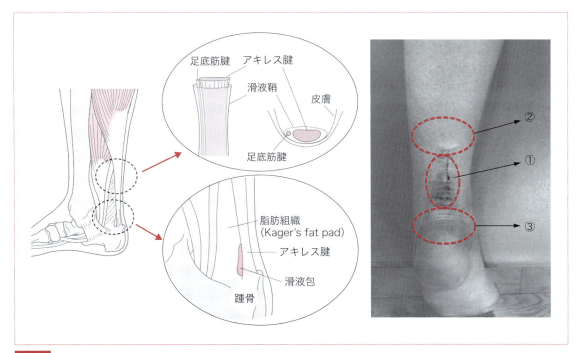

**図10** 術後に癒着を生じやすい部位
① 創部とその周辺組織の表皮（真皮と皮下脂肪層），② 術部直上のヒラメ筋とその腹側部，③ Kager's fat pad 部とその周辺組織．
（文献12より引用）

行い，徐々に左右前後のジャンプ動作を取り入れていく．サイドステップなどを含めた各スポーツの基本練習は，この時期から徐々に開始し，完全復帰に向けて準備する．

### 5ヵ月～

元のスポーツへ完全復帰する．この時期になると，修復した腱組織は成熟し，再断裂の可能性はきわめて低い．しかし，疼痛や腫脹など炎症症状の強い症例や極端に筋力低下がある症例では，腱組織の成熟度が低い可能性もあり，スポーツ復帰は慎重に行う．必要があれば，MRIなど画像診断を行ったうえで，スポーツ復帰を判断する．

## 3 癒着に対する理学療法の実際

### 術後の癒着[5,12,13]

術後の癒着は，術創部周辺を中心に起こる．特に，腱付着部付近とその周辺の軟部組織（① 創部周辺の表皮　② ヒラメ筋腹側　③ Kager's fat pad）間の癒着が最も生じやすく，可動域制限や痛みの原因になりやすいと考える（図10）．実際の運動としては，組織間の滑走を促す徒手療法，膝関節屈曲位での足関節自動運動，足趾の自動抵抗運動を行う．また，腫脹は組織間の癒着を促す要因となるため，腫脹抑制のために圧迫も施行している．

### (1) 組織間の滑走を促す徒手療法

組織間の滑走を促す徒手療法は，① 術創部の皮膚とその周辺組織が縮む方向への滑走（図11a），② ヒラメ筋腹側とその周辺組織の滑走（図11b），③ Kager's fat padとその周辺組織に対する滑走（図11c）である．どれも症例が自身でできるように指導している．これらの徒手療法は，腫脹や癒着がかなり少なくなるまで継続して行い，少なくとも術後10週までは行うようにしている．

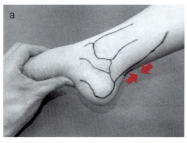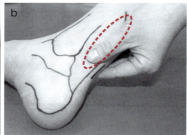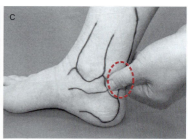

**図11** 組織間の滑走を促す徒手療法
a：術部とその周辺組織が縮む方向への滑走．足関節を底屈することで術部とその周辺組織が縮む方向へ滑走させる．
b：ヒラメ筋腹側とその周辺組織の滑走．術部周囲を上下・左右に徒手的に滑走させる．
c：腱付着部とKager's fat padの滑走．アキレス腱付着部前方の組織を左右・上下に徒手的に滑走させる．
（文献12より引用）

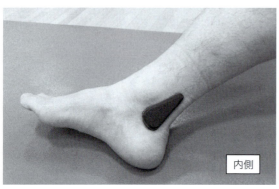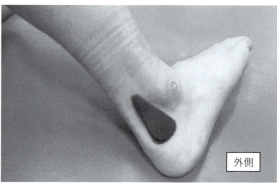

**図12** 圧迫パッド
アキレス腱付着部前方は，腫脹が持続しやすく，この部位は癒着を伴いやすい．
このため，圧迫パッドを日常使用するように症例自身に指導している．
（文献12より引用）

> **Point**
> 軟部組織のマッサージには，量販店などで販売されている「滑り止めシート」を使用することで皮膚などへ強い力を必要とせずに組織の滑走を促せる．

### （2）圧迫パッド

術後にはアキレス腱周辺の腫脹が必発する．腫脹が長く残存すると組織間の癒着を助長する．また，腫脹が長く残存する症例では縫合部の成熟が不良であることが多いという印象を筆者らは持っている．こうしたことから，腫脹をより早期に改善することは重要な意味がある．術部周囲の腫脹が強い場合には，弾性包帯による圧迫やアキレス腱付着部前方部分に圧迫パッドを施行している（図12）．

## 4 理学療法評価の達成時期[9, 14]

### （1）関節可動域

筆者らは，最大底屈位の評価を正座で，最大背屈位の評価をしゃがみ込み動作で評価している．しゃがみ込み動作は，左右差のないところまでしゃがみ込みが可能かを評価している．正座の獲得時期は平均4.6週であり，しゃがみ込み動作の獲得時期は平均11.1週であった．

### (2) 垂れの推移

THDの経時的推移（図13）では，術直後は，健側よりも底屈位を示し徐々に背屈位の垂れていく方向に変化していく．10週をピークに背屈傾向はおさまる．術後早期は，手術の角度設定や癒着のため健側よりも底屈位になることが多いが，徐々に癒着の改善で背屈方向へ変化していく．この変化は，下腿三頭筋の筋緊張の低下による影響だけでなく，腱のelongationにより垂れていく可能性も考えられるため，できる限りこの垂れを生じさせないように可動域ex.を進めなければならない．

### (3) 下腿把握テストの推移

下腿把握テストの経時的経過（図14）は，術後膝伸展位では，早期より反応が良く，時間とともに改善していくのに対し，膝屈曲位では早期より反応が乏しい（図15）．術後早期は，癒着必発部位であるヒラメ筋腹側と長母指屈筋，長指屈筋間にある横下腿筋中隔の癒着が大きな原因となり反応の鈍化を生じさせていると考えている．

### (4) 下腿三頭筋筋力

両脚HRの完全挙上達成時期は，平均10.3週であった．片脚HRが健側の1/2以上の高さで1回挙上できる平均時期は13.3週であり，連続20回可能な時期は，平均4.2ヵ月であった．片脚HRの左右差は，5ヵ月で平均1.7cm，6ヵ月で1.3cmの左右差が残存していた．

### (5) 競技復帰と再断裂率

競技復帰は平均5.4ヵ月であり片脚HRの連続回数と相関関係にあった．当院での再断裂率は460例中9例（約1.9％）であり，いずれも10週以内であった．2例は片脚HR開始時，7例はADL時の転倒による事故であった．

このようにスポーツ復帰には，術前，術直後からの腫れの管理，癒着の除去，腱に配慮した可動域の獲得，筋力の回復が必要であり，急性期からの適切な理学療法が重要である．

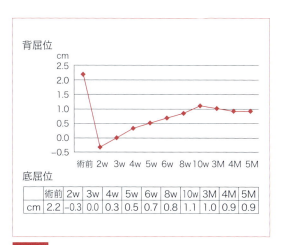

図13　垂れ（THD）の推移

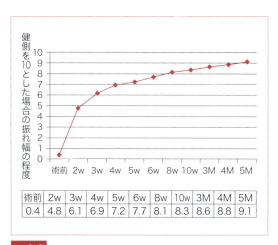

図14　下腿把握テストの推移（膝伸展位）

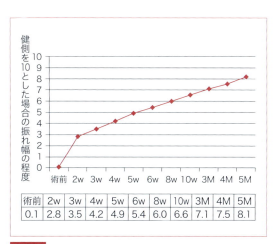

図15　下腿把握テストの推移（膝屈曲位）

### MEMO

陳旧例の場合，リハビリテーションメニューには大きな違いはないが，手術方法や初期底屈角度が異なる．また術創部が新鮮例よりも大きくなるため，表層部の癒着の程度が強くなる．そして筋力が低下した状態で手術を受けているため，陳旧例の場合は，癒着や皮膚の滑走，筋力低下について新鮮例よりも考慮して行わなければならない．

### 文献

1) 園畑素樹ほか：中高年剣道選手のスポーツ傷害．九州スポ学会誌 6：129-134, 1994
2) 笠次良雨ほか：バレーボールにおけるアキレス腱断裂について．臨スポーツ医 16：369-372, 1999
3) 吉田雅之ほか：アキレス腱皮下断裂における保存療法と手術療法成績の比較検討．整形外科 36：1712-1714, 1996
4) Kulund DN：アキレス腱断裂．インジャード・アスリート，中嶋寛之監修，ブックハウス HD，東京，542-544, 1994
5) 内山英司：アキレス腱断裂の治療．運動医学の出版社，神奈川，2016
6) 内山英司：アキレス腱断裂の手術療法．新 OS NOW 21：223-227, 2004
7) Uchiyama E, et al：A modified operation for Achilles tendon ruptures. Am J Sport Med 35：1739-1743, 2007
8) 内山英司ほか：アキレス腱断裂に対する縫合術後の筋力トレーニング．臨スポーツ医 23：159-165, 2006
9) 田中龍太ほか：当院でのアキレス腱縫合術後における機能回復の経過について．日臨スポーツ医会誌 23：S225, 2015
10) Silbernagel KG, et al：Deficits in heel-rise height and Achilles tendon elongation occur in patients recovering from an Achilles tendon rupture. Am J Sports Med 40：1564-1571, 2012
11) Kangas J, et al：Achilles tendon elongation after rupture repair：a randomized comparison of 2 postoperative regimens. Am J Sports Med 35：59-64, 2007
12) 園部俊晴ほか：アキレス腱断裂に対する術後のリハビリテーション．改訂版 スポーツ外傷・障害に対する術後のリハビリテーション，内山英司ほか監修，運動と医学の出版社，神奈川，342-377, 2013
13) 内山英司ほか：アキレス腱断裂．Sportsmedicine 172：1-20, 2015
14) 今屋 健：アキレス腱縫合術後の動作獲得時期について．日臨スポーツ医会誌 23：S255, 2015

## Ⅲ 急性期における部位・病態別理学療法のポイント

# 3 下肢

## 8）下肢スポーツ障害

岡戸敦男

### Essence

- スポーツ障害では，発症後も練習を継続し，スポーツ動作や患部に悪影響が及ぶことは少なくない．
- スポーツ障害の発生には，機能的な要因のみでなく，スポーツを実施する環境の要因や練習などの方法や量の要因も影響する．
- スポーツ障害への理学療法において，症状の発生メカニズムを考察することは，問題点の改善策や再発予防の観点から重要となる．
- ランニング障害への理学療法において，ランニング動作の改善も必要にはなるが，安易な動作指導は他外傷の発生やパフォーマンスの低下につながってしまう．

## 下肢スポーツ障害の基本的な考え方

### 1 スポーツ障害における急性期の捉え方

スポーツ障害（慢性外傷）は，急性外傷と異なり，発生機転が明確でない場合が多く，いつからいつまでが「急性期」と捉えるかが難しい．また，症状発生から長期経過していることも多く，明確には捉え難い．

本稿では，痛みや腫脹などの炎症徴候が明らかで，その症状・徴候が強い時期またはスポーツ活動を中止した初期をスポーツ障害の急性期と捉えたい．ランニング障害を例に解説していく．

### 2 代表的な下肢スポーツ障害（図1）

代表的な疾患としては，足底腱膜炎，アキレス腱炎，シンスプリント，腸脛靱帯炎，膝蓋腱炎，鵞足炎，脛骨疲労骨折，中足骨疲労骨折，母趾種子骨障害などが挙げられる．

###  組織の治癒過程の理解

急性期の理学療法の実施にあたり，組織の治癒過程を理解した上で対応することが，早期復帰や再発予防において重要となる．

組織の治癒過程は，炎症期，修復（増殖）期，再構築（リモデリング）期に分けられ，それぞれ少しずつ重なっている[1〜4]（図2）．炎症は組織損傷に対する身体の反応であり，受傷した組織の回復・修復には必須の過程である．

また，疼痛の程度と損傷組織の治癒過程や回復程度の関係（図3）[4]を理解しておくことは，スポーツ活動の再開・進行の参考になる．

**（1）炎症期**

炎症期は，マクロファージにより損傷した組織などが取り除かれ，修復に向けて整えていく過程

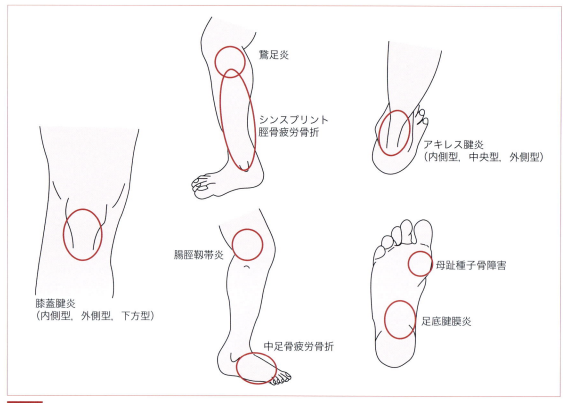

**図1** 代表的な下肢スポーツ障害で痛みを訴える部位

図はすべて右側下肢.

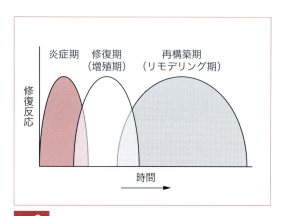

**図2** 組織の治癒過程

炎症期,修復(増殖)期,再構築(リモデリング)期に分けられ,それぞれ少しずつ重なっており,その長さは異なっている.
(文献2,3を参考に作成)

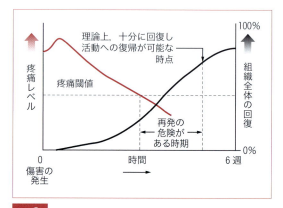

**図3** 損傷した組織の疼痛と治癒レベルの時間的変化

疼痛が消失しても,損傷した組織は十分に治癒していないため,再発への注意が必要である.
(文献4より引用)

である.この過程では,炎症の長期化(炎症期の遅延)を防ぐことが重要であり,スポーツ障害の急性期も急性外傷と同様に,痛みや腫れなどの症状が強い場合には,安静を主にRICE処置を実施する.

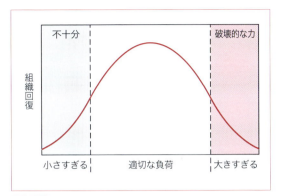

**図4** 組織に加える負荷と組織回復の関係

より良い組織回復を図るには，組織に加える負荷強度が重要となる．対象者の回復段階や競技・種目特性などにも考慮する必要がある．
(文献4より引用)

### (2) 修復(増殖)期

修復期では，損傷部への新生血管などが形成され，線維芽細胞が増殖し，コラーゲン線維や細胞外基質が新生されていく．この時期のコラーゲン線維は規則正しく配向しておらず，十分な強度を有していないため，過剰な負荷が加わらないよう注意が必要となる．

### (3) 再構築(リモデリング)期

再構築期では，修復期で形成された弱い組織を強化する時期である．適切な負荷を加えることで組織がよりよく回復され(図4)，コラーゲン線維は規則正しく配向し，線維の可動性も向上する．弱い負荷では配列が規則正しくならず，周囲組織との癒着も起きてしまい，強度が弱いだけでなく，可動性が低下した状態になってしまう．

 ## 4 急性期における評価のポイント

ランニング障害の発生要因は，内的要因と外的要因に大別される(表1)[5]．これらの要因が複合して，下肢局所への力学的ストレスが増強し，ランニング障害の発生に至る．ランニング障害は，身体局所への頻回な力学的ストレスによることから，ランニング動作の問題が影響していることが多い．

ランニング動作の特徴は，機能的要因(内的要因)の問題のみならず，ランニング練習の内容，走路や走方向など(外的要因)にも影響される．走路や走方向によるランニング動作(動的アライメント)の変化についても理解しておく必要がある．

スポーツ障害では，上記のような発生要因を踏まえ，症状の発生メカニズムを考察することが，問題点の改善策や再発予防の観点から重要となる．その発生メカニズムを考察するためには，対象者などからの情報収集(問診)，機能評価のための各種検査・測定や動作分析により，問題点を抽出する．これにより，改善すべき問題点が絞られ，改善策が導かれる．急性期の時期から，治癒過程を阻害しないようリスクを考慮しつつ，改善策を積極的に実施することが，早期復帰や再発予防において重要である．

**表1** ランニング障害の発生に関係する要因

| 内的要因：対象者の身体構造・機能などに関するもの ||
|---|---|
| ①アライメントの問題<br>　静的アライメント，動的アライメント<br>②関節動揺性，不安定性<br>　膝関節，足関節，足部<br>③関節可動域制限<br>　股関節，膝関節：伸展，屈曲　など<br>　足関節：背屈，底屈<br>　(距骨下関節の可動性)<br>④筋力，筋持久力の低下<br>　体幹，股関節，膝関節，足関節，足指 | ⑤筋萎縮，筋収縮の問題<br>　下肢の各筋，腹筋群<br>　複数の筋の協調した収縮<br>⑥足部機能の低下<br>　トラスの働き，ウィンドラス機構，足指開排<br>⑦運動協調性の低下<br>　股関節・膝関節・足関節の運動協調性<br>⑧その他<br>　全身持久力などの体力 |

| 外的要因：内的要因以外のもの ||
|---|---|
| ①練習内容<br>　ペース走，ビルドアップ走，インターバル走，距離走，クロスカントリー走　ほか<br>　シーズンによる練習内容の違い<br>②走方向<br>　トラックでの練習(時計回り，反時計回り)<br>③走行距離<br>　合宿などでの走行距離の増加 | ④練習場所(走路)<br>　陸上競技トラック(オールウェザー，土)，道路(舗装路)，芝生，上り坂，下り坂<br>⑤シューズ<br>　種類：アップシューズ，マラソンシューズ<br>　状態：アウトソールの摩耗程度<br>　その他：緩衝性，安定性，屈曲性，通気性，グリップ性，フィット性<br>⑥ウェア<br>⑦季節，天候<br>⑧その他 |

(文献5より引用改変)

### 表2 対象者，関係者とのコミュニケーションにより得ておく情報

| 主訴 | 現病歴 | スポーツ動作の変化 | 対象者が考える発生要因 | 既往歴 | 目標とする復帰時期 |
|---|---|---|---|---|---|
| ・症状が発生する部位<br>・症状が発生するスポーツ動作と位相 | ・いつ頃から発症したか<br>・初回受傷 or 再受傷<br>・医療機関への受診の有無<br>・理学療法実施の有無<br>・理学療法の実施内容<br>・発症後のランニング継続の有無，継続の期間 | ・発症後のスポーツ動作の変化の有無 | ・発症時期の練習内容，走行距離，練習場所，身体状態（体重の増加）<br>・使用用具の変更：シューズ<br>・社会的背景：所属の変更（進学など） | ・診断名 or 発症部位，症状<br>・いつ頃発症していたか<br>・完治したか | ・練習参加時期<br>・試合出場時期<br>・試合方式：予選大会がある試合<br>・社会的背景：競技レベル，雇用形態 |

(文献6より引用改変)

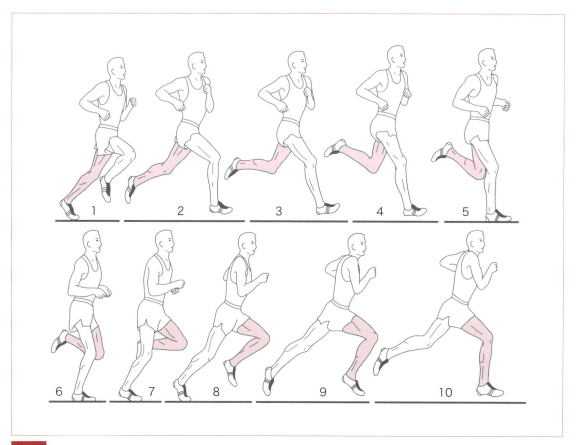

### 図5 ランニング動作の位相
右下肢に注目すると，5～8：support phase，9～10，1～4：recovery phase，
5：foot-strike，6：mid-support，7～8：takeoff，9：follow-through，10，1：forward swing，2～4：foot descent
(文献7より引用)

### (1) コミュニケーションによる情報収集(表2)[6]

対象者や関係者から，主訴，現病歴，既往歴，対象者が考える発生要因などに関する情報を聴取する．主訴として，症状が発生する部位およびランニング動作の位相(図5)[7]を特定しておく．これにより，動作観察のポイントが絞られ，動作の特徴・問題と症状発生の関係が明確となり，患部へ加わる力学的ストレスが推測しやすくなる．現

## 表3　ランニング障害の理学療法に必要な検査・測定，観察

1. 各種検査・測定
   1) 痛みの確認
      圧痛，運動時痛：他動，自動，抵抗
      動作時の痛み：日常生活動作，ランニング動作
      疼痛誘発・再現テスト（スクワッティングテストなど）
   2) 腫脹，熱感の確認
   3) 静的アライメントの確認
      膝：X脚，O脚，反張膝
      脛骨：内捻，外捻
      踵骨位置：leg-heel alignment（外反・内反）
      足部アーチ（内側・外側・横）の状態
      足趾の状態：外反母趾，内反小趾，いわゆる「指かみ」
   4) 関節可動域計測
      股関節：屈曲，伸展，内旋，外旋，SLR
      膝関節：伸展，屈曲
      足関節：背屈（膝伸展位，膝屈曲位，荷重位），底屈
   5) 周径計測
      大腿，下腿最大囲
   6) 筋力測定
      股関節：屈曲，伸展，外転，内転，外旋
      膝関節：伸展，屈曲
      足関節・足：背屈，底屈，内がえし，外がえし
      体幹：屈曲，伸展，回旋
   7) 筋の状態の確認
      大腿四頭筋：各筋の萎縮・収縮の程度
      ハムストリングス：内・外側の萎縮・収縮の程度
      腓腹筋：内・外側頭の萎縮・収縮の程度
   8) 足部機能の確認
      トラスの働き，ウィンドラス機構，足指開排
   9) 関節動揺性・不安定性テスト
      膝関節：外反，内反，前方，後方，回旋
      足関節：内反，外反，前方
      足部：回内，回外，外転
   10) 関節弛緩性テスト
      general joint laxity test
   11) 運動協調性の確認
      股関節・膝関節・足関節の運動協調性
   12) その他
      全身的な体力の検査・測定
2. 動作観察・分析
   1) 動作の特徴：動的アライメント
      下肢複合関節連動
   2) 患部への力学的ストレスを増強させる問題

（文献5より引用改変）

病歴では，発症からの経過期間が長期になっている例や再発例も多いため，発症後のランニング継続の有無，医療機関への受診の有無や理学療法の実施の有無および内容についても確認しておく．また，既往歴についても他の外傷が要因となって発症に至った例も多くみられるため確認しておく．スポーツ障害では，発生機転が明確でない場合が多く，発症時期の練習内容，走行距離，練習場所，体重の変化など対象者が発生に関係したと考える要因についても聴取しておく．ゴール設定を考えるうえで目標とする復帰時期について，練習参加・試合出場の目標と併せて，対象者の社会的背景（競技レベルなど）についても確認しておくことが望ましい．

### （2）各種検査・測定

ランニング障害を有する対象者への機能評価として，表3に示すような検査・測定・テストを実施する[5]．

ランニング障害の場合，発症後もランニングを継続し，その結果として機能低下を呈している場合もある．情報収集，動作観察・分析などの内容から，元々の症状の発生要因なのか，二次的な機能低下なのか，急性期の時期からできる限り明らかにしておくことが重要になる．

推測した症状の発生要因を確定させる評価として，意図した徒手操作やテーピングなどにより，症状の軽減・消失を確認することもよく行われる．症状の軽減・消失が確認されれば，その問題は症状発生に大きく影響している（発生要因）と考え，改善策を講じる必要がある．また，患部周囲や患部外（隣接する関節周囲など）の機能低下に対して，エクササイズなどにより機能改善を図った結果，症状の軽減・消失が確認される場合も，その問題は症状発生に大きく影響していると考え，継続したエクササイズ実施が必要となる．

このような評価は，リスク管理の下，急性期からできる限り実施し，対応しておく．早期から対応することは，症状の長期化を防ぎ，再発予防にもつながるため重要である．

### （3）動作観察・分析

ランニング障害の発生には，動作の特徴が大きく影響する．症状やリスクを考慮したうえで，可能な限り，ランニング動作を観察し，特徴を確認しておくことが望ましい．特に症状が発生する位

**表4** ランニング動作のチェックポイント

1. support phase
    1) foot-strike
        接地：部位；前足部，後足部，全足底
              位置；体幹に対する前方への程度
              様式；ブレーキング接地
                    いわゆる「はさみ様」接地
        足尖の向き；toe-neutral, toe-out, toe-in
    2) mid-support
        動的アライメント：
            knee-in & toe-out, knee-out & toe-in
        足部アーチ：内側縦アーチの降下の程度
                    （距骨下関節回内運動）
        骨盤の運動：側方傾斜，前傾・後傾の有無・程度
        下肢関節の運動協調性
    3) takeoff
        関節運動：股関節，膝関節；伸展
                  足関節；底屈
        下肢関節の運動協調性：
            股関節・膝関節伸展，足関節底屈
        離地の位置：体幹に対する後方への程度
        骨盤の運動：前傾・回旋の有無・程度
        toe-break の部位

2. recovery phase
    1) follow-through
        方向：後方，後外方，後内方
        関節運動：股関節；伸展
        骨盤の運動：前傾・回旋の有無・程度
    2) forward swing
        関節運動：股関節，膝関節；屈曲　足関節；背屈
                  下腿；回旋の有無・程度
        下肢関節の運動協調性：
            股関節・膝関節屈曲，足関節背屈
        骨盤の運動：挙上・後傾の有無・程度
    3) foot descent
        関節運動：股関節；伸展
                  膝関節；伸展，屈曲
                  足関節；背屈，底屈

3. 全体を通じて
    腕振り：程度
            横振り型
            前型，後ろ型
    体幹：前傾・後傾・側方傾斜の有無・程度
          回旋運動の程度
    走法：ストライド走法，ピッチ走法

（文献8より引用改変）

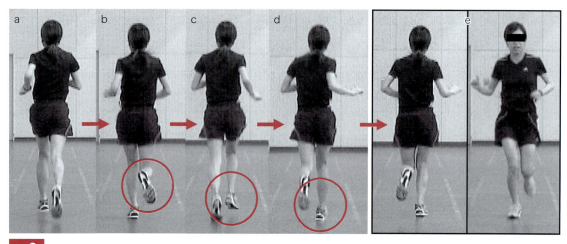

**図6** ランニング動作の観察

mid-support（e）で症状を訴えており，動的アライメントの特徴としてknee-in & toe-outを呈している．運動連鎖の観点から，mid-supportより前の位相を観察すると，follow-through（a）ではneutralであるが，forward swing（b）において，toe-outが開始しており，その後のfoot descent（c），foot-strike（d）でもtoe-outを保ったままmid-supportに至っている．

相を確認する（表4）．動作の特徴は動的アライメントを捉えることで理解が容易となる．動的アライメントから患部への力学的ストレスを増強させる問題を推測する．また，ランニング動作では前後の位相における特徴が影響するため，運動連鎖の観点から，問題となる位相の前後の位相も確認し，特徴を抽出しておく[8]（図6）．ただし，ランニング動作の観察は，あくまでも症状が出現しない範囲とし，症状を増悪させることがあってはならない．動作観察が実施できなくても，疼痛誘発・再現テストなどで，症状の発生に関係する動的アライメントをおおよそ予測することは可能で

ある．

動作観察・分析により得られた症状の発生に関係するランニング動作上の問題と，各種検査・測定により得られた運動器の問題とを関係づける．これにより，改善すべき問題点が絞られ，理学療法プログラム立案上，有用となる．

> **Point**
> スポーツ障害では発症後も練習を継続し，痛みを回避した動作が習慣化していることもあるため，発症後の動作の変化についても問診やビデオ画像などにより確認しておく．

## 理学療法の目標

 **急性期症状の軽減・消失**

急性期の炎症に伴う症状は，急性外傷と同様に患部を安静にして，症状の軽減・消失が最優先となる．物理療法により炎症の早期改善を図る．また，症状が強い場合は，症状の軽減目的のみならず，疼痛を回避した歩容が習慣化し，スポーツ動作へ影響しないために，松葉杖などを使用して免荷させることや，テーピング・足底挿板でアライメントをコントロールすることも有効である．

 **運動器機能にみられる問題の改善**

機能評価により，症状の発生に関係する運動器機能の問題が抽出されたら，それらの改善を図る．急性期から問題を改善させることで，早期に患部へのストレスを軽減させることができる．特に，患部外の機能低下に対しては，急性期から対応できるため，積極的に改善策を実施する．

 **動作上の問題の改善**

ランニング障害への理学療法において，ランニング動作の改善を図ることは必須である．しかし，安易にランニング動作を変えさせることは，他外傷の発生やパフォーマンスの低下につながる場合も少なくはない．注意を要する点である．

動作改善を図るためには，ランニング障害の発生に関係しやすいランニング動作の特徴とその動作の特徴を構築している機能的な問題の組み合わせを理解しておく．また，前述したように症状発生の位相の前後の影響も確認しておく．ランニング動作は，機能的な要因のみでなく，走路の特徴（側方への傾斜，上り坂，下り坂，カーブなど）や用具（シューズなど）などの環境要因や走方向やランニングスピードなどのランニングの方法や量の要因にも影響を受けるため，指導を要する．これらは，ランニング動作を指導する際の重要なポイントとなる．

 **全身持久力の維持・向上**

持久力は可逆性により，一定期間の運動休止で著しく低下する．理学療法プログラムの中で意識しておかないと，競技復帰までの期間に，著しく持久力の低下をきたしてしまう．スポーツ活動休止早期から，持久力の維持・向上を目的とした内容を意識して実施しておく．

持久力トレーニングの実施にあたっては，症状の程度や荷重量の許可範囲などに応じて，上肢エルゴメーター，下肢エルゴメーター，ステップマシーンなどを用いる（図7）．水泳なども有効である．

ランニングの再開初期は，患部へのリスクを考慮し，ランニング時間・距離は最小限にとどめておき，上肢エルゴメーター，下肢エルゴメーター，ステップマシーンなどを用いたトレーニングと組み合わせ，継続して持久力の向上を図っておく．

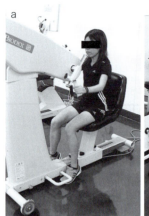
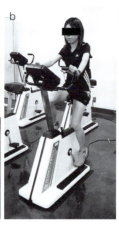
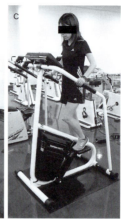

**図7** 全身持久力トレーニング

症状の程度や荷重量の許可範囲などに応じて，a 上肢エルゴメーター，b 下肢エルゴメーター，c ステップマシーンを用いて，全身持久力の維持・向上を図る．

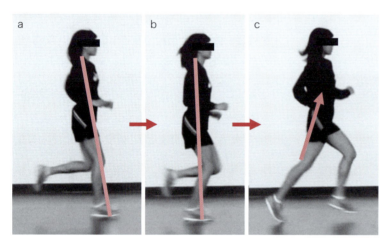

**図8** 痛みを回避した動作の習慣化による問題

症状が発生しないように接地することで，体幹(重心)移動が遅れ(a, b)，結果として takeoff で上方向への推進力となっている(c)．したがって，前方への推進力は低下してしまう．

## 3 競技復帰への影響

### 1) 症状の長期化

スポーツ障害は，急性外傷と異なり，発症後も練習を継続していることは多く，症状が長期化している例はよくみられる．患部の炎症が改善しないだけでなく，痛みを回避した動作の習慣化や，他部位の二次的な障害の発生につながってしまうことも多い．

症状が長期化している例では，競技復帰までに長期間要することが多く，症状が十分に改善しないまま再開してしまい，悪循環に陥り，さらに長期化してしまうことは少なくない．痛みを回避して反対側下肢への荷重量が増加し，反対側に症状が発生することもよくみられる例である．また，痛みを回避した動作が習慣化して，症状が改善した後もパフォーマンスが低下している例もみられる(図8)．

症状がスポーツ動作に影響していると判断される場合は，スポーツ活動を中止させ，症状の長期化を防ぎ，より良い状態での早期復帰を目指す．

### 2) 再発予防

ランニング障害では，ランニング再開後に同様の症状が再発してしまうこともある．再発予防として，問題があるランニング動作の改善を図っておく必要がある．しかし，ランニング動作の変更の指導のみにならず，動作の問題に関係する機能

的な問題の改善も併せて実施しておく必要がある．それにより，安易なランニング動作の変更により生じるパフォーマンスの低下や他外傷の発生を防ぐことになる．

ランニングの再開・進行は医師との検討が必要であることはいうまでもない．リスク管理の一環として，走行時間・距離および練習場所，ランニングスピードなど，ランニングに関する情報についても確認しておく．また，図3，4に示した疼痛の程度と損傷組織の治癒過程や回復程度の関係についても，ランニングを再開・進行させるうえで重要であり，再発予防につながる．

ランニング再開時は，ストライドが大きいと接地時の衝撃が増大したり，筋・腱への負荷が増強したりすることが考えられるため，ピッチを多くし，ストライドを小さくする．その後，ストライドを徐々に大きくすることで，ランニングスピードを速くしていくことが望ましい[9]．

対象者には，自らの問題点（ランニング動作と症状の発生との関連など）を理解させ，継続して実施する必要があるエクササイズや補助具（足底挿板，テーピング）の使用，練習内容（走路，走行時間・距離，ランニングスピードなど）やシューズの選択などについて注意してもらう．これらの事項は，対象者だけでなく，指導者など，対象者を取り巻く人々も理解しておくことが重要となる．

### MEMO

陸上競技・長距離選手が実施する主な練習内容には，時間走・距離走，ペース走，ビルドアップ走，インターバル走，クロスカントリー走などがある[10]．ランニング障害の理学療法の進行にあたって，練習内容についても理解しておく必要がある．

### Point

走行時間は，陸上競技・長距離選手にとって30分間程度のランニングは短いと思っているため，ランニング再開時の時間設定を曖昧にしておくと，再開初期から30〜60分も実施してしまい，再発する例は少なくない．時間設定を確実にしておくことが重要である．

### 文献

1) 熊井 司：腱損傷．臨スポーツ医 27（臨時増刊）：77-81，2010
2) 中村憲正：靱帯損傷．臨スポーツ医 27（臨時増刊）：82-88，2010
3) 岩本 潤：骨損傷．臨スポーツ医 27（臨時増刊）：97-101，2010
4) Thomas RB, et al：ストレングストレーニング&コンディショニング，第3版，金久博昭監修，ブックハウスHD，東京，579-589，2010
5) 岡戸敦男ほか：シンスプリントの機能解剖学的病態把握と理学療法．理学療法 31：166-174，2014
6) 岡戸敦男：足のランニング障害へのリハビリテーションとリコンディショニング．ランニング障害のリハビリテーションとリコンディショニング，増田雄一編，文光堂，東京，180-188，2012
7) Slocum DB, et al：Biomechanics of running. J Am Med Assoc 205：721-728, 1968
8) 岡戸敦男：ランニング動作と関節運動連鎖．ランニング障害のリハビリテーションとリコンディショニング，増田雄一編，文光堂，東京，37-43，2012
9) 岡戸敦男ほか：スポーツ種目による膝関節術後トレーニングのポイント（2）持久力系種目．臨スポーツ医 31：156-161，2014
10) 岡戸敦男：陸上競技②長距離・マラソン．競技種目特性からみたリハビリテーションとリコンディショニング，山本利春編，文光堂，東京，217-225，2014

# 和文索引

アイシング　138
アキレス腱症　58
アキレス腱断裂　62, 205
アキレス腱の overuse 障害　63
アキレス腱付着部　59
――症　58
アキレス腱縫合術後　61
足関節・足部アライメント　197
足関節捻挫　195
アジリティ　46
圧迫力　185
あん馬　132

異所性骨化　27

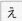

羽状筋　164

え

腋窩神経麻痺　107
遠位橈尺関節の離開　129
炎症期　7, 49, 59, 215
遠心性収縮　164

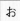

オステオン　6
オーバーユース　152

か

外傷性腱板断裂　111
回旋型腰痛　99
外旋ストレステスト　197
回旋力　185
外側縦アーチ　191

海綿骨　6
仮骨　7
肩関節　106
――前方不安定症　106
過負荷　46
間欠的空気圧迫法　71
幹細胞　6
関節外靱帯　30
関節症変化　192
関節水腫　189
関節内骨折　19
関節軟骨　11
関節不安定性　197
関節複合体　108
間葉系幹細胞　39
――移植　13

機械的症状　185
機能評価　219
急性腰痛　68
胸郭前面ストレッチ　102
競技復帰　192
胸椎・腰部ストレッチ　102
筋萎縮　189
近位手根骨列の離開　129
筋衛星細胞　23
筋腱移行部　26
――損傷　61
筋腱接合部　164
筋修復　67
筋損傷　23

く

屈曲型腰痛　98

け

血液凝固期　49
血管新生　41
血行野　41

肩鎖関節脱臼　106, 113
腱実質部　59
腱修復過程　61, 62
懸垂　134
腱板断裂　106
肩峰下インピンジメント　109

股関節後面ストレッチ　100
股関節前面ストレッチ　101
骨芽細胞　6
骨細胞　6
骨髄刺激法　12
骨折　7
骨端線　15
骨端離開　19
骨膜　6
骨癒合　67
コラーゲン線維　184
コンパートメント症候群　23

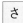

再構築（リモデリング）　39, 41, 59
――期　217
――/ 成熟期　49
再生医療　13
再断裂　45
サイトカイン　59
再発予防　86, 87, 222
再発リスク　204

自家骨軟骨移植　12
自家培養軟骨細胞移植　13
支持動作　133
姿勢制御　192
自然治癒　41
膝蓋下脂肪体　188
膝蓋骨　192
膝蓋跳動テスト　182

湿潤環境　50
尺側側副靱帯　30
尺骨茎状突起骨折　129
ジャンプ　192
修復（増殖）期　7, 217
手掌支持　132
術創　53
種目特異的スキル　46
衝撃吸収　185
上肢スポーツ障害　137
踵腓靱帯　195
──テスト　197
ジョギング　192
神経学的テスト　92
神経伸張疼痛誘発テスト　93
滲出　41
靱帯修復　68
靱帯損傷の重症度　195
伸張性収縮　27
──トレーニング　29
伸展型腰痛　98
深部静脈血栓症　71

す

スクワット　189
ストロークテスト　175, 177, 182
スポーツ障害　215

せ

成長因子　59
成長軟骨　11, 15
──板　15
生物学的治癒　41
前下脛腓靱帯損傷　195
前距腓靱帯　30, 195
前十字靱帯　32
──損傷　44
──受傷メカニズム　175
全身持久力　221
剪断力　185
前方引き出しテスト　197

そ

創傷治癒　49
増殖　41
──期　49, 59
鼠径部痛症候群　147
組織化　41
組織の治癒過程　215

た

体幹筋エクササイズ　103
退行性変化　58
体重支持機能　134
体操　127, 132
大腿臼蓋インピンジメント　148
大腿部　164
段階的リハビリテーション　86, 87
弾発股　149

ち

遅発性筋痛　165
肘頭疲労骨折　144
治癒過程　41, 59
治癒能力　41

つ

椎間板内圧　91

て

手関節　126
鉄棒　132

と

動作観察・分析　219
橈尺骨骨折　128
疼痛誘発動作　91
動的姿勢　46
ドリリング法　12

な

内外反ストレステスト　175
内側縦アーチ　191
内軟骨性骨化　7
軟骨　6

に

二関節筋　164
肉ばなれ　23, 164

ね

捻れ構造　59

の

脳震盪　80

は

ハイアーチ　198
バイオメカニクス　186
破骨細胞　6
破断強度　42
バーナー症候群　82
ハバース管　6
ハムストリング　28, 164
──の肉ばなれ　64
半月板　184
──切除　43
瘢痕化形成　27
瘢痕組織　52

ひ

膝前十字靱帯再建術　44
膝内側側副靱帯　30
膝曲げ歩き　204
皮質骨　6
皮膚運動　55
皮膚・皮下組織　48
ピボットシフトテスト　175
ヒールスライド　177, 182
疲労骨折　10, 147

## ふ

フィブリンクロット　41
浮腫　53
物理療法　56
プロテクター　128

## へ

平行棒　132
扁平足　198

## ほ

保存療法　62, 63

## ま

マイクロフラクチャー法　12
膜性骨化　7
慢性外傷　215

## む

無血行野　41

## も

モザイクプラスティ　12

## ゆ

癒着　52, 211

## よ

腰椎椎間板ヘルニア　89
腰椎分離症　90
横アーチ　191

## ら

ランニング　192

――障害　217
――動作の位相　218

## り

リウォーミング　69
梨状筋症候群　151
離断性骨軟骨炎　137
リハビリテーション　62, 63
リモデリング期　7
リンパドレナージ　56

## れ

レッグエクステンション　189
裂離骨折　146

## ろ

ロッキング　177, 185

## 欧文索引

### A

ACL 不全コーパー　183
Achilles tendon 断裂　62, 205
active knee extension test　166
anterior cruciate ligament（ACL）
　32
anterior talofibular ligament
　（ATFL）　30, 195
Apley テスト　175
autologous chondrocyte implan-
　tation（ACI）　13

### B

Bankart lesion　115
bone marrow stimulating
　technique　12
British Athletics Muscle Injury
　Classification　167

### C

callus　7
circumferential fiber　184
combined abduction test（CAT）
　109

### D

deep vein thromboiss（DVT）　71

### E

extension-lag　179

### F

femoro-acetabular impingement
　（FAI）　148
full arc stretch　104

### H

half sitting　189
heel raise（HR）　208
Hill-Sachs lesion　115
hoop　39
horizontal flexion test（HFT）　109

### I

IAT　58
ICRS 分類　12
IFSPT（International Federation of
　Sports Physical Therapy）　2
intermittent pneumatic compres-
　sion：IPC　71
internal impingement　110

### K

Kellgren-Lawrence（KL）分類　42

### M

McMurray テスト　175, 185
medial collateral ligament（MCL）
　30
——損傷　30
microcrack　10
microfracture　10
modified drop squat（MDS）　192

### N

N テスト　175
non-IAT　58

### O

overhead sports　99
overuse 障害　61

### P

palmar tilt　129
platelet-rich plasma（PRP）　34

### R

radial inclination　129
radial length　129
RICE 処置　28, 66, 138, 147, 175,
　186, 196
Rockwood 分類　113

### S

Salter-Harris 分類　18
Sports Physical Therapy Compe-
　tencies and Standards　2
stem cell　6

### T

Thomas test 変法　188

### U

ulnar collateral ligament（UCL）
　30
ulnar variance　129

### W

Wolff の法則　9

検印省略

---

スポーツ理学療法プラクティス
## 急性期治療とその技法

定価（本体 5,000 円 + 税）

---

2017 年 9 月 7 日　第 1 版　第 1 刷発行

編　者　　片寄　正樹・小林　寛和・松田　直樹
発行者　　浅井　麻紀
発行所　　株式会社文光堂
　　　　　〒113-0033　東京都文京区本郷 7-2-7
　　　　　TEL（03）3813-5478（営業）
　　　　　　　（03）3813-5411（編集）

Ⓒ片寄正樹・小林寛和・松田直樹, 2017　　　　　印刷・製本：広研印刷

乱丁, 落丁の際はお取り替えいたします.
ISBN978-4-8306-4560-0　　　　　　　　　　　　Printed in Japan

・本書の複製権, 翻訳権・翻案権, 上映権, 譲渡権, 公衆送信権（送信可能化権を含む）, 二次的著作物の利用に関する原著作者の権利は, 株式会社文光堂が保有します.
・本書を無断で複製する行為（コピー, スキャン, デジタルデータ化など）は, 私的使用のための複製など著作権法上の限られた例外を除き禁じられています. 大学, 病院, 企業などにおいて, 業務上使用する目的で上記の行為を行うことは, 使用範囲が内部に限られるものであっても私的使用には該当せず, 違法です. また私的使用に該当する場合であっても, 代行業者等の第三者に依頼して上記の行為を行うことは違法となります.
・JCOPY〈出版者著作権管理機構　委託出版物〉
本書を複製される場合は, そのつど事前に出版者著作権管理機構（電話 03-3513-6969, FAX 03-3513-6979, e-mail：info@jcopy.or.jp）の許諾を得てください.